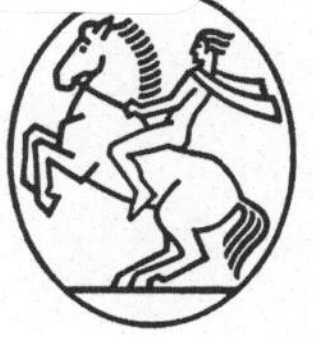

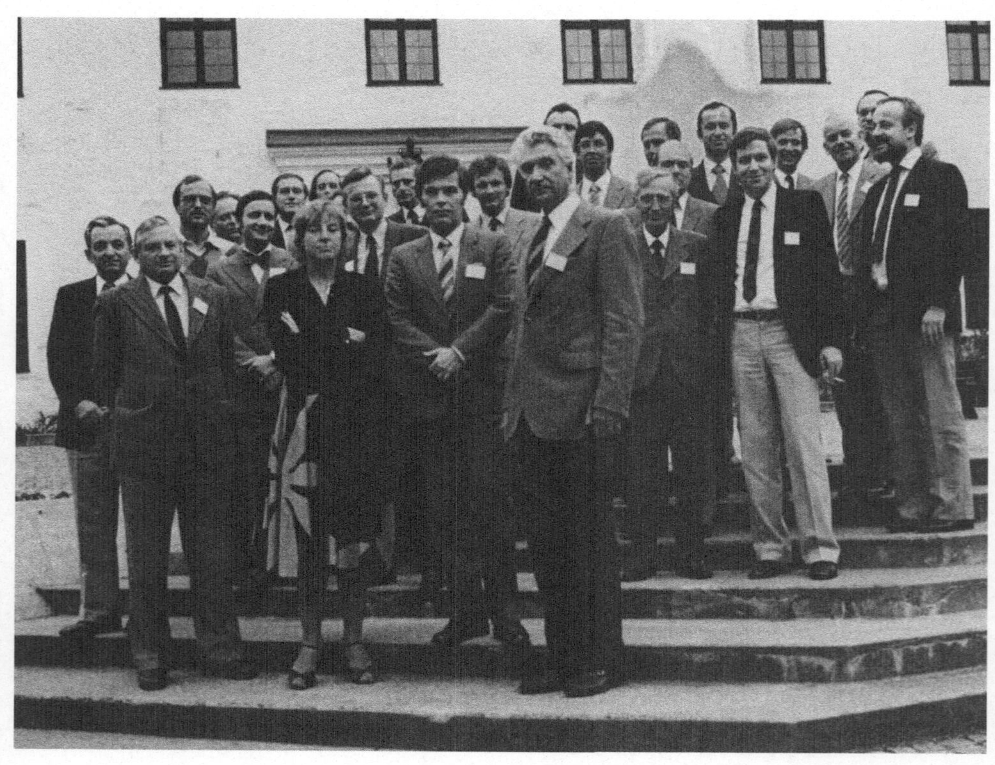

Die Teilnehmer am Workshop „Chronische Conjunctivitis — Trockenes Auge"
vor dem Schloß Reisensburg

Chronische Conjunctivitis – Trockenes Auge

Ergebnisse des Workshops vom 2. und 3. Oktober 1981
im Internationalen Institut für wissenschaftliche
Zusammenarbeit Schloß Reisensburg

Herausgegeben von R. Marquardt

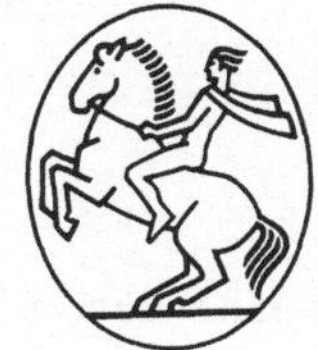

Springer-Verlag Wien New York

Prof. Dr. Rolf Marquardt
Abteilung für Augenheilkunde,
Universität Ulm, Bundesrepublik Deutschland

Mit 137 zum Teil farbigen Abbildungen

CIP-Kurztitelaufnahme der Deutschen Bibliothek

Chronische Conjunctivitis — Trockenes Auge:
Ergebnisse d. Workshop vom 2. u. 3. Oktober
1981 im Internat. Inst. für Wiss. Zusammenarbeit
Schloß Reisensburg / hrsg. von R. Marquardt. —
Wien; New York: Springer, 1982.
  ISBN-13:978-3-7091-8667-1   e-ISBN-13:978-3-7091-8666-4
  DOI : 10.1007/978-3-7091-8666-4

NE: Marquardt, Rolf [Hrsg.]; Internationales
Institut für Wissenschaftliche Zusammenarbeit
⟨Reisensburg⟩.

ISBN-13:978-3-7091-8667-1

Vorwort

Das trockene Auge ist eine der schwerwiegendsten Komplikationen von Bindehauterkrankungen verschiedenster Genese, von Stellungsanomalien, Lähmungen und Narbenbildungen an Lidern und Bindehaut. Fundierte Kenntnisse hierzu erbrachten erstmals die Untersuchungsergebnisse von Sjögren aus den dreißiger Jahren, vorwiegend aber die wissenschaftlichen Ergebnisse zahlreicher Forschergruppen der letzten zehn Jahre. Diese zu sichten, Zusammenhänge, Gemeinsamkeiten und Verläufe der zahlreichen Schädigungen und Entzündungen des Auges, die zum Syndrom des trockenen Auges führen, zu erarbeiten, um eventuell neue Impulse für die Diagnostik, Klinik und Therapie zu geben und um den Augenarzt Richtlinien zum Erkennen und Behandeln derartiger Augenerkrankungen darzulegen, wurde der Workshop „Chronische Conjunctivitis — Trockenes Auge" durchgeführt, an dem Ophthalmologen, Anatomen, Allergologen, Elektronenmikroskopiker und Biochemiker, die auf diesem Gebiet seit Jahren gearbeitet haben, teilnahmen. Allen diesen gilt mein Dank, nicht zuletzt der Firma Dr. Mann, Berlin, welche die Durchführung des Workshops überhaupt erst ermöglichte.

Ulm, im Mai 1982   *Rolf Marquardt*

Inhaltsverzeichnis

Klinik

Therapie

Teilnehmerliste des Workshops

Andrae, K. M., Dr., Niedergelassener Augenarzt, Nockergasse 6, D-8170 Bad Tölz, Bundesrepublik Deutschland.

Behrens-Baumann, W., Dr., Oberarzt der Augenklinik, Postfach 884, D-3400 Göttingen, Bundesrepublik Deutschland.

van Bijsterfeld, O. P., Dr., Koninklijk Nederlands Gasthuis voor Ooglijders, F. C. Dondersstraat 65, 3572 JE Utrecht, The Netherlands.

Blassmann, K., PD Dr., Oberarzt der Universitäts-Augenklinik, Bergheimer Straße 20, D-6900 Heidelberg, Bundesrepublik Deutschland.

Brewitt, H., PD Dr., Oberarzt der Augenklinik der Medizinischen Hochschule Hannover, Postfach 610180, D-3000 Hannover 61, Bundesrepublik Deutschland.

Ehrich, W., Prof. Dr., Leitender Oberarzt der Universitäts-Augenklinik, D-6650 Homburg/Saar, Bundesrepublik Deutschland.

Honegger, H., Prof. Dr., Direktor der Universitäts-Augenklinik, Postfach 610180, D-3000 Hannover 61, Bundesrepublik Deutschland.

Janssen, P. T., Dr., Laboratorium voor Anatomie en Embryologie, Rijksuniversiteit Utrecht, Janskerkhof 3a, BK 3512 Utrecht, The Netherlands.

Jünemann, G., Prof. Dr., Oberarzt der Universitäts-Augenklinik, Westring 15, D-4400 Münster, Bundesrepublik Deutschland.

Klaschka, F., Prof. Dr., Haut- und Poliklinik, Universitäts-Klinikum Steglitz, Hindenburgdamm 30, D-1000 Berlin 45.

Lütjen-Drecoll, E., Frau Prof. Dr., Extraordinaria, Anatomisches Institut der Universität Erlangen, Krankenhausstraße 9, D-8520 Erlangen, Bundesrepublik Deutschland.

Marquardt, R., Prof. Dr., Leiter der Abteilung für Augenheilkunde der Universität Ulm, Prittwitzstraße 43, D-7900 Ulm, Bundesrepublik Deutschland.

Rohen, J. W., Prof. Dr. Dr., Vorstand des Anatomischen Instituts der Universität Erlangen, Krankenhausstraße 9, D-8520 Erlangen, Bundesrepublik Deutschland.

Ruprecht, K. W., Prof. Dr., Oberarzt der Universitäts-Augenklinik, Schwabachanlage 6, D-8520 Erlangen, Bundesrepublik Deutschland.

Steuhl, P., Dr., Universitäts-Augenklinik, Schleichstraße 12, D-7400 Tübingen, Bundesrepublik Deutschland.

Stodtmeister, R., Prof. Dr., Oberarzt der Universitäts-Augenklinik, Prittwitzstraße 43, D-7900 Ulm, Bundesrepublik Deutschland.

Thiel, H. J., Prof. Dr., Ärztlicher Direktor der Universitäts-Augenklinik, Schleichstraße 12, D-7400 Tübingen, Bundesrepublik Deutschland.

Turß, R., Prof. Dr., Oberarzt der Universitäts-Augenklinik, Robert-Koch-Straße 4, D-3550 Marburg, Bundesrepublik Deutschland.

Ziegler, P., Dr., Assistenzarzt der Universitäts-Augenklinik, D-6550 Homburg/Saar, Bundesrepublik Deutschland.

Zirm, M., Doz. Dr., Oberarzt und Leiter des Labors für experimentelle Ophthalmologie, Universitäts-Augenklinik, Anichstraße 35, A-6020 Innsbruck, Österreich.

Einleitung

Bindehaut, Lider und Tränenflüssigkeit schützen unsere Augen gegen die mannigfaltigen Einflüsse unserer Umwelt. Zahlreiche Gefäße in und unter der Conjunctiva sind Zufahrtswege, die eine rasche Reaktion des Organismus auf Schädigungen und Reize ermöglichen, kleine Lymphknötchen unter der Bindehaut der Lider und der Übergangsfalte sind eine weitere Verteidigungswaffe gegen schädigende Einflüsse. Die Tränenflüssigkeit letztlich verdünnt, neutralisiert, löst und entfernt Schmutz, Staub, Ruß, saure wie basische Valenzen vom empfindlichen Sehorgan. Das in der Tränenflüssigkeit enthaltene bakterizide Lysozym sowie Immunglobuline sind ein weiterer erheblicher Schutzfaktor.

Das Sekret der Becherzellen glättet die Hornhaut, macht deren hydrophobe Oberfläche für die Tränenflüssigkeit benetzbar und trägt dadurch zur optimalen optischen Wahrnehmung bei. Die Tränenflüssigkeit allein könnte die wasserabstoßende Hornhautoberfläche nicht ausreichend benetzen, weil ihre Oberflächen- oder Haftspannung mit ca. 35 dyn/cm über derjenigen der Hornhautoberfläche liegt. Eine Benetzbarkeit kommt erst dadurch zustande, daß Mucine, in der Hauptsache Glykoproteine, aus den conjunctivalen Becherzellen vom hydrophoben Corneaepithel absorbiert werden und dieses für die Tränenflüssigkeit benetzbar machen.

Das Sekret vorwiegend der Meibomschen Drüsen, das die äußerste Schicht des Tränenfilms bildet, schützt die Hornhautoberfläche in erster Linie vor dem Austrocknen.

Neben der Produktion der Tränenflüssigkeit ist die jeweilige Wiederherstellung bzw. Aufrechterhaltung des Tränenfilms von Bedeutung. Dies geschieht durch den Lidschlag. Der Tränenfilm bleibt bei geöffnetem Auge nur etwa 10 Sek. lang stabil, weil die Tränenflüssigkeit verdunstet und zum Teil auch über die tränenableitenden Wege abfließt. Der normalerweise $10\,\mu$ dicke Tränenfilm schrumpft dabei auf ca. $4\,\mu$, die einzelnen Schichten vermischen sich, die Netzwirkung der Mucinschicht läßt nach, und der Tränenfilm droht zu reißen. Erst eine neue Blinkbewegung vermag wieder einen neuen, voll intakten Tränenfilm herzustellen.

Diese „Scheibenwaschanlage des Auges" ist aber nur voll funktionsfähig, wenn:

ein normaler dreischichtiger Tränenfilm,
eine normale Blinkfrequenz,
ein vollständiger Lidschluß und
ein normales Hornhaut- und Bindehautepithel bestehen.

Erkrankungen der Bindehaut, und dies sind ein Drittel aller Augenkrankheiten, sowie Stellungsanomalien, Lähmungen und Narbenbildungen der Lider, Verbrennungen und Verätzungen, Tumoren von Lidern und Bindehaut, primäre und sekundäre Schrumpfungen der Bindehaut, das Tragen von Kontaktlinsen, letztlich unsere stetig zunehmende Umweltverschmutzung beeinflussen vorübergehend, viel häufiger aber dauernd diese Schutzmechanismen des äußeren Auges. Eine nur allzu häufige Folge derartiger Störungen ist eine qualitative und/oder quantitative Schädigung des präcornealen Tränenfilms, was zum sogenannten trockenen Auge oder Dry-Eye-Syndrom führen kann. Dabei kann sowohl die äußerste „ölige Schicht" als auch die mittlere „wäßrige" wie die innerste „muköse" Schicht gestört oder insuffizient sein. Ursprünglich verstand man unter einem trockenen Auge die herabgesetzte Tränensekretion beim Sörgren-Syndrom, einer allgemeinen Sekretionsstörung rheumatischer Genese. Nach und nach erkannte man jedoch, daß die verschiedensten Erkrankungen und Schädigungen des äußeren Auges, aber auch verschiedene Stoffwechselerkrankungen zum trockenen Auge führen können.

Mit der zunehmenden Häufigkeit und Bedeutung des Dry-Eye-Syndroms erhielt auch dessen Therapie gerade in den letzten Jahren neue Impulse. Während man noch in den sechziger Jahren auf die Rezeptierung meistens rosenwasserhaltiger Augentropfen angewiesen war, es praktisch nur *ein* handelsübliches Fertigpräparat, die „larmes artificelles", gab, verfügen wir heute zwar über zahlreiche Substitutionspräparate, teils wäßriger, teils schleimähnlicher Struktur, jedoch noch über keine Substanz, die den physiologischen Funktionen des Tränenfilms einigermaßen adäquat ist.

Pathophysiologie

Zur funktionellen Morphologie der Conjunctiva

J. W. Rohen, P. Steuhl und W. H. Arnold

Anatomisches Institut, Universität Erlangen, Bundesrepublik Deutschland

Mit 11 Abbildungen

Die Bindehaut stellt eine hochspezialisierte Schleimhaut dar, die die Schutzfunktion des Lidapparates unterstützt und charakteristische regionale Strukturunterschiede aufweist [1, 2, 3, 4, 5]. Während sie im Fornixbereich leicht verschieblich ist und ein lockermaschiges, gefäßreiches Stroma besitzt, so daß hier regelmäßig die Bildung von breiten Querfalten beobachtet wird, ist die Conjunctiva palpebralis im Bereich der Tarsalplatten fest mit der Unterlage verbunden und wenig verschieblich. Die Übergänge zur Lidrandbedeckung einerseits sowie zur Cornea andererseits zeigen wiederum strukturelle Besonderheiten, die mit den Aufgaben der angrenzenden Regionen zusammenhängen [6]. Über die Besonderheiten der Conjunctiva bulbi berichtet der anschließende Beitrag [7].

Generell fällt die reiche Vaskularisation der Bindehaut in allen Bereichen auf. Die Kapillaren lagern sich oft den basalen Epithelzellen so dicht an, daß man an lichtmikroskopischen Präparaten den Eindruck gewinnt, sie dringen in das Epithel ein. Bei der elektronenmikroskopischen Analyse zeigt sich jedoch, daß die Gefäße der Basallamina zwar oft eng anliegen, diese aber niemals durchbrechen. Das Stroma ist allgemein reich an kollagenen und elastischen Faserelementen, die eine geordnete konstruktive Bauweise besitzen, durch die die innergeweblichen Verschiebungen ermöglicht werden. Ins Stroma sind häufig Lymphozyten und Plasmazellen eingelagert und oft zu Lymphfollikeln konzentriert, deren Elemente auch das Epithel durchsetzen und an die Oberfläche wandern.

       J. W. Rohen, P. Steuhl und W. H. Arnold:

Feinstruktur des Conjunctivaepithels

Auch das Epithel zeigt regionale Unterschiede, nicht nur hinsichtlich der Zellzahl, Zellanordnung und der Epithelhöhe insgesamt, sondern auch hinsichtlich der Form und Verteilung einzelner Zell-

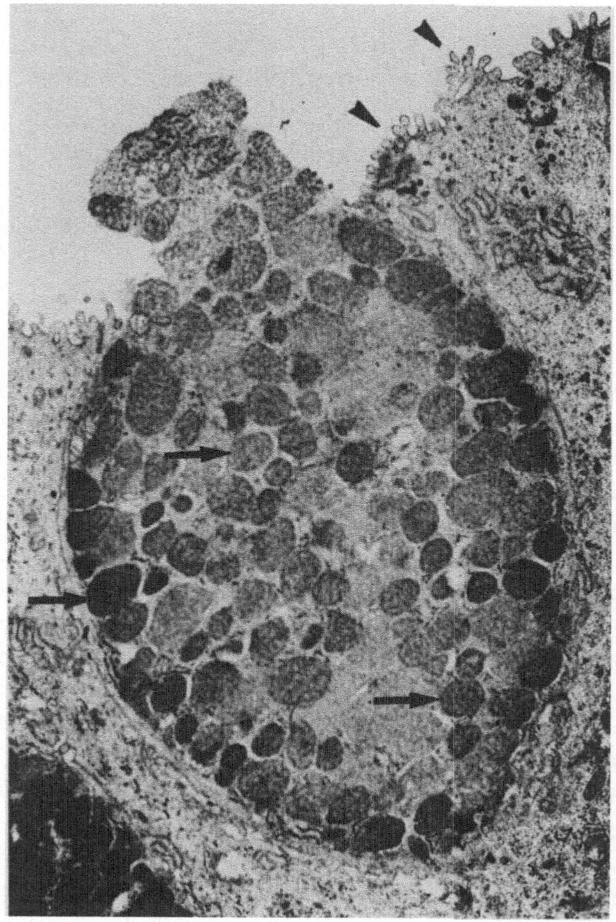

Abb. 1. Elektronenmikroskopische Aufnahme einer typischen Becherzelle kurz vor der Sekretion (7500×). Man beachte die zahlreichen großen Mucingranula (Pfeile). Mikrovilli der Oberflächenepithelzellen = Pfeilköpfe

typen [8, 9]. Im palpebralen Bereich besitzt das Epithel, das morphologischerseits als ein mehrreihiges Zylinderetpithel anzusehen ist, normalerweise mehrere *Zelltypen*.

Lichtmikroskopisch fallen besonders die Becherzellen ins Auge, die stark perjodatreaktiv sind und eine unterschiedliche Verteilung im

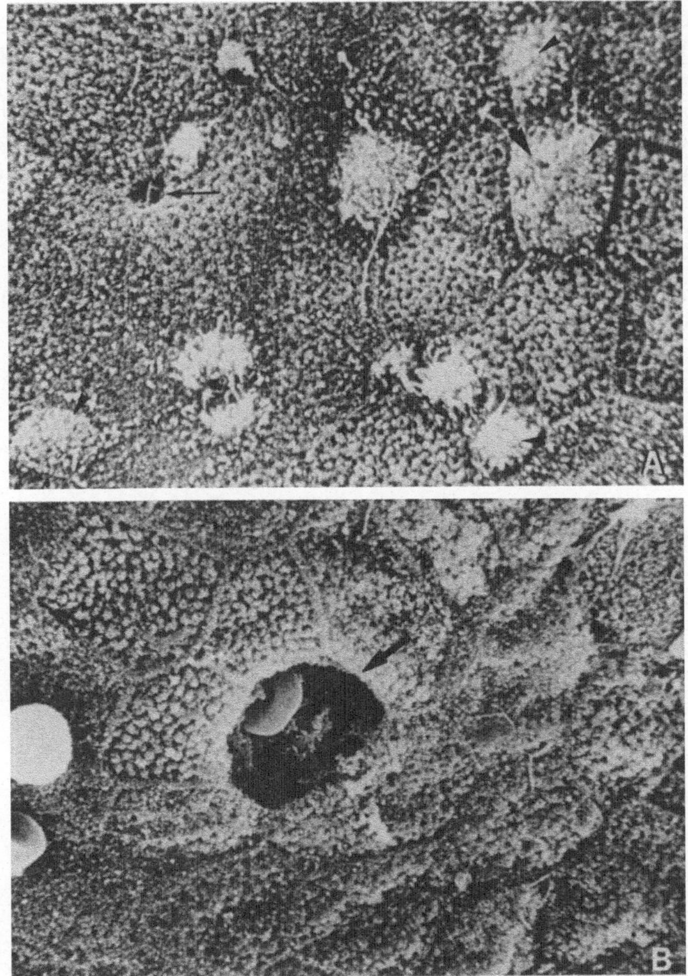

Abb. 2. Rasterelektronenmikroskopische Aufnahmen von der Oberfläche des Conjunctivalepithels vom Menschen (A 950×, B 1050×). Man beachte das polygonale Zellmuster, die sich vorwölbenden Becherzellen (Pfeilköpfe) sowie die Eingänge zu den Krypten (Pfeile)

gesamten Lidapparat aufweisen. Die kubischen bis zylindrischen Basalzellen sitzen der Basalmembran fest auf und sind strukturell relativ gleichartig. Demgegenüber enthält die Schicht der oberflächenbedeckenden Zellen fünf verschiedene Zelltypen, die aufgrund elektronenmikroskopischer Untersuchungen von uns kürzlich genauer definiert worden sind und die eine gesetzmäßige regionale Verteilung innerhalb des Lidapparates aufweisen [10].

Als *Typ-I-Zellen* bezeichnen wir die bekannten *Becherzellen,* die sich an ihren großen, elektronendichten, das Zytoplasma weitgehend ausfüllenden Granula leicht erkennen lassen (Abb. 1). Im Bereich der Becherzellen fehlt der an den Nachbarzellen immer deutliche Mikrovillibesatz. Sezernierende Becherzellen wölben sich häufig über die Epitheloberflächen ballonartig vor und entleeren ihren Inhalt in granulärer Form, wie sich das auf rasterelektronenmikroskopischen Abbildungen deutlich erkennen läßt [11] (Abb. 2 A).

An Stellen, an denen das Epithel krypten- oder schlauchförmig in die Tiefe vordringt (Henlesche Krypten), finden sich meist vermehrt Becherzellen. Die Eingänge zu diesen Krypten lassen sich auch im rasterelektronenmikroskopischen Bild gut erkennen (Abb. 2 B).

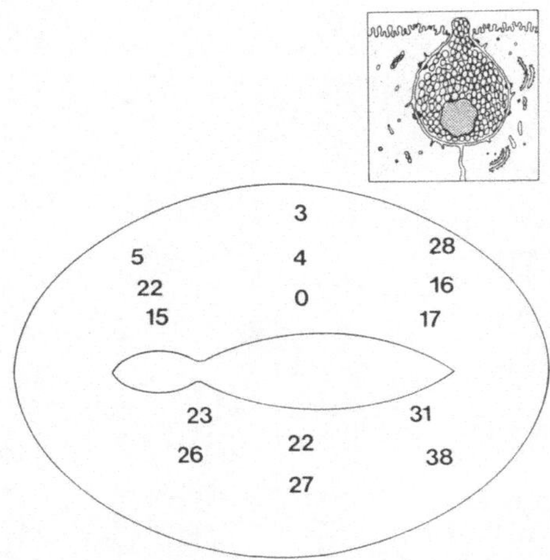

Abb. 3. Regionale Verteilung der Becherzellen (Typ-I-Zellen) im Conjunctivaepithel von Cynomolgusaffen in Prozent aller Zelltypen der Oberflächenschicht (aus Rohen und Steuhl, Graefes Archiv Klin. Exp. Ophthal. *218,* 1982)

Wir haben bei drei Cynomolgusaffen die *regionale Verteilung* der Typ-I-Zellen an fünfzehn verschiedenen, genau definierten Stellen der Conjunctiva palpebralis analysiert, wobei Mikrophotogramme elektronenmikroskopischer Schnitte quantitativ ausgewertet wurden. In den aus dem Schema der Abb. 3 ersichtlichen Arealen wurden jeweils fünfzig oberflächenbedeckende Zellen ausgezählt und das Vorkommen der im folgenden definierten Zelltypen in Prozent der ausgezählten Oberflächenzellen des betreffenden Areals bestimmt. Die in die Schemata der Abb. 3 und 5 bzw. der Tab. 1 bis 3 eingetragenen Zahlen geben also die Anzahl der jeweiligen Zelltypen in Prozent der Oberflächenzellen der angegebenen Region wieder.

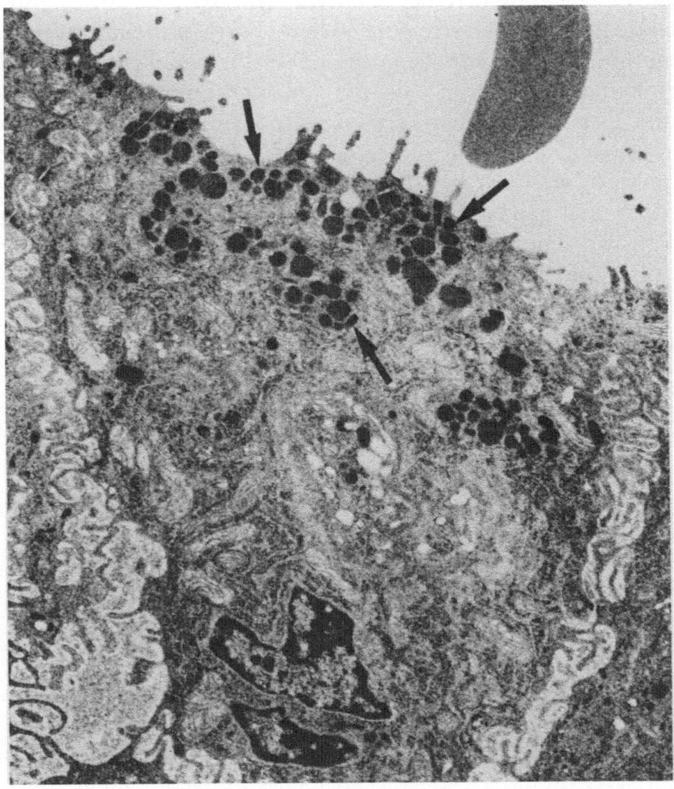

Abb. 4. Elektronenmikroskopische Aufnahme einer Typ-II-Zelle (8000×). Im apikalen Zytoplasmabereich liegen zahlreiche, kleinere elektronendichte Sekretgranula (Pfeile)

Abb. 3 zeigt die gefundenen Werte für die Anzahl der Becherzellen. Man sieht, daß die Zahl dieser Zellen im Unterlid relativ hoch ist und nur wenig regionale Unterschiede aufweist; während die Becherzellen im Oberlid nasal und temporal zahlreicher sind als in den mittleren Regionen.

Bekannt ist, daß die Zahl der Becherzellen im Bereich des Lacus lacrimalis und der Plica semilunaris relativ hoch ist und auch nach nasal hin sich vergrößert [2, 8]. Diese Regionen wurden von uns nicht erneut untersucht. Auch die Altersabhängigkeit der Becherzellzahlen haben wir nicht untersucht. Hierüber liegen aber Berichte verschiedener Autoren vor [2, 12, 13, 14, 15], deren Ergebnisse allerdings nicht ganz einheitlich sind.

Typ-II-Zellen. Neben den Becherzellen existiert im Conjunctivaepithel jedoch auch noch eine zweite Form schleimproduzierender Zellen, in deren Zytoplasma große elektronendichte Granula mit einem Durchmesser von 60—300 nm vorkommen (Abb. 4). Diese Granula liegen unregelmäßig verteilt, hauptsächlich im apikalen Zytoplasma. Die Anzahl dieser Granula, die auch deutlich perjodatreaktiv sind, wechselt bei den einzelnen Zellen sehr. Niemals füllen sie jedoch das ganze Zytoplasma aus, wie das bei den Becherzellen der Fall ist. Die Typ-II-Zellen enthalten auch endoplasmatisches Retikulum und Golgi-Material, jedoch stellen diese Organellen nicht

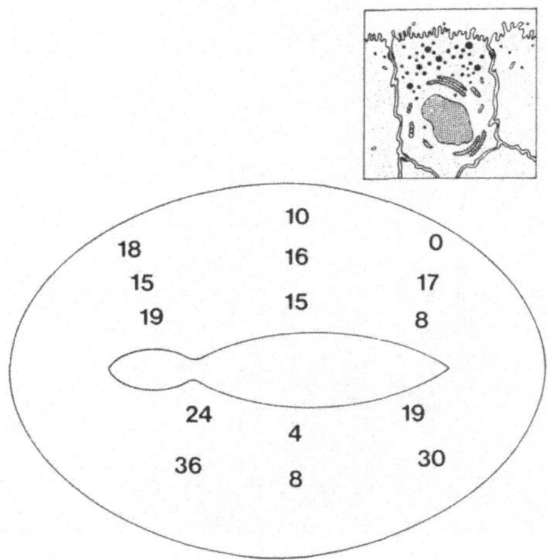

Abb. 5. Regionale Verteilung der Typ-II-Zellen im Conjunctivaepithel von Cynomolgusaffen in Prozent aller Zelltypen der Oberflächenschicht (aus Rohen und Steuhl, Graefes Archiv Klin. Exp. Ophthal. *218*, 1982)

die beherrschenden Strukturen bei dieser Zellform dar. Dieser Zelltyp ist wahrscheinlich identisch mit dem neuerdings von Greiner und Mitarb. beschriebenen „non-globet secretory cells". Histochemische Untersuchungen zeigten, daß diese Zellen reich an sulfatierten Muzinen sind und vermutlich das Becherzellensystem in spezifischer Weise ergänzen [16, 17, 18].

Wir haben die regionale Verteilung der Typ-II-Zellen beim Cynomolgusaffen untersucht (Abb. 5) und gefunden, daß sie im Oberlid zwischen 0 und 19 % der oberflächenbedeckenden Zellen ausmachen. Im Unterlid sind sie etwas zahlreicher (4 bis 36 %). Wiederum sind sie, wie auch die Becherzellen, im nasalen Lidbereich am zahlreichsten (vgl. auch Tab. 1).

Tabelle 1. *Anzahl und regionale Verteilung der Zelltypen im Conjunctivaephithel von Cynomolgusaffen in Prozent der gesamten Oberflächenzellen (vgl. Abb. 3 und 5)*

	Oberlid								
	Marginal			Mitte			Fornikal		
	Nasal	Mitte	Temp.	Nasal	Mitte	Temp.	Nasal	Mitte	Temp.
Typ I	15	0	17	22	4	16	5	3	28
Typ II	19	15	8	15	16	17	18	10	0
Typ III	5	3	16	0	4	9	9	7	14
TyP IV	44	64	38	46	47	18	36	65	40
Typ V	17	18	21	17	29	40	32	15	18

	Unterlid					
	Marginal			Fornikal		
	Nasal	Mitte	Temp.	Nasal	Mitte	Temp.
Typ I	23	22	31	26	27	38
Typ II	24	4	19	36	8	30
Typ III	5	1	6	2	2	1
Typ IV	31	61	35	30	48	22
TyP V	17	12	9	16	15	9

Schließlich ließ sich noch ein dritter Zelltyp definieren *(Typ-III-Zellen)*. Es handelt sich um Zellen, die durch einen besonders hohen Gehalt an Golgi-Vesikeln und Golgi-Komplexen ausgezeichnet sind. Oft liegen vier bis fünf Golgi-Systeme um den Zellkern herum und füllen das Zytoplasma weitgehend aus. Diese Zellen kommen mit einer Häufigkeit von 5 bis 10 % der oberflächenbedeckenden Zellen

bei Cynomolgusaffen vor, sind also nicht so zahlreich wie bei Typ-I-
und Typ-II-Zellen. Ihre Verteilung scheint jedoch, wie das auch für
die anderen Zelltypen gilt, relativ konstant zu sein.

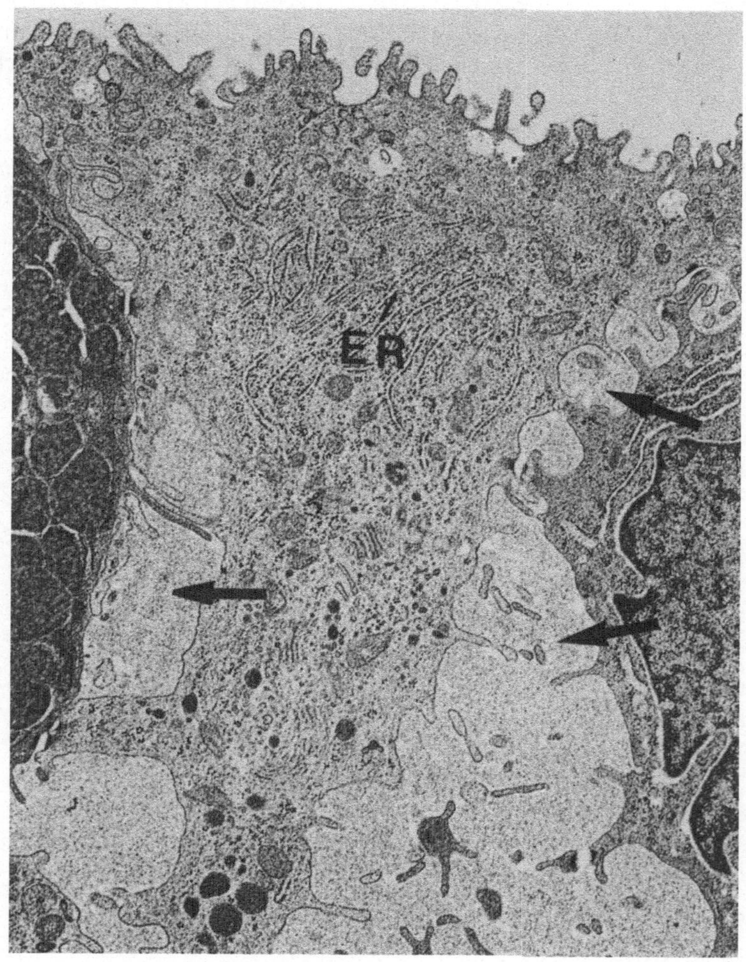

Abb. 6. Elektronenmikroskopische Aufnahme einer Typ-IV-Zelle mit stark
ausgebildetem endoplasmatischem Reticulum (7500×). Man beachte die
starke Erweiterung der Intrazellularspalten basalwärts vom Haftplattenkomplex (Pfeile)

Als *Typ-IV-Zellen* wurde schließlich Zellen definiert, die durch
einen besonders hohen Gehalt an endoplasmatischem Retikulum

(ER) charakterisiert sind. Bei diesen Zellen füllt das stark entwikkelte ribosomenreiche ER nahezu das gesamte Zytoplasma aus (Abb. 6). Mitochondrien und Golgi-Apparat sind zwar vorhanden, bestimmen aber nicht die Zellstruktur. Im Vergleich zu anderen Zelltypen kommen diese Zellen relativ häufig vor (40 bis 50 %), so daß sie in unserem Material die zahlenmäßig dominierenden Zellen überhaupt darstellen. Relativ häufig sind auch die von uns als *Typ-V-Zellen* bezeichneten Zellen, unter denen wir solche verstehen, die besonders reich an Mitochondrien sind.

Das apikale Zytoplasma dieser Zellen ist fast vollständig mit großen Mitochondrien vom Crista-Typ ausgefüllt, während die übrigen Zellorganellen (ER, Golgi-Apparat usw.) zurücktreten. Ihre Zahl liegt etwa bei 15 bis 25 % und zeigt ebenfalls eine relativ konstante regionale Verteilung (Tab. 1).

Funktionelle Bedeutung
der Zelltypen des Conjunctivaepithels

Die Conjunctiva ist funktionell auf die Cornea ausgerichtet. Ihre Hauptaufgabe besteht in der Befeuchtung der cornealen Oberflächen und der Erhaltung des Tränenfilmes. In der älteren Literatur wird der Conjunctiva größere Bedeutung in Zusammenhang mit diesen Aufgaben zugesprochen. Die oberflächliche Lipidschicht des Tränenfilmes soll von den Meibomschen Drüsen der Lider, die mittlere Flüssigkeitsschicht vom Sekret der Tränendrüse und die basale Mucinschicht von den konjunktivalen Becherzellen gebildet werden [19, 20, 21, 28]. Inzwischen hat sich herausgestellt, daß dieses Schema etwas zu einfach ist. Mit großer Wahrscheinlichkeit sind in der Tränenflüssigkeit und auch im Tränenfilm sehr viel mehr Komponenten enthalten, die das Ganze zu einem biologischen Regelsystem sehr komplexer Natur machen und an deren Bildung und Regelung die Conjunctiva sicher einen wichtigen Anteil hat. Die morphologische Differenziertheit des Conjunctivaepithels könnte in dieser Richtung gedeutet werden.

In erster Annäherung lassen sich bei der Conjunctiva wahrscheinlich drei Funktionskomplexe unterscheiden, wofür jeweils ein Drittel der gesamten Oberflächenpopulation zur Verfügung steht (Tab. 2). Der erste Funktionskomplex ist die Sekretion *schleimähnlicher Substanzen,* wobei sich die Becherzellen und die Typ-II-Zellen vermutlich durch die Produktion unterschiedlicher Schleimkomponenten gegenseitig ergänzen. Golgi-Material-reiche Typ-III-Zellen gehören wohl auch in diesen Funktionskomplex hinein, da der Golgi-Apparat nach neueren Befunden auch für die Sekretion von Glykosaminoglykanen von besonderer Bedeutung ist. Der zweite Funktionskomplex betrifft alle Vorgänge, die mit *Abwehr, Regulation* und *Selbstreinigung* im Conjunctivalsack zu tun haben. In diesem Zusammenhang könnten die ER-reichen Zellen (als Typ-IV-Zellen bezeichnet) eine

Tabelle 2. *Übersicht über die Zelltypen des Conjunctivaepithels und ihre Funktionen*

Zelltypen	Morphologische Charakteristika	Zellprodukte	Funktion
Typ I (Becherzellen)	große Mucingranula	Schleim	Schleimsekretion für Tränenfilm und Conjunctiva
Typ II	kleine Granula	saure GAGs	
Typ III	Golgi-Apparat	—	
Typ IV	Endoplasmat. Reticulum	Proteine (Fibrinolyt., bakterizide u. a. Enzyme)	Selbstreinigung, Abwehr
Typ V	Mitochondrien	Energie für akt. Transportprozesse	Resorption

besondere Rolle spielen. Ergastoplasmareiche Zellen sind ja bekanntlich befähigt, Proteine zu produzieren. Bei den vom Conjunctivaepithel gebildeten Proteinen könnte es sich einerseits um die Trägerkomponente für die Schleimstoffe oder Lipide handeln, die im Tränenfilm enthalten sind, zum anderen aber auch um bakterizide Abwehrstoffe, wie z. B. die Lysozyme (cf. [19, 22, 23]). Die Antikörper selbst werden wahrscheinlich vornehmlich von den das Epithel durchsetzenden Plasmazellen gebildet.

Der dritte Funktionskomplex hängt weniger mit der Sekretion als mit der *Resorption* zusammen. Bekanntlich ist die Conjunctiva in hohem Maße befähigt, Stoffe zu resorbieren. Bei aktiven, energiefordernden Resorptionsvorgängen werden daher die mitochondrienreichen Zellen (Typ-V-Zellen) von besonderer Bedeutung sein. Neuerdings wird diskutiert, ob die Conjunctiva nicht auch für die Erhaltung des ionalen Gleichgewichts, d. h. die Konstanz der Tonizität im Tränenfilm, verantwortlich sein könnte, da ja die Tränenflüssigkeit zwischen den Lidschlägen immer wieder durch die Luft hyperton wird [24].

Sollte ein solcher Regelprozeß funktionell von Bedeutung sein, müßten auch hierfür die Typ-V-Zellen als morphologische Grundlage herangezogen werden.

Morphologische Grundlagen für die Resorptionsvorgänge im Conjunctivaepithel

Vom Conjunctivaepithel aufgenommene und ins Stroma transportierte Stoffe nehmen in der Regel nicht den Weg durch das gesamte Epithel hindurch. Die zahlreichen, allerdings unregelmäßigen Mikrovilli an der Oberfläche der Zellen vergrößern die resorptive Oberfläche. Höhermolekulare Stoffe werden an ihrer Basis durch pinozytose- oder auch phagozytoseähnliche Vorgänge ins Zellinnere eingeschleust [25]. Im apikalen Bereich der Oberflächenzellen finden sich

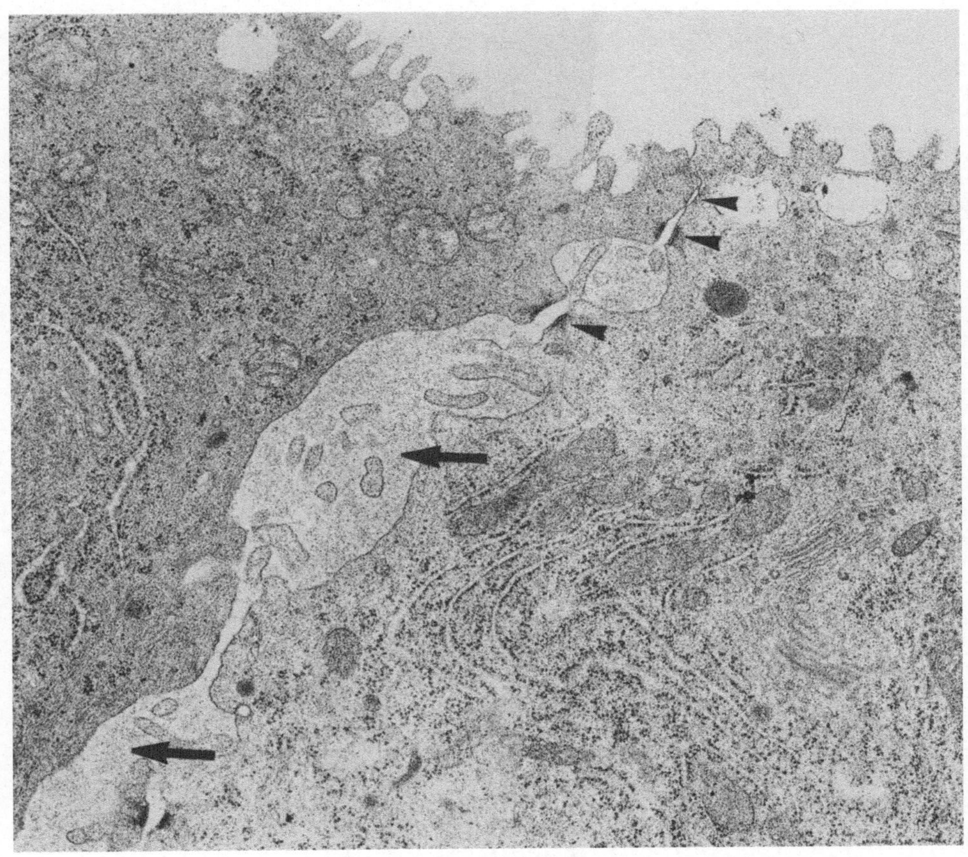

Abb. 7. Elektronenmikroskopische Aufnahme vom Conjunctivaepithel eines Cynomolgusaffen (22 000×). Man beachte die Erweiterung der Interzellularspalten (Pfeile), die mit Eiweiß gefüllt sind und in die zahlreiche Mikrovilli hineinragen. Die Erweiterung reicht apikal nur bis zum Haftplattenkomplex (Pfeilköpfe)

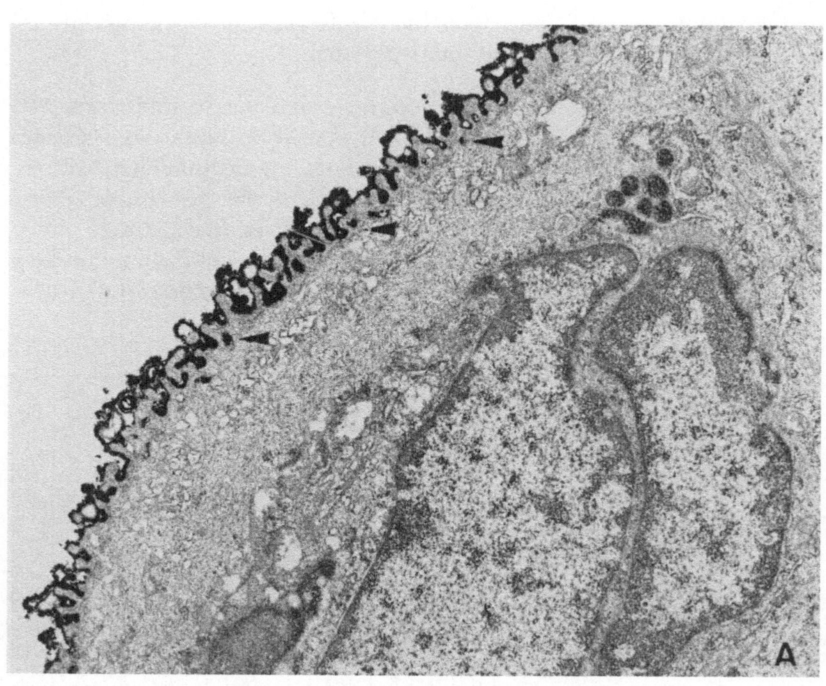

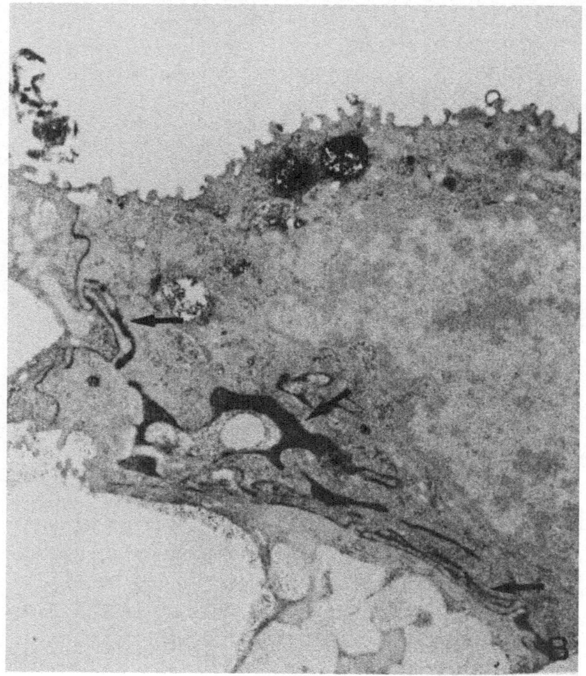

Haftplattenkomplexe, die eine feste Verankerung der Zellen untereinander gewährleisten. Für den Stofftransport sind die Zonulae occludendes besonders wichtig. Sie bilden eine absolute Schranke für den Durchtritt von Ionen oder Flüssigkeit, so daß die Interzellularräume zwischen den Epithelzellen oberflächenwärts vollständig abgedichtet werden können (Abb. 7).

Charakteristischerweise sind die stromawärts davon gelegenen Interzellularspalten sehr stark erweiterungsfähig. Im geschlossenen Zustand finden sich in diesem Bereich auch zahlreiche langgestreckte Mikrovilli und Zellfortsätze, die sich hier eng miteinander verzahnen. Bei reaktiven Prozessen können sich diese Interzellularspalten stark erweitern, mit Eiweiß füllen und auch freie Zellen, wie Lymphozyten, Plasmazellen, Makrophagen usw., aufnehmen (vgl. Abb. 6). Häufig quetschen sich solche Zellen dann durch die offenbar engen Lücken des Haftplattenkomplexes hindurch und erscheinen mit pilzförmigen Fortsätzen an der Oberfläche.

Um die Resorptionswege genauer zu erfassen, haben wir bei Kaninchen und Cynomolgusaffen Meerrettichperoxidase in den Conjunctivalsack getropft und das Epithel in verschiedenen zeitlichen Abständen elektronenmikroskopisch untersucht. Es zeigte sich, daß bei Affen bereits nach einem 5-Minuten-Kontakt mit der Tracersubstanz die Peroxidasemoleküle mit Hilfe von Pinozytosevesikeln ins apikale Zytoplasma der oberflächenbedeckenden Zellen eingeschleust werden. Der größte Zeil der Tracersubstanz klebt allerdings noch an der Epitheloberfläche im Glykokalixsaum der Mikrovilli und Mikroplicae (Abb. 8 A). Nach 30- bis 60minütiger Einwirkungszeit findet man die Partikel dann auch in den Interzellularspalten zwischen den oberflächenbedeckenden Zellen, die sich jedoch nicht nennenswert erweitert haben (Abb. 8 B).

Aufgrund dieser Versuche müssen wir annehmen, daß der Transportweg für Makromoleküle und wahrscheinlich auch für Wasser im wesentlichen durch das apikale Zytoplasma und dann durch die zwischenzelligen Spalträume mit ihren zahlreichen Mikrovilli ins Stroma hinein und nicht durch das gesamte Epithel hindurch geht.

Abb. 8. Elektronenmikroskopische Aufnahmen vom Conjunctivaepithel nach Auftropfen von Meerrettichperoxydase (*A* Cynomolgusaffe, *B* Kaninchen; Reaktionsprodukt = schwarz). *A* Einwirkungszeit 5 Min. (15 000×). Das Reaktionsprodukt haftet an der Zelloberfläche, wird aber stellenweise auch schon durch Pinozytose ins Zytoplasma eingeschleust (Pfeilköpfe). *B* Einwirkungszeit 30 Min. (16 000×). Das Reaktionsprodukt ist zuletzt in die Interzellularspalten eingedrungen (Pfeile)

    J. W. Rohen, P. Steuhl und W. H. Arnold:

Zur Histochemie des Conjunctivaepithels

Mit histochemischen Methoden ließ sich zeigen, daß das Conjunctivaepithel bei Cynomolgusaffen reich an sauren Phosphatasen ist, was auf eine hohe Stoffwechselaktivität hinweist. Auffallend war auch die ausgesprochene fibrinolytische Aktivität des Conjunctivaepithels, die sich mit Hilfe der Fibrinplättchenmethode nach Todd

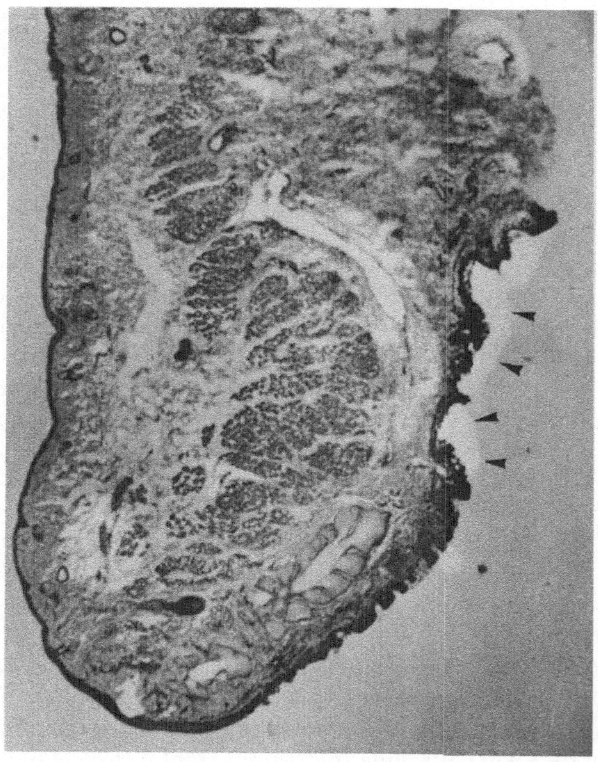

Abb. 9. Mikrophoto eines Sagittalschnittes durch das Oberlid eines Cynomolgusaffen. Nachweis von fibrinolytischer Aktivität mit der Fibrinplättchenmethode nach Todd. Im Bereich der Conjunctiva palpebralis sind deutliche Lyseherde zu erkennen (Pfeilköpfe), die durch Freisetzung von Plasmin entstanden sind (Vergr. 60×, HE-Färbung)

[26] nachweisen ließ. Wie Abb. 9 zeigt, sind die durch freigesetztes Plasmin entstandenen Lyseherde auf den Bereich der Conjunctiva palpebralis beschränkt. Im Hornhautepithel fand sich nur eine geringe fibrinolytische Aktivität.

Um die Enzyme des Fibrinolysinsystems weiter zu spezifizieren, wurden mit Hilfe verschiedener chromotroper Substrate spezifische

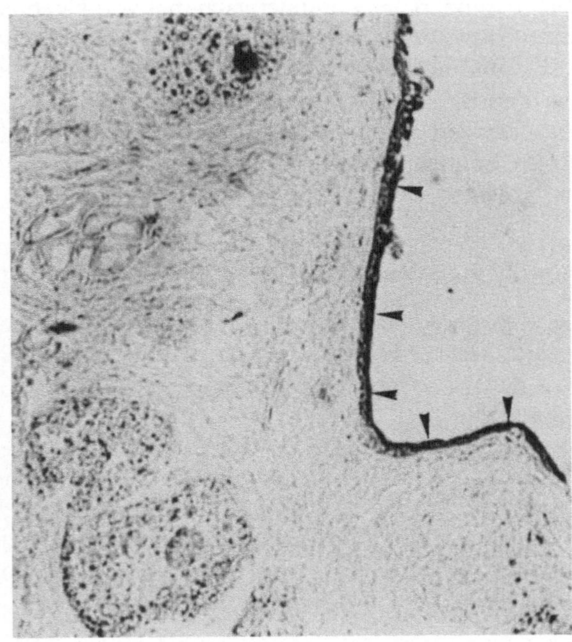

Abb. 10. Mikrophoto eines Sagittalschnittes durch das Oberlid eines Cynomolgusaffen, histochemischer Nachweis von Plasmin nach der Methode von Blasini. Im Conjunctivaepithel ist das rote Reaktionsprodukt (Pfeilköpfe) zu erkennen (375×)

Tabelle 3. *Histochemischer Nachweis fibrinolytischer Enzyme im Cornea- und Conjunctivaepithel*

	Cornea	Conjunktiva
Plasmin	∅	+
Gewebsaktivator	+	+ +
Urokinase	+	+ +
Plasmapraekallikrein ...	∅	∅
Trypsin	∅	∅

und unspezifische Plasminogenaktivatoren in Cornea- und Conjunctivaepithel mit der Methode nach Blasini [27] histochemisch lokali-

2*

siert. Die Ergebnisse dieser Untersuchungen können der Tab. 3 entnommen werden. Die unspezifischen Aktivatoren Trypsin und Plasmapraekallikrein fehlen im Cornea- und Conjunctivaepithel ganz, während sich besonders im Conjunctivaepithel von Cynomolgusaffen eine deutliche Aktivität für die spezifischen Gewebsaktivatoren Urokinase und Plasmin nachweisen ließ (Tab. 3, Abb. 10).

Auch aus diesem Teil der Untersuchungen geht hervor, daß die Conjunctiva nicht nur mechanische Aufgaben, sondern auch wichtige Funktionen im Rahmen der oben diskutierten biologischen, energiefordernden Transport- und Abwehrprozesse erfüllt.

Funktionelle Anpassungsreaktionen des Conjunctivaepithels

Die meisten Autoren stimmen darin überein, daß die Becherzellen besonders empfindliche Elemente innerhalb des Conjunctivaepithels sind und bei den verschiedenen Irritationen oder Reaktionen relativ rasch zugrunde gehen.

Wie sich das oben beschriebene Zellmuster unter mechanischen oder funktionellen Veränderungen verhält, ist bisher noch nicht genauer untersucht worden. Bei Kontaktlinsenträgern wurden neuerdings verschiedene morphologische Veränderungen an den Oberflächenstrukturen des Epithels sowie auch an der Form und Verteilung der schleimbildenden Zellen beschrieben [17, 18].

Tabelle 4. *Zellmuster des Conjunctivaepithels bei Cynomolgusaffen nach mechanischer Reizung im Langzeitversuch (Näheres s. Text). Man beachte den Verlust der Becherzellen und die kompensatorische Zunahme der Typ-II-Zellen (vgl. mit Tabelle 1)*

Zell-typen	Oberlid			Unterlid		
	Nasal	Mitte	Temporal	Nasal	Mitte	Temporal
Typ I	0	7	0— 2	0	0	0—8
Typ II	40	42	37	43	49	39
Typ III	0	4	2— 5	7	11	8
Typ IV	40	49	39—41	35	38	36
Typ V	11	10	17—20	15	2	10

Wir haben im Rahmen einer anderen Versuchsreihe bei Cynomolgusaffen Versuche durchgeführt, bei denen über einen längeren Zeitraum (2 bis 6 Monate) kleine Kunststoffschläuche in den Conjunctivalsack eingelegt wurden. Die Schläuche wurden von den Tieren gut vertragen und in der Regel alle 2 bis 3 Tage gewechselt.

Die elektronenmikroskopische und quantitative Analyse dieses Materials zeigte, daß die im Experiment erzeugte mechanische Irri-

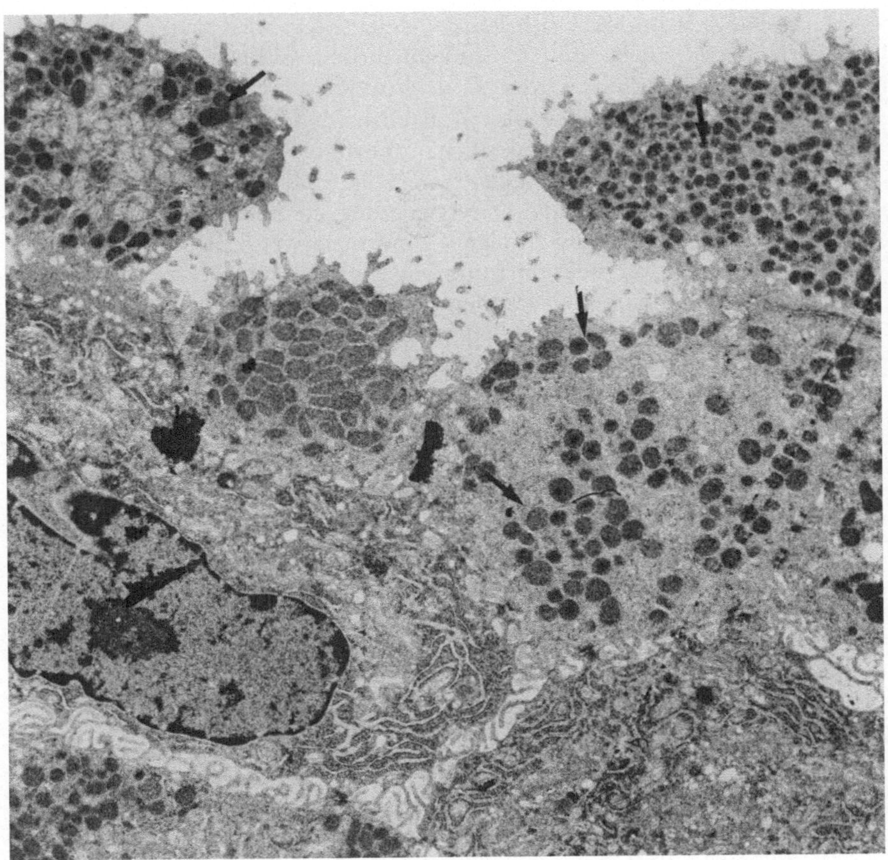

Abb. 11. Elektronenmikroskopische Aufnahme vom Oberflächenepithel der Conjunctiva eines Cynomolgusaffen, der vier Monate einen Kunststoffschlauch im Conjunctivasack getragen hat (10000×). Man beachte die starke Vermehrung der granulareichen Typ-II-Zellen (Pfeile)

tation der Bindehaut über einen Zeitraum von mehreren Monaten genügt, um nahezu die gesamte Becherzellpopulation zum Verschwinden zu bringen (vgl. [2]). Überraschenderweise hatte sich aber anstelle der Becherzellen die Zahl der Typ-II-Zellen stark vermehrt (vgl. Tab. 4). Auch die Zahl der elektronendichten Granula, die im apikalen Teil dieses Zytoplasmas lokalisiert sind, hatte stark zugenommen (Abb. 11). Demgegenüber erschien das Zell- und Verteilungsmuster der drei übrigen Zelltypen relativ wenig verändert. Die Prozentzahlen lagen hier ungefähr im gleichen Größenbereich wie bei den unbehandelten Kontrollen.

Wieweit sich das beschriebene Zellmuster auch unter anderen Bedingungen, z. B. unter medikamentösen Einflüssen (Pilocarpin usw.) verändern läßt, wird z. Z. noch weiter untersucht.

Zusammenfassend läßt sich feststellen, daß die Conjunctiva von Mensch und nichthumanen Primaten morphologisch stärker differenziert ist, als man früher angenommen hat. Der Differenzierung der Funktionen entspricht eine Differenzierung im Zellbild, die — unseren früheren Befunden zufolge — normalerweise relativ konstant ist [10]. Unter veränderten funktionellen Bedingungen jedoch kann sich das Zellbild rasch verändern, wobei offenbar die Becherzellen und die Typ-II-Zellen besonders reagibel erscheinen. Sowohl die hier unterschiedenen fünf Zelltypen des Conjunctivaepithels als auch die morphologische Struktur der Schleimhaut insgesamt zeigen regionale Unterschiede, deren funktionelle Bedeutung heute noch relativ unklar ist. Hier sind noch weitere Untersuchungen erforderlich.

Literatur

1. Rohen, J. W.: Zur funktionellen Anatomie des Lidapparates. Ber. Dtsch. Ophthalm. Ges. 77, 3—12 (1980).

2. Kessing, S. V.: Mucus gland system of the conjunctiva. Acta Ophthal. Suppl. 95 (1968).

3. Suzuki, A.: Fine structure of normal human conjunctiva. Electronmicroscopy in ultrathin section. Acta Soc. Ophthal. Japan 60, 441—459 (1956).

4. Suzuki, A.: Fine structure of normal human conjunctiva as revealed by electron-microscopy in sections. Repr. II. Acta Soc. Ophthal. Japan 61, 2264 (1957).

5. Weingeist, Th. A.: The conjunctiva. Internat. Ophthalmological Clinics 13, 85 (1973).

6. Wanko, Th., jr., Bolivar, W., Matthews, J.: The fine structure of human conjunctiva in the perilimbal zone. Investigative Ophthalmology 3, 285—301 (1964).

7. Lütjen-Drecoll, E., Steuhl, P., Arnold, W. H.: Morphologische Besonderheiten der Conjunctiva bulbi. In diesem Band, S. 25—34. 1982.

8. Fujiyama, H.: Electronmicroscopic studies on the conjunctiva, sclera, cornea and crystalline lens. Acta Soc. Ophthal. Japan 65, 2101—2125 (1961).

9. Shibuya, Y.: Electronmicroscopy by ultrathin specimens of normal human conjunctiva. I. Conjunctiva of the fornices. Acta Soc. Ophthal. Japan *62*, 1204—1213 (1958).

10. Rohen, J. W., P. Steuhl: Specialized cell types and their regional distribution in the conjunctival epithelium of the cynomolgus monkey. Graefes Archiv *218*, 59—63 (1982).

11. Pfister, R. P.: The normal surface of conjunctiva epithelium. A scanning electron microscopy study. Investigative Ophthalmology *14*, 267—279 (1975).

12. Ralph, R. A.: Conjunctival goblet cell density in normal subjects and dry eye syndromes. Investigative Ophthalmology *14*, 299—302 (1975).

13. Abdel-Khalek, L. M. R., Williamson, J., Lee, W. R.: Morphological changes in the human conjunctival epithelium. II. In keratoconjunctivitis sicca. Brit. J. Ophthal. *62*, 800—806 b (1978).

14. Abdel-Khalek, L. M. R., Williamson, J., Lee, W. R.: Morphological changes in the human conjunctival epithelium. I. In the normal elderly population. Brit. J. Ophthal. *62*, 792—799 a (1978).

15. Marquardt, R., Wenz, F. H.: Histologische Untersuchungen zur Becherzellzahl der menschlichen Bindehaut. Klin. Mbl. Augenheilk. *175*, 692—969 (1979).

16. Greiner, J. V., Henriquez, A. S., Weidmann, T. A., Covington, H. J.: „Second" mucus secretory system of the human conjunctiva. Invest. Ophthal. Suppl. (ARVO Sarasota) 1979, S. 123.

17. Greiner, J. V., Korb, D. R., Allansmith, M. R.: Histochemical analysis of human non-goblet epithelial cells containing secretory vesicles. Invest. Ophthal. Suppl. (ARVO Sarasota) 1981, S. 21.

18. Greiner, J. V., Covington, H. I., Korb, D. R., Allansmith, M. R.: Conjunctiva in asymptomatic contact lens wearers. Amer. J. Ophthal. *86*, 403—413 (1978).

19. Dohlmann, H., Friend, J., Kalevar, V., Yagoda, P., Balars, E.: The glycoprotein (mucus) content of tears from normals and dry eye patients. Exp. Eye Res. *22*, 359—365 (1976).

20. Morre, J. C., Tiffany, J. M.: Human ocular mucus: Origins and preliminary characterisation. Exp. Eye Res. *29*, 291—301 (1979).

21. Maurice, D. M.: Electrical potential an ion transport across the conjunctiva. Exp. Eye Res. *15*, 527—532 (1973).

22. Ronen, D., Eylan, E., Romano, A., Stein, R., Modan, M.: A spectrometric method for quantitative determination of lysozyme in human tears; description and evaluation of the method and screening of 60 healthy subjects. Investigative Ophthalmology *14*, 479—484 (1975).

23. Ford, L. C., Delange, R. J., Pethy, R. W.: Identification of a non-lysozymal bactericided factor (Beta Lysin) in human tears and aqueous humor. Amer. J. Ophthal. *81*, 30—33 (1976).

24. Dark, A. J., Durrant, T. E., McGinty, F., Shortland, J. R.: Tarsal conjunctiva of the upper eyelid. Amer. J. Ophthal. *77*, 555—564 (1974).

25. Latkovic, St., Nilsson, S. E. G.: Phagocytosis of latex microspheres by the epithelial cells of the guinea pig conjunctiva. Acta Ophthal. *57*, 582—590 (1979).
26. Todd, A. S.: The histological localization of fibrinolysin activator. J. Path. Bact. *78*, 281—283 (1962).
27. Blasini, R., Steinberger, A., Wriedt-Lübbe, I., Blümel, G.: Tissue proteases demonstrated by a histochemical method using chromogenic substrates. Thrombosis Research *13*, 585—590 (1978).
28. Holly, F. J., Lemp, M. A.: Tear physiology and dry eyes. Survey of Ophthal. *22*, 69—87 (1977).

Anschrift der Verfasser: Prof. Dr. Dr. J. W. Rohen, Dr. P. Steuhl und Dr. W. H. Arnold, Anatomisches Institut, Universität Erlangen-Nürnberg, Krankenhausstraße 9, D-8520 Erlangen, Bundesrepublik Deutschland.

Morphologische Besonderheiten der Conjunctiva bulbi

E. Lütjen-Drecoll, P. Steuhl und W. H. Arnold

Anatomisches Institut, Universität Erlangen, Bundesrepublik Deutschland

Mit 6 Abbildungen

Von topographischen und feinstrukturellen Gesichtspunkten ausgehend, kann man die Conjunctiva bulbi beim Menschen und Affen
in zwei verschiedene Abschnitte unterteilen: erstens einen distalen
Teil, der die Fortsetzung des Corneaepithels darstellt, den Bulbus in

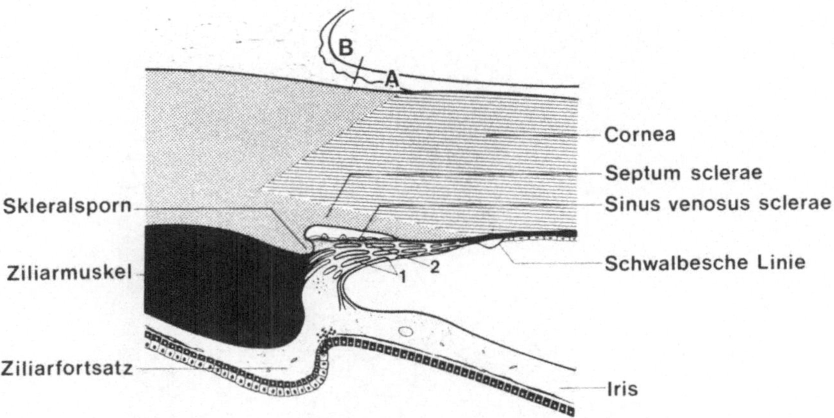

Abb. 1. Schematische Darstellung der Limbusregion. *A* distaler Teil der
Conjunctiva bulbi (limbische Conjunctiva), *B* proximaler Teil mit Übergang
zum Fornix. *1* Trabekelwerk, *2* Innenwand des Schlemmschen Kanals

Höhe der Limbusregion bedeckt und von dieser nur durch eine
schmale Bindegewebslamelle getrennt ist, und zweitens einen weiter
proximal gelegenen Abschnitt, der einer wesentlich breiteren, locker-
maschigen Stromalamelle aufsitzt und im Fornixbereich allmählich
in die Conjunctiva palpebralis übergeht (Abb. 1). Die epitheliale Be-

E. Lütjen-Drecoll, P. Steuhl und W. H. Arnold:

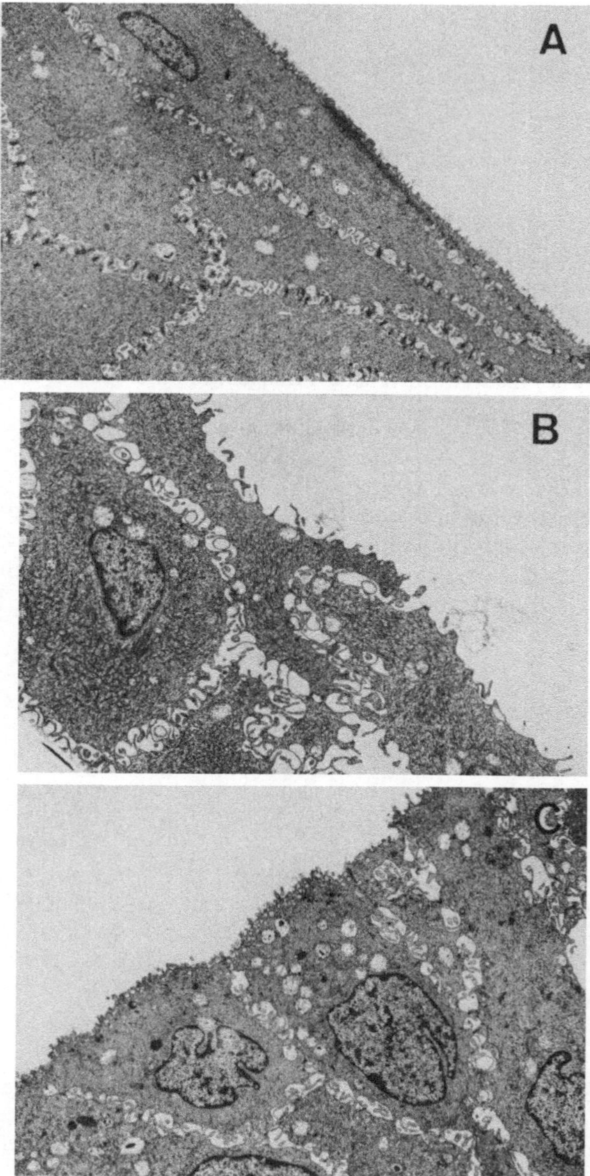

Abb. 2 A—C. Elektronenmikroskopische Aufnahmen von der oberflächlichen Zellschicht der limbischen Conjunctiva eines Cynomolgusaffen (3000×). *A* Direkt angrenzend an das Corneaendothel sind die oberflächlichen Zellen noch flach, werden dann allmählich höher (*B*), um weiter proximal in ein zylindrisches Epithel (*C*) überzugehen

deckung des zweiten oder proximalen Abschnittes der Conjunctiva bulbi besteht aus einem mehrschichtigen Zylinderepithel [1, 2, 3, 4], das in seinem Aufbau dem der Conjunctiva palpebralis entspricht und das in seiner oberflächlichen Zellschicht ebenfalls die von Rohen und Steuhl beschriebenen fünf Zelltypen enthält [5].

In diesem Beitrag soll weniger auf den proximalen Abschnitt der Conjunctiva, sondern hauptsächlich auf den distalen Abschnitt eingegangen werden, den wir wegen seiner direkten Nachbarschaft zur Limbusregion als limbische Conjunctiva bezeichnen wollen. In diesem Bereich findet sich eine schmale, lockere Stromaschicht unter dem Epithel, die radiär verlaufende Bindegewebspapillen ausbildet, in die die Kapillarschlingen der sogenannten Corneaarkaden der vorderen Ziliararterien sowie auch Lymphkapillaren und feine Nervenstämme vordringen. Zwischen den Papillen verdickt sich das Epithel und bildet die Vogtschen Pallisaden [6]. Diese enden am Übergang zur Cornea etwa in Höhe des Beginns der Bowmanschen Membran. In dieser Übergangsregion stellt das Epithel der limbischen Conjunctiva noch ein typisches mehrschichtiges unverhorntes Plattenepithel dar, dessen Zellen hauptsächlich Tonofilamente enthalten, die mit zahlreichen desmosomalen Verbindungen den interzellulären Kontakt — wie im Corneaepithel auch — herstellen [4] (Abb. 2).

Aber schon in geringem Abstand von dieser Übergangszone wird die oberflächliche Zellage des Conjunctivaepithels allmählich höher und unregelmäßiger, bleibt aber im gesamten Bereich der limbischen Conjunctiva ein flaches kubisches Epithel. Erst am Ende der Limbusregion, dort wo sich das Epithel weiter von der Sklera entfernt, werden die oberflächlichen Zellen allmählich zylindrisch (Abb. 2), um dann in das bunte Zellbild der weiter vom Limbus entfernten proximalen Conjunctiva bulbi überzugehen [5].

Zellformen

Die Ultrastruktur der oberflächlichen Zellagen der limbischen Conjunctiva ist verhältnismäßig einheitlich. Diese Zellen enthalten auffallend viele Mitochondrien und müssen nach der Einteilung von Rohen und Steuhl als Typ-V-Zellen bezeichnet werden [5] (Abb. 3). Wie auch schon von Wanko et al. [4] beschrieben, finden sich in diesen Zellen zusätzlich auch noch zahlreiche kleine Vesikel im apikalen Bereich des Cytoplasmas sowie Anschnitte von rauhem ER und Golgi-Komplexen. In einzelnen Zellen sind die Golgi-Komplexe so dominierend, daß diese Zellen den Typ-III-Zellen zugeordnet werden müssen. Ergastoplasmareiche Typ-IV-Zellen kommen nur vereinzelt vor, Becherzellen (Typ-I-Zellen) und Zellen mit osmiophilen Granula

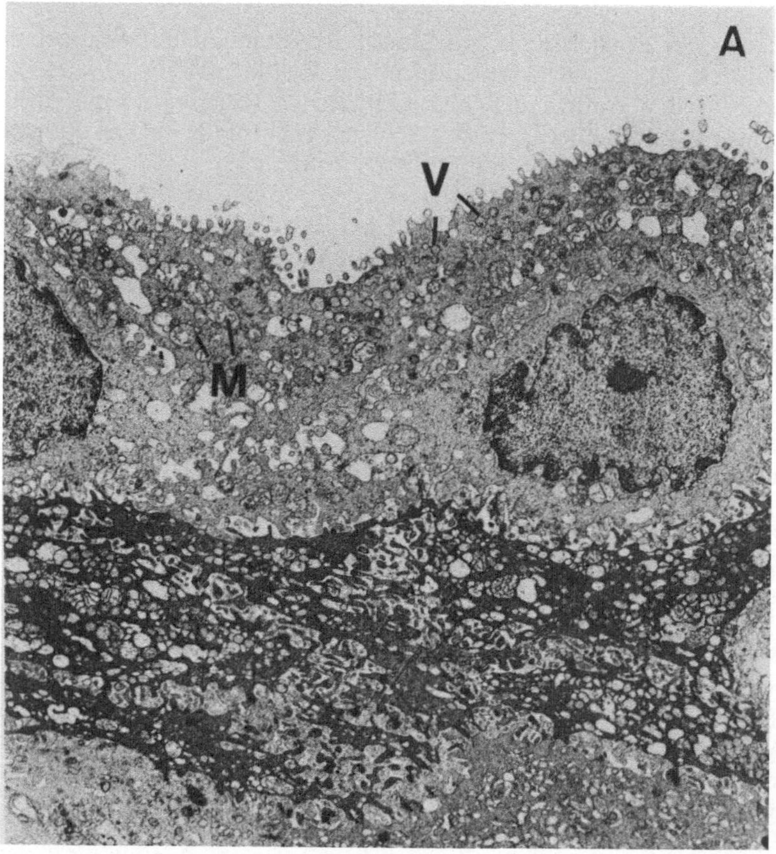

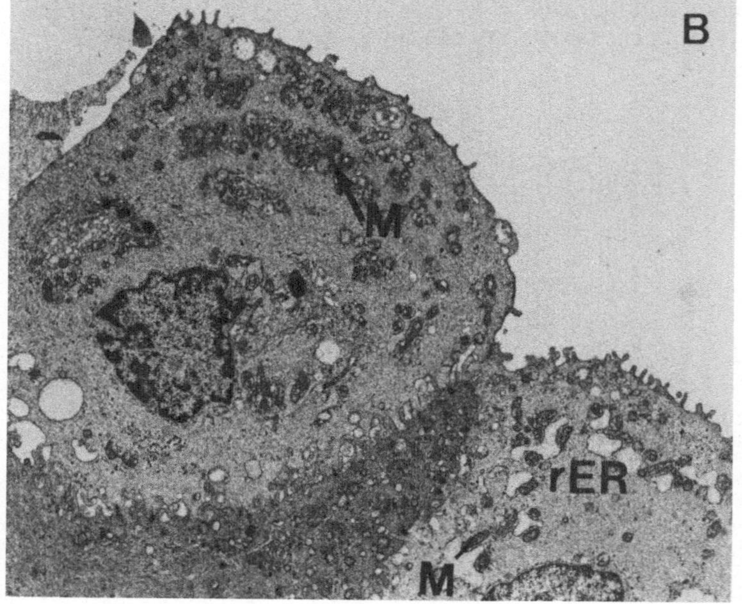

(Typ-II-Zellen) haben wir in unserem Material nicht gefunden (Tab. 1). Wir haben nun weiterhin untersucht, ob diese Verteilung der Zelltypen in den verschiedenen Quadranten des Auges unterschiedlich ist. Ein Vergleich der Epithelverhältnisse im nasalen, temporalen, superioren und inferioren Quadranten der limbischen Conjunctiva zeigte jedoch hinsichtlich der genannten Zelltypen und ihrer Verteilung keine signifikanten Unterschiede.

Tabelle 1. *Anzahl der Zelltypen im Conjunctivaepithel von Cynomolgusaffen in Prozent der gesamten Oberflächenzellen*[5]

		%
Typ I	Becherzelle	0
Typ II	Granula-Zelle	0
Typ III	Golgi-Zelle	22
Typ IV	ER-Zelle	3
Typ V	Mito-Zelle	75

Die limbische Conjunctiva des Kaninchens unterscheidet sich dadurch von der der Primaten, daß auch schon im distalen Abschnitt vereinzelt Becherzellen auftreten. Wie bei den Primaten überwiegen aber auch beim Kaninchen in der limbischen Conjunctiva die mitochondrienreichen Typ-V-Zellen.

Histochemische Untersuchungen

Das auffallend zahlreiche Vorkommen von mitochondrienreichen Zellen in der Conjunctiva bulbi weist auf aktive zelluläre Transportprozesse in dieser Region hin. Wir haben deshalb zusätzlich sowohl bei Primaten als auch bei Albino-Kaninchen die Enzyme ATP-ase und Carboanhydrase mit histochemischen Methoden dargestellt. Diese Enzyme werden bekanntlich in Epithelien gefunden, bei denen

---

Abb. 3 A und B. Elektronenmikroskopische Aufnahme aus der limbischen Conjunctiva eines Cynomolgusaffen (6000×). Sowohl die noch flacheren cornea-nahen Zellen (*A*) als auch die kubischen Zellen weiter proximal (*B*) enthalten zahlreiche Mitochondrien (*M*), vereinzelt Zysternen des rauhen *rER* sowie zahlreiche Vesikel (*V*) im apikalen Bereich der Zelle

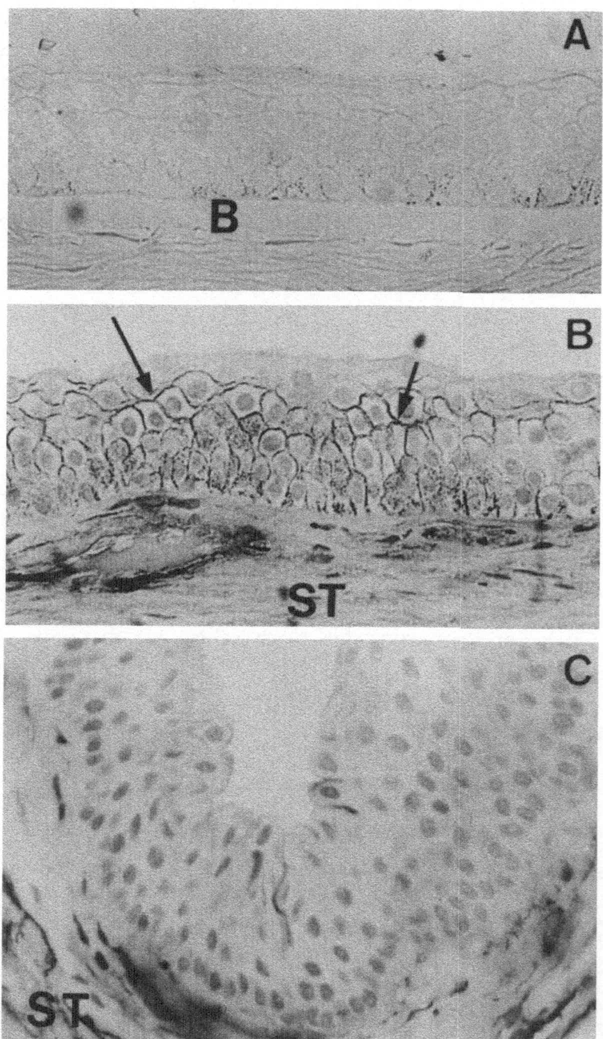

Abb. 4 A—C. Lichtmikroskopische Aufnahme vom Corneaepithel (*A*), limbischer Conjunctiva (*B*) sowie dem Fornixbereich (*C*) eines Albino-Kaninchens nach Darstellung der Na-K-ATP-ase (Methode nach Wachsstein/Meisel) (312×). Das Reaktionsprodukt der ATP-ase ist membrangebunden als dunkler Niederschlag in nahezu allen Zellschichten der limbischen Conjunctiva zu erkennen (Pfeile). Im Corneaepithel (*A*) sowie im Fornixepithel (*C*) ist keine Enzymreaktion dargestellt. *B* Bowmansche Membran, *ST* Stroma der Conjunctiva

aktive energiefordernde Flüssigkeitstransporte vonstatten gehen, wie
z. B. im Ziliarepithel, im Epithel des Plexus chorioideus oder in den
Nierentubuli [7, 8, 9].

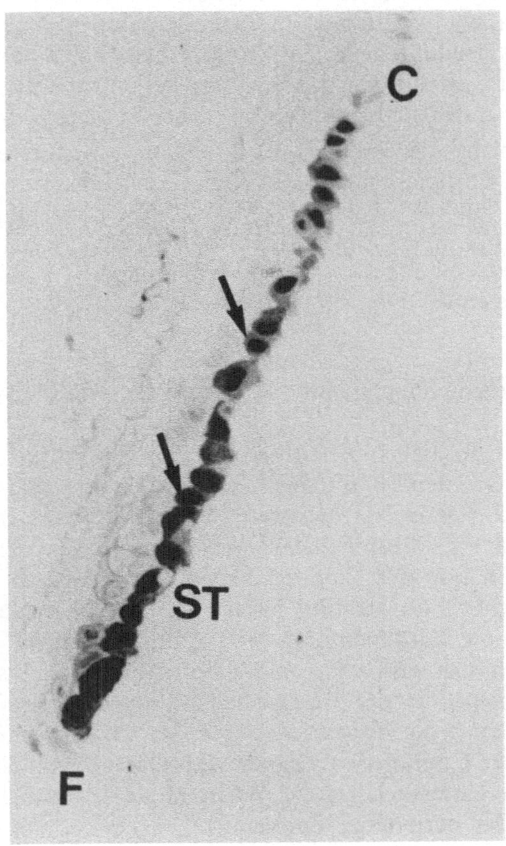

Abb. 5. Lichtmikroskopische Aufnahme der limbischen Conjunctiva eines
Albino-Kaninchens nach Darstellung der Carboanhydrase (Methode nach
Hansson) (312×). Das Enzym ist fast ausschließlich in den basalen
Zellen angefärbt (Pfeile). Am Übergang zu Cornea (C) sowie am Übergang
zur Fornix (F) hört die Anfärbung der Zellen abrupt auf. ST Stroma der
Conjunctiva

Sowohl die Natrium-Kalium-ATP-ase, die nach der Methode von
Wachsstein und Meisel [10] histochemisch lokalisiert wurde, als
auch die Carboanhydrase, die nach der Methode von Hansson [11]
angefärbt wurde, ließ sich histochemisch mit den angewandten Me-

thoden interessanterweise nur in der limbischen Conjunctiva nachweisen. Weder das angrenzende Corneaepithel noch die Conjunctiva
der Fornixregion waren angefärbt. Die Natrium-Kalium-ATP-ase
tritt membrangebunden in allen Zellagen der limbischen Conjunctiva
auf (Abb. 4a, b, c), während die Carboanhydrasefärbung eine unterschiedliche Verteilung zeigt. Im Stratum basale der limbischen Conjunctiva läßt sich die Carboanhydrase bei allen Zellen sowohl als
membrangebundenes als auch als cytoplasmatisches Enzym anfärben.

Da sowohl bei der ATP-ase-Reaktion nach Wachsstein/Meisel als
auch bei der Carboanhydrase-Reaktion nach Hansson die Reaktions-
produkte als dunkle Niederschläge im Gewebe auftreten, werden hier
nur die Befunde beim Albino-Kaninchen abgebildet, da bei den Primaten die Abgrenzung von dem in der limbischen Region besonders
häufig auftretenden Pigment schwierig ist.

Untersuchungen mit Carboanhydrase-Inhibitoren

Wir haben zusätzlich Affenversuche mit einem Carboanhydrasehemmer (Azetazolamid) durchgeführt. Bei Cynomolgusaffen wurde
Azetazolamid (Diamox) 9 Monate und 11 Monate lang zweimal
täglich je 100 mg intramuskulär injiziert. Bei der elektronenmikroskopischen Analyse der Conjunctiva bulbi zeigten sich Veränderungen hauptsächlich im Stratum basale und der angrenzenden Basalmembran. Diese Basalmembran war deutlich verdickt. Im Stratum
basale fanden sich große vakuoläre Einschlüsse, ähnlich denen, die
man nach entsprechender Diamoxbehandlung auch im Ziliarepithel
findet. Aber auch die übrigen Zellagen des mehrschichtigen Epithels
der limbischen Conjunctiva zeigten vesikuläre Einschlüsse (Abb. 5).
Die klinische Untersuchung der Affen zeigte keine sichtbaren Veränderungen der peripheren Cornea.

Diskussion und Zusammenfassung

Alle erhobenen Befunde über die Feinstruktur und die enzymatischen Verhältnisse der Conjunctiva bulbi (limbische Conjunctiva)
weisen darauf hin, daß dieser besonders reich vaskularisierte Abschnitt der Conjunctiva eine Sonderstellung innerhalb der übrigen
Bindehaut besitzt und nicht nur nutritive Funktionen erfüllt, sondern offenbar noch zusätzlich für aktive energiefordernde Transportprozesse zwischen Stroma, Limbusregion und dem angrenzenden
Epithel verantwortlich ist. Ob diese Transportprozesse z. B. einer

zusätzlichen Entwässerung der Falx corneae dienen und die Transportrichtung des Flüssigkeitswechsels damit vom Stroma zur Epitheloberfläche gerichtet wäre oder ob die aktiven Transportprozesse im

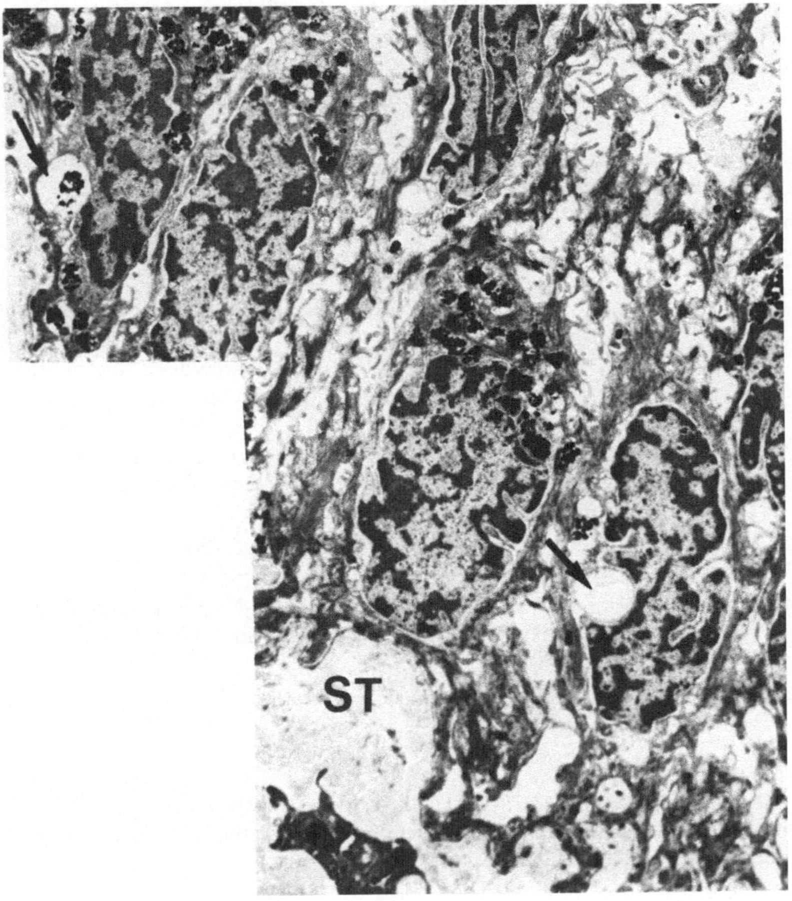

Abb. 6. Elektronenmikroskopische Aufnahme von der limbischen Conjunctiva eines Cynomolgusaffen nach 9monatiger Behandlung mit dem Carboanhydrasehemmer Diamox (4600×). Die basalen Zellen enthalten zahlreiche Vakuolen (Pfeile), *ST* Stroma

Zusammenhang mit Spezialaufgaben der peribulbären Conjunctiva stehen und damit in umgekehrter Richtung verlaufen, wissen wir nicht. Hier erscheinen weitere Untersuchungen angezeigt.

Literatur

1. Suzuki, A.: Fine structure of normal human conjunctiva, electron microscopy in ultrathin sections. Acta Soc. Ophthal. Japan *60*, 441 (1956).

2. Shibuya, Y.: Electron microscopy by ultrathin specimens of normal human conjunctiva. Report I: Conjunctiva of the fornices. Acta Soc. Ophthal. Japan *62*, 1204 (1958).

3. Fujiyama, H.: Electron microscopic studies on conjunctiva, sclera, cornea and lens crystallina. Acta Soc. Ophthal. Japan *65*, 2101 (1961).

4. Wanko, Th., Bolavir, J., Lloyd, Jr., Matthews, J.: The fine structure of human conjunctiva in the perilimbal zone. Invest. Ophthal. *3*, 285 (1964).

5. Rohen, J. W., Steuhl, P., Arnold, W. H.: Zur funktionellen Morphologie der Conjunctiva. In diesem Band, S. 5. 1982.

6. Hogan, M. J., Alvarado, J. A., Weddell, J. E.: Histology of the Human Eye. Saunders. 1971.

7. Lütjen-Drecoll, E., Lönnerholm, G.: Carbonic anhydrase distribution on the rabbit eye by light and electron microscopy. Invest. Ophthal. (im Druck).

8. Lütjen-Drecoll, E., Mohr, M.: Funktionelle Unterschiede an Epithelien mit aktivem Flüssigkeitstransport. Verh. 74. Anat. Ges., S. 147—148 (1980), Suppl. Anatomischer Anzeiger.

9. Lönnerholm, G., Ridderstråle: Distribution of carbonic anhydrase in the frog nephron. Ayta Physiol. Scand. *90*, 765—778 (1974).

10. Lodja, Z., Gossrau, R., Schiebeler, Th.: ATP-ase-Nachweis nach Wachsstein/Meisel, in: Enzyme Histochemistry. Berlin—Heidelberg—New York: Springer. 1980.

11. Hansson, H. P. J.: Histochemical demonstration of carbonic anhydrase acticity. Histochemie *11*, 112—128 (1967).

Anschrift des Verfassers: Prof. Dr. E. Lütjen-Drecoll, Anatomisches Institut, Universität Erlangen-Nürnberg, Krankenhausstraße 9, D-8520 Erlangen, Bundesrepublik Deutschland.

Morphologische Befunde des Hornhautepithels
bei Störung des praecornealen Filmes
und nach Applikation von Augenmedikamenten.
Eine raster- und transmissionselektronenmikroskopische
Untersuchung

H. Brewitt und H. Honegger

Augenklinik, Medizinische Hochschule Hannover,
Bundesrepublik Deutschland

Mit 11 Abbildungen

Einleitung

Die klinische und experimentelle Forschung bringt ständig neue Erkenntnisse über die pathophysiologischen Zusammenhänge, die sich aus Sekretions- und Verteilungsstörungen des praecornealen Filmes ergeben (u. a. [1, 2, 13, 14, 17, 18, 19, 20, 21, 22, 23, 25, 27, 31, 34]). Seine Unversehrtheit nimmt eine Schlüsselstellung für die optische Qualität der Hornhautoberfläche ein.

Die Rasterelektronenmikroskopie eignet sich ganz besonders zur bildhaft plastischen Darstellung von Oberflächen, deren Feinbau mit anderen Methoden nur schwerlich erfaßt werden kann. Da mit Hilfe des Rasterelektronenmikroskops sowohl große Flächen als auch kleinste Details dargestellt werden können, wurde diese Methode in letzter Zeit immer häufiger von Wissenschaftlern zur Betrachtung der Hornhautoberfläche herangezogen; die klinischen Aspekte differierten (u.a. [12, 15, 16, 24, 26, 28, 29, 30, 32, 33, 35]).

Unser Beitrag soll sich darauf beschränken, mikromorphologische Befunde der dem praecornealen Film zugewandten Oberfläche des Hornhautepithels zu demonstrieren, um die Bedeutung des praecornealen Filmes für dessen Integrität zu veranschaulichen.

3*

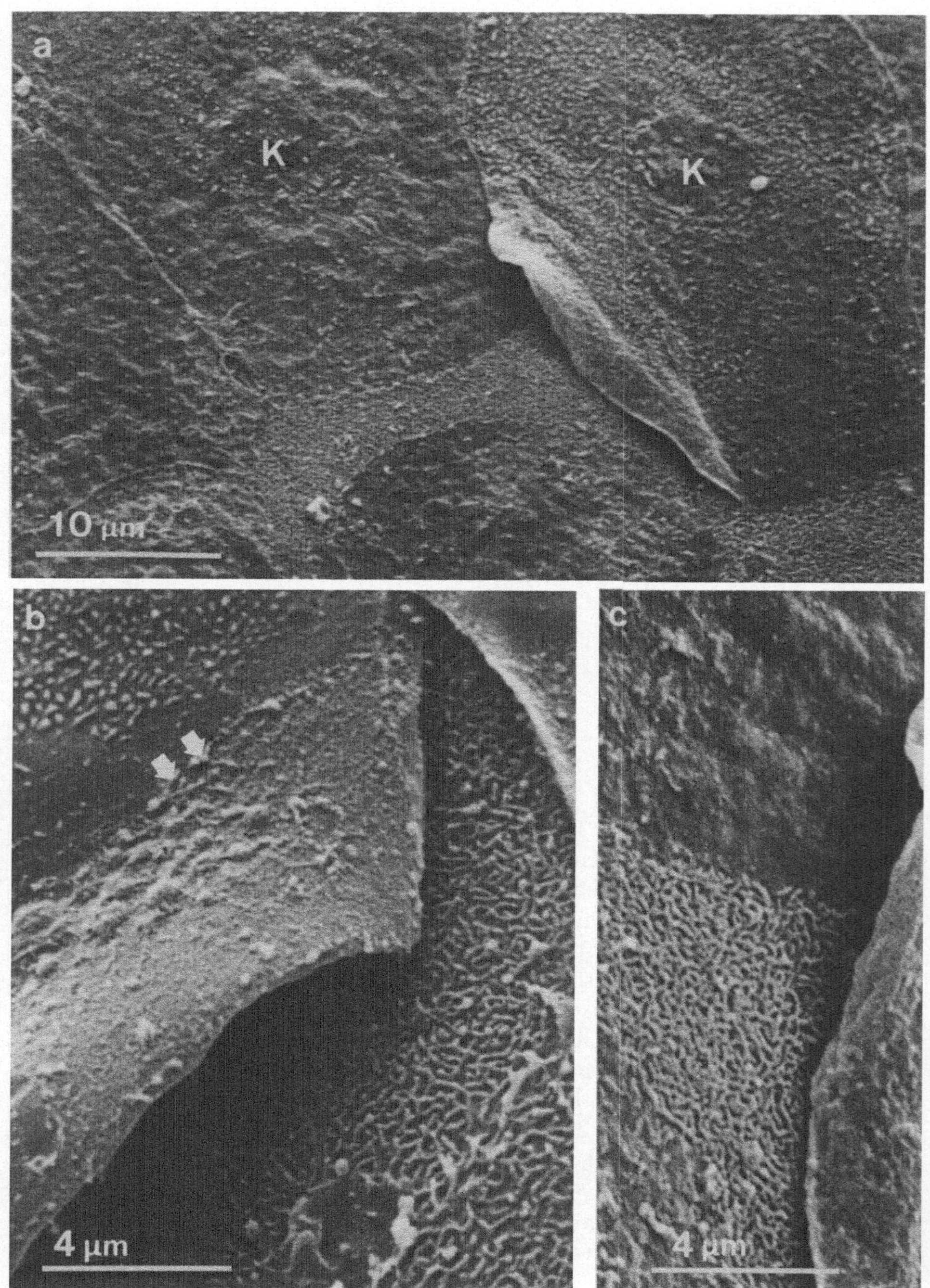

Unsere experimentellen Untersuchungen der letzten Jahre haben gezeigt, daß mikromorphologische Gemeinsamkeiten in bezug auf die Zellreaktion des Hornhautepithels bei unterschiedlicher Noxe bestehen [3—11].

I. Morphologische Befunde des Hornhautepithels bei Luftexposition

Die Mucinbeschichtung des Hornhautepithels ist unter Normalbedingungen für den Aufbau, die Ausbreitung und den Erhalt der Schichten des praecornealen Filmes nötig. Wird diese unterbrochen, so entwickelt sich eine Trockenstelle. Um das mikromorphologische Korrelat einer Trockenstelle im Experiment zu erreichen, wurden Kaninchen Lidsperrer eingesetzt, um die Kongruenz von Lid und Augapfel aufzuheben und den Tränenfluß in seiner Kontinuität zu unterbrechen. Somit erreichten wir einen modellhaften Status, der die Entwicklung von Trockenstellen beim Menschen simuliert.

Phasen der Austrocknung des cornealen Epithels werden im folgenden geschildert:

Nach *15minütiger Luftexposition* zeigen sich im Vergleich zum Normalepithel deutliche Veränderungen an der Oberfläche der äußeren, dem Tränenfilm zugewandten Epithelzellen. Im rasterelektronenmikroskopischen (REM) Bild erscheinen Zellen im Bereich der Trokkenstellen dunkel, da die Anzahl der Mikrovilli und Mikroplicae vermindert ist. Die Zellkerne sind als prominente Areale sichtbar. Zellgrenzen sind als einfache Leisten zu erkennen; ganz vereinzelt beginnt bereits eine Grenze zu klaffen (Abb. 1).

Im Vergleich zum unbeeinflußten Epithel (Abb. 6a) ist eine deutliche Reduzierung der Anzahl bzw. ein Verlust der Mikrofortsätze bei lokaler Austrocknung ebenfalls im transmissionselektronenmikroskopischen (TEM) Bild erkennbar (Abb. 6b).

Nach *30minütiger Luftexposition* findet man im REM-Bild vorwiegend sehr dunkle Zellen mit spärlicher Mikrostruktur. Daneben gibt es Bezirke mit helleren Zellen und erkennbarer Mikrostruktur,

---

Abb. 1. REM-Bild des Hornhautepithels nach 15minütiger Luftexposition. *a* Vorwiegend dunkle Epithelzellen mit deutlich reduzierter Mikrostruktur. Zellkerne als prominente Areale sichtbar (*K*). Vereinzelt Aufbrüche der Interzellularräume (2600×). *b* Abgelöste Oberflächenzelle mit Porenbildung im Bereich der äußeren Plasmamembran (Pfeile). Unter dem abgelösten Zellrand sind Strukturen der darunterliegenden Zelle sichtbar (6500×). *c* Ausschnitt aus Abb. 1a: Neben einer Zelle ohne regelmäßige Mikrostruktur Areale mit annähernd regulärer Mikrostruktur; Rand der sich ablösenden Zelle (6500×)

auf denen dunkle lappenartige Beläge zu erkennen sind. Die Ränder dieser Beläge stehen nach oben; die Oberfläche solcher Beläge erscheint vollkommen glatt (Abb. 2). Es handelt sich dabei um Reste der inneren Plasmamembran der oberflächlichen Epithelzellschicht, die bereits abgelöst ist.

Eine Bestätigung findet dieser morphologische Ablauf im TEM-Bild (Abb. 6 c).

Nach *45minütiger* Luftxeposition findet man im REM-Bild (Abb. 3) eine ausgedehnte Zelldesquamation. Die Mikrostruktur dieser Epithelzellen ist spärlich; Risse in der äußeren Plasmamembran sind erkennbar. Ins Auge fallen weiterhin vereinzelt liegende, runde Zellen, die in der Umgebung noch relativ „gesunder" Zellen liegen. Sie sind mit dem darunterliegenden Epithel durch zentrifugale Plasmafortsätze verbunden. Diese Zellen sind der Desquamierung bisher entgangen.

Im TEM-Bild wird die Zellablösung und strukturelle Veränderung des Cytoplasmas in Form von geringer Elektronendichte ebenfalls sichtbar (Abb. 6 d).

Nach *60minütiger Luftexposition* zeigt sich eine weitergehende Irritation der Epithelzellen (Abb. 4). Die äußere Plasmamembran kann vollständig abgelöst sein; die innere Zellmembran ist durch Porenbildung geschädigt.

Im Ultradünnschnitt (TEM) lassen sich entsprechende Befunde finden (Abb. 6 e).

Zu einer ulcerösen Arrosion des Hornhautepithels kommt es nach *120minütiger Luftexposition* (Abb. 5). Der Gewebsschaden erstreckt sich über mehrere Zellschichten. Die meisten Zellen liegen derart ungeordnet, daß sich nicht genau ermitteln läßt, wie tief der Schaden reicht. Es lassen sich kaum noch Zellen bekannter Struktur finden. Vielmehr treten nun Zellen auf, deren Ränder nicht flach wie bisher, sondern wellenartig verformt erscheinen. Andere Zellen besitzen eher kugelige Gestalt und strecken pseudopodienartige Fortsätze aus. Diese Zellformen erinnern an Zellen, die als migrierende Epithelzellen der Cornea beschrieben worden sind [4, 29]. Vermutlich beginnt jetzt die Reparationsphase.

Abb. 2. REM-Bild des Hornhautepithels nach 30minütiger Luftexposition. *a* und *b* Die oberflächlichen Epithelzellen sind abgelöst; Reste der inneren Plasmamembran haften noch an den darunterliegenden Zellen (Pfeile) (*a* 1300✕, *b* 2600✕). *c* und *d* Detailaufnahmen: Lappenartige Beläge als Reste der inneren Plasmamembran oberflächlicher Zellen. Mikrostruktur der zweiten Zellschicht deutlich sichtbar (beide 6500✕)

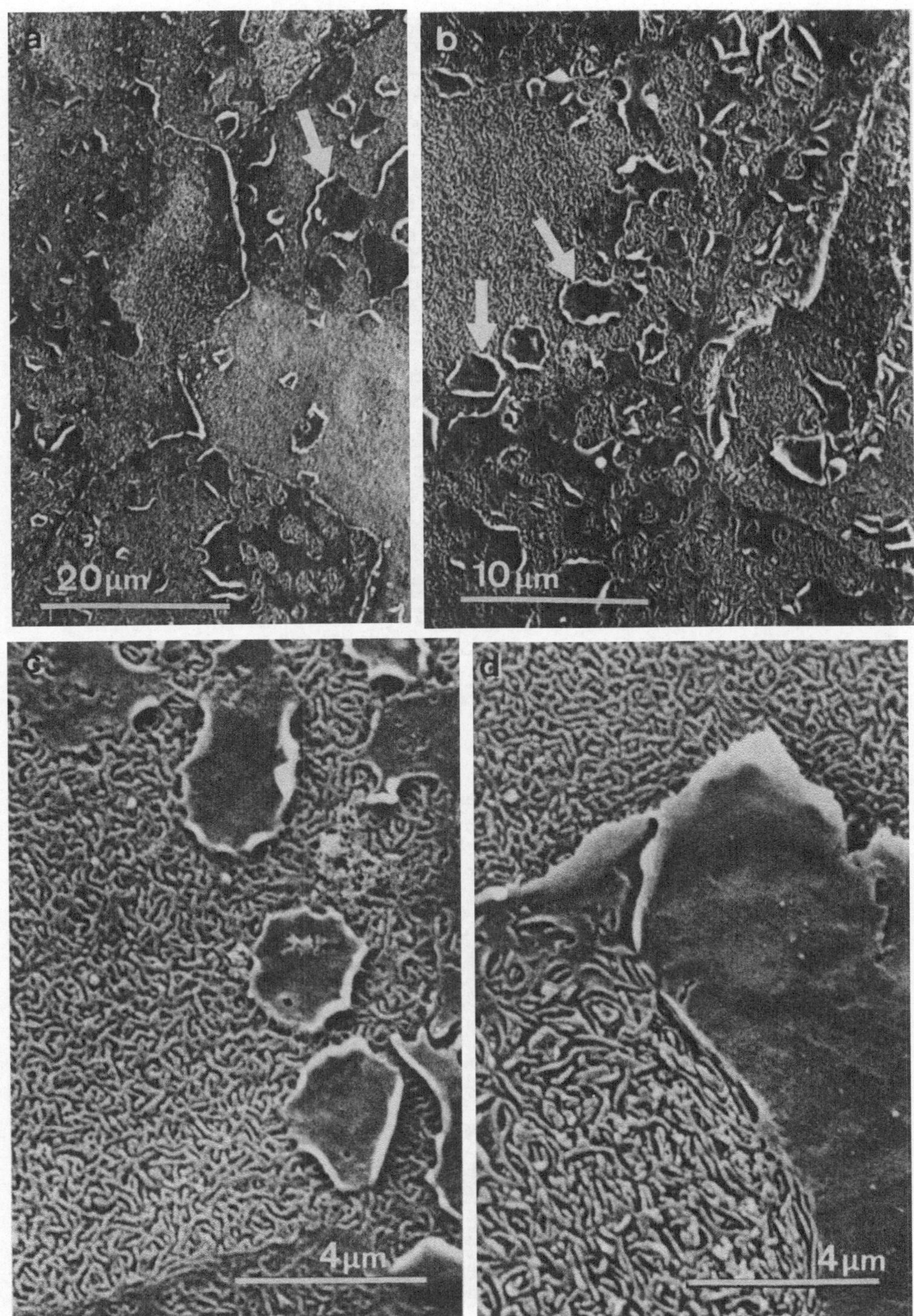

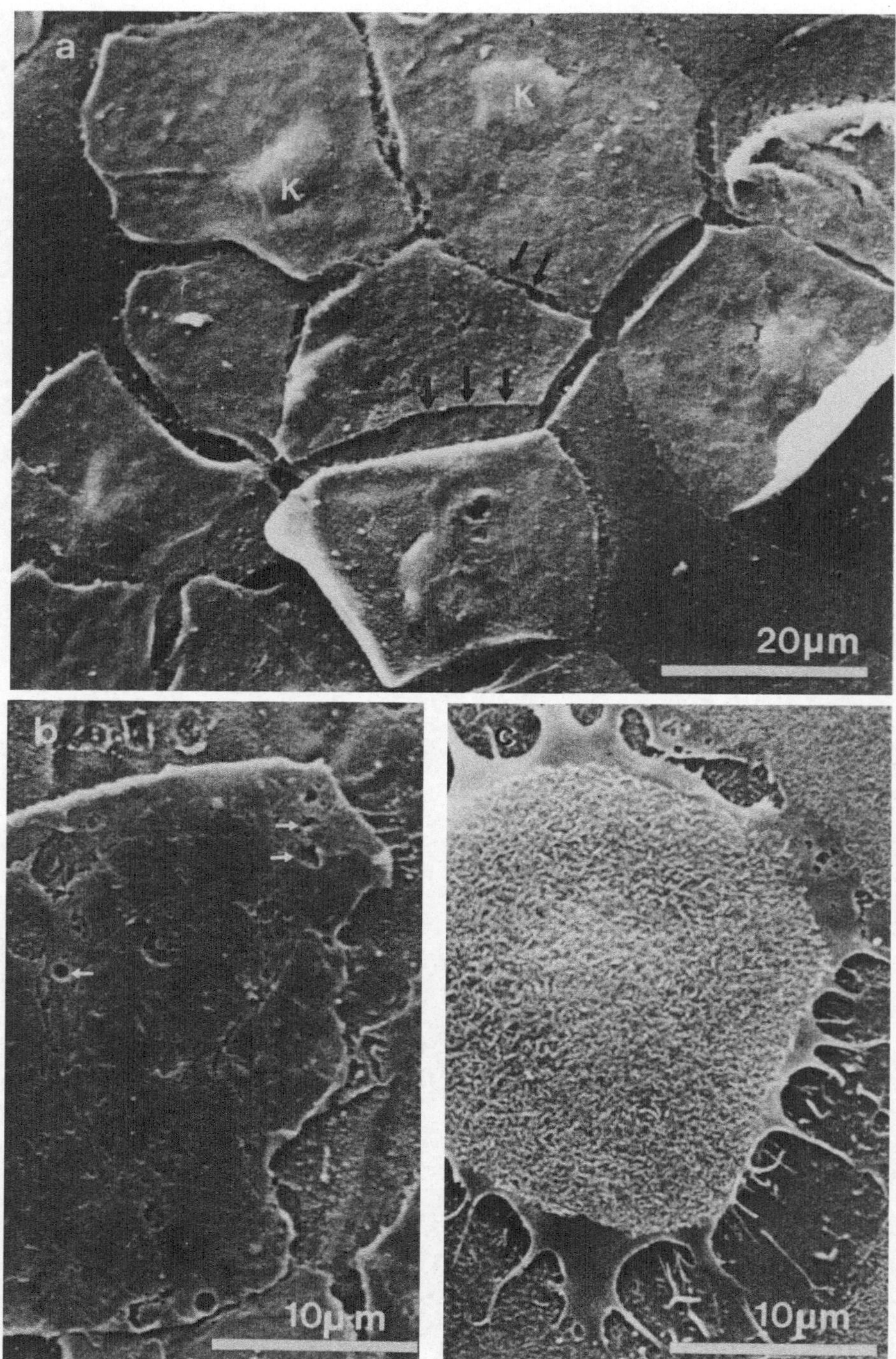

Tabelle 1. *Pathogenese der Hornhautveränderungen*

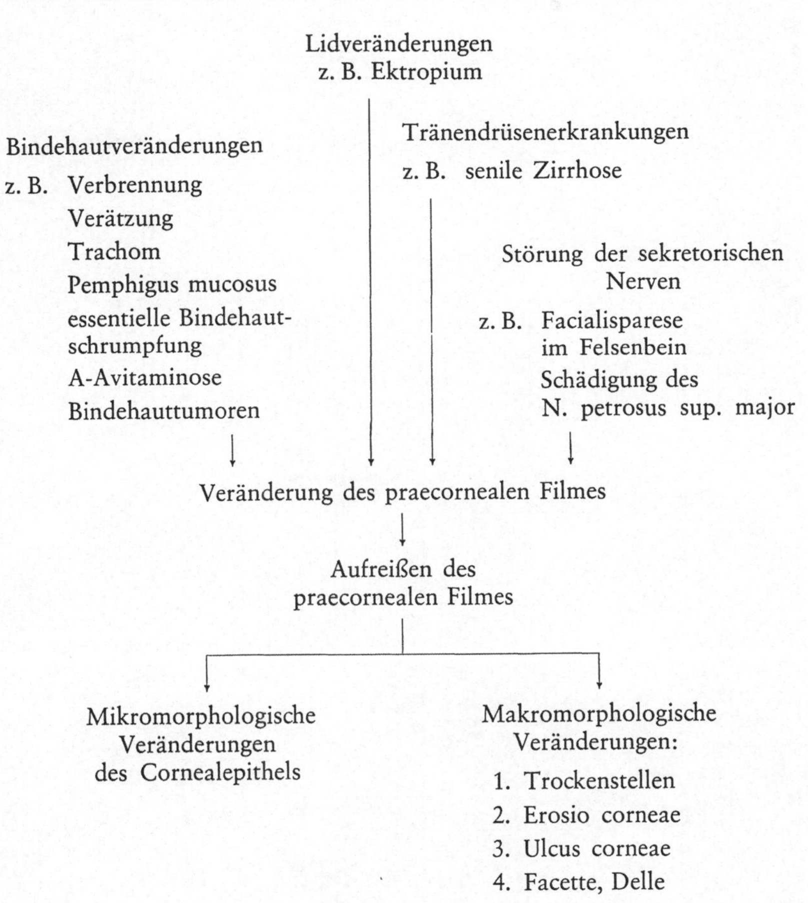

Diese Befunde sollen die Entstehung von klinisch relevanten, pathologischen Erscheinungen, wie Trockenstellen, Erosionen und Ulcera, sowie auch den Beginn der Reparationsphase (Facette, Fuchs-

Abb. 3. REM-Bild des Hornhautepithels nach 45minütiger Luftexposition. *a* Vorwiegend Zelldesquamation; offene Zellgrenzen (Pfeile); Zellen ohne regelmäßige Mikrostruktur mit sichtbarem Zellkern (K) (1300×). *b* Ausschnitt: Aufgerissene Zellgrenze; Zelle ohne sichtbare Mikrostruktur; Risse in der äußeren Plasmamembran (Pfeile) (2600×). *c* Plasmabrücke zwischen sich ablösender und darunterliegender Zelle (2600×)

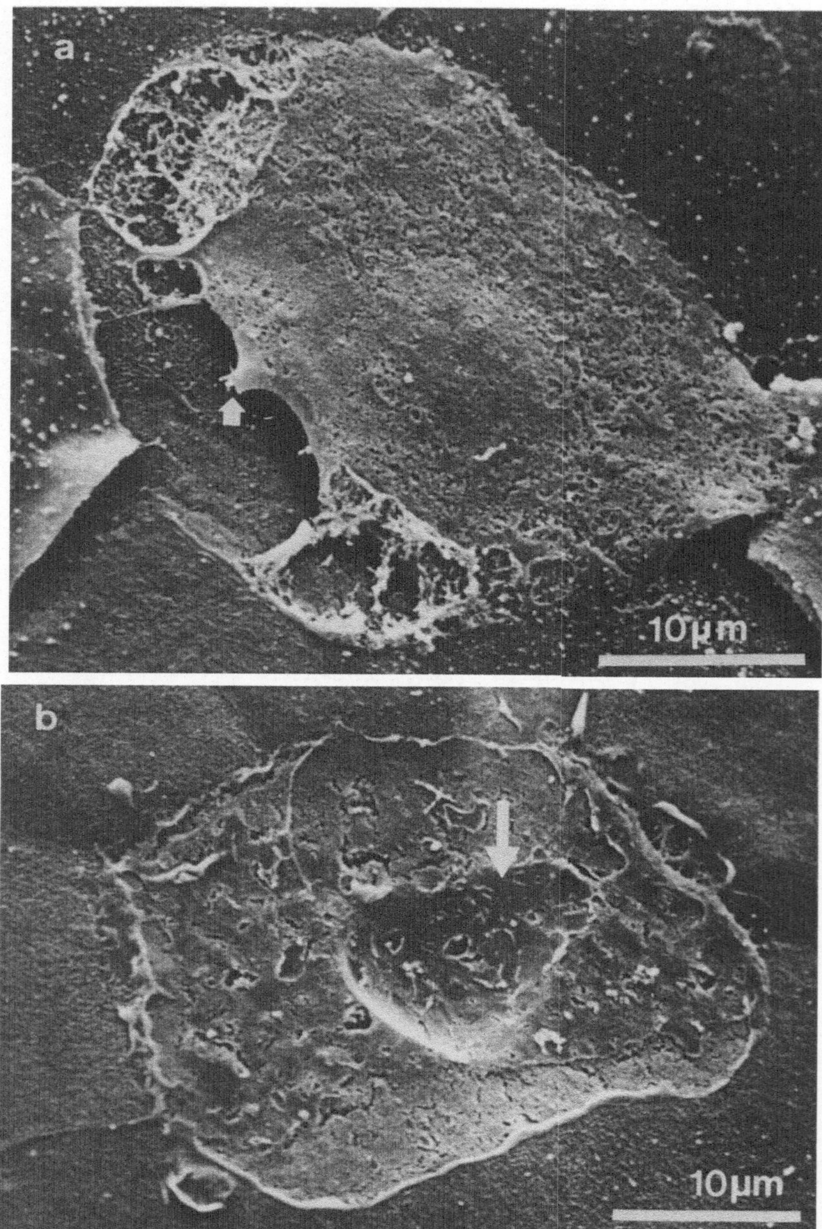

Tabelle 2. *Entstehung der mikromorphologischen Epithelveränderungen an der Hornhaut unter Luftexposition*

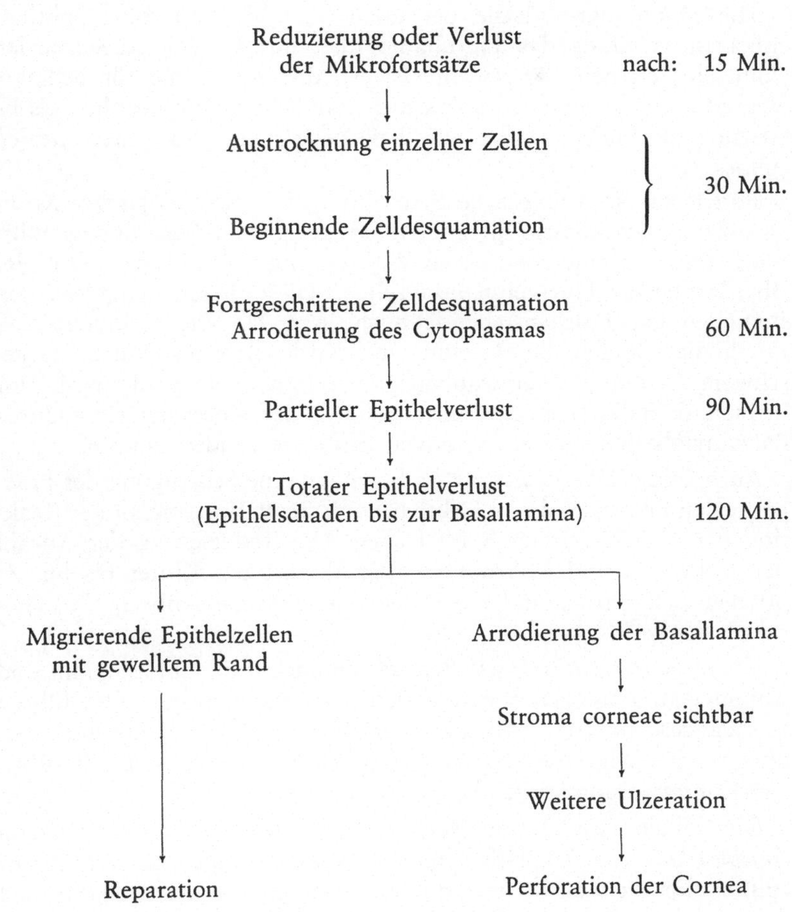

sche Delle) verständlicher machen. Die Übersichten der Tab. 1 und 2 fassen die maßgeblichen Vorgänge und Fakten zusammen.

Abb. 4. REM-Bild des Hornhautepithels nach 60minütiger Luftexposition. *a* Beträchtliche Irritation der Oberflächenzellen; Plasmabrücken z. T. gerissen (Pfeil); Porenbildung in der Plasmamembran ($2600\times$). *b* Die äußere Plasmamembran ist vollständig abgelöst; die innere Zellmembran ist bereits durch Porenbildung geschädigt. Die zentrale Vertiefung (Pfeil) stellt vermutlich das Bett des herausgelösten Zellkernes dar ($2600\times$)

II. Morphologische Befunde des Hornhautepithels nach Applikation von Medikamenten

Die Hauptangriffsfläche bei lokaler Applikation von Ophthalmika ist ebenfalls das Hornhautepithel mit seinem praecornealen Film. Uns erscheint es erwähnenswert, daß medikamentös bedingte Veränderungen dieser Gewebsschicht ähnliche mikromorphologische Erscheinungsbilder zeigen wie bei Zerstörung des praecornealen Filmes.

Bereits die kontinuierliche Befeuchtung mit *physiologischer Kochsalzlösung,* wie sie bei Operationen am geöffneten Auge durchgeführt wird, führt zu einer deutlichen Reduzierung der Mikrostruktur der oberflächlichen Hornhautepithelzellen. Diese Erscheinung ist den Befunden bei Trockenstellen ähnlich (Abb. 7). Wir vermuten, daß durch die ständige Beträufelung mit Kochsalzlösung Mucin ausgeschwemmt und die Corneaoberfläche relativ hydrophob wird. Wir meinen deshalb, daß die Substituierung der Kochsalzlösung durch Polyvinylalkohole diesen negativen Effekt vermeiden könnte.

Auch *Oberflächenanaesthetika* bewirken eine Schädigung des praecornealen Filmes (Abb. 8). Sichtbar wird dieser Vorgang an der Reaktion der oberflächlichen Epithelzellen: Die Reduzierung der Anzahl der Mikrovilli und Mikroplicae, der Verlust der Krater bis hin zu offenen Zellgrenzen und Arrosionen der Plasmamembran sind charakteristische Merkmale.

Konservierungsmittel, wie Benzalkoniumchlorid, Chlorhexidin und Thiomersal, schädigen ebenfalls den praecornealen Film und führen zu den geschilderten Zellreaktionen (Abb. 9 a). Nach unserer Meinung ist Benzalkoniumchlorid wesentlich zytotoxischer als die übrigen Konservierungsstoffe.

Die lokale Applikation von augenärztlich häufig verwendeten *Antibiotika* (Abb. 9 b) läßt vereinzelt Veränderungen des Hornhautepithels im Rasterelektronenmikroskop erkennen, die einer Störung des praecornealen Filmes angelastet werden können. Auch hier werden Epithelzellen angetroffen, deren Mikrostruktur ähnlich der der

---

Abb. 5. REM-Bild des Hornhautepithels nach 120minütiger Luftexposition. *a* Ausbildung eines epithelialen Ulkus (*U*) (230×). *b* Ausschnitt: In diesem Ulkus erstmaliges Auftreten kugeliger Zellen mit Ausbildung pseudopodienartiger Zellfortsätze (Pfeile) (1200×). *c* Ausschnitt aus Abb. 5 b: Kugelförmige Zelle mit Pseudopodien, die wellenförmig geschwungen erscheinen (Pfeil); vermutlich Ausdruck beginnender Reparation (5800×)

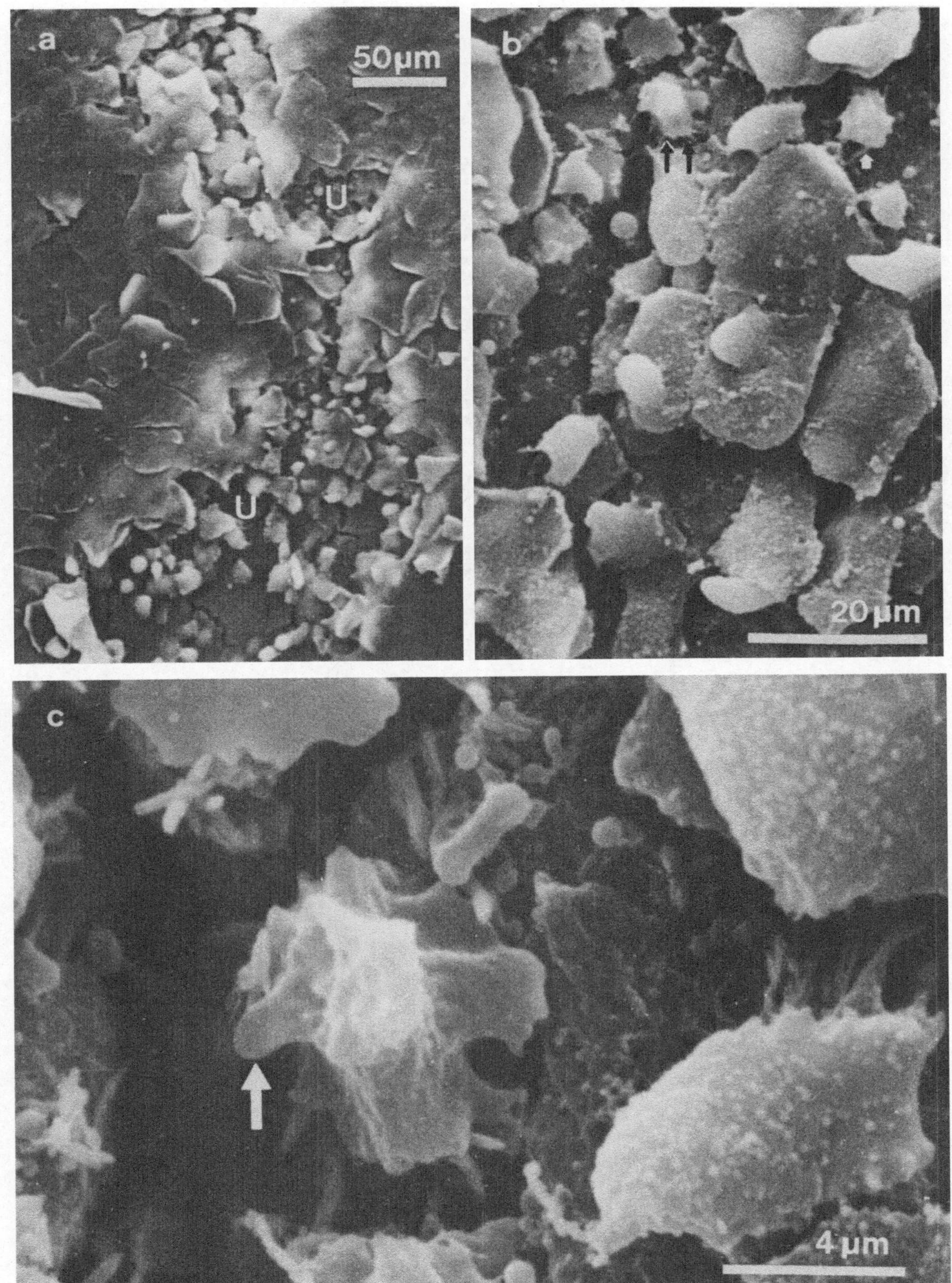

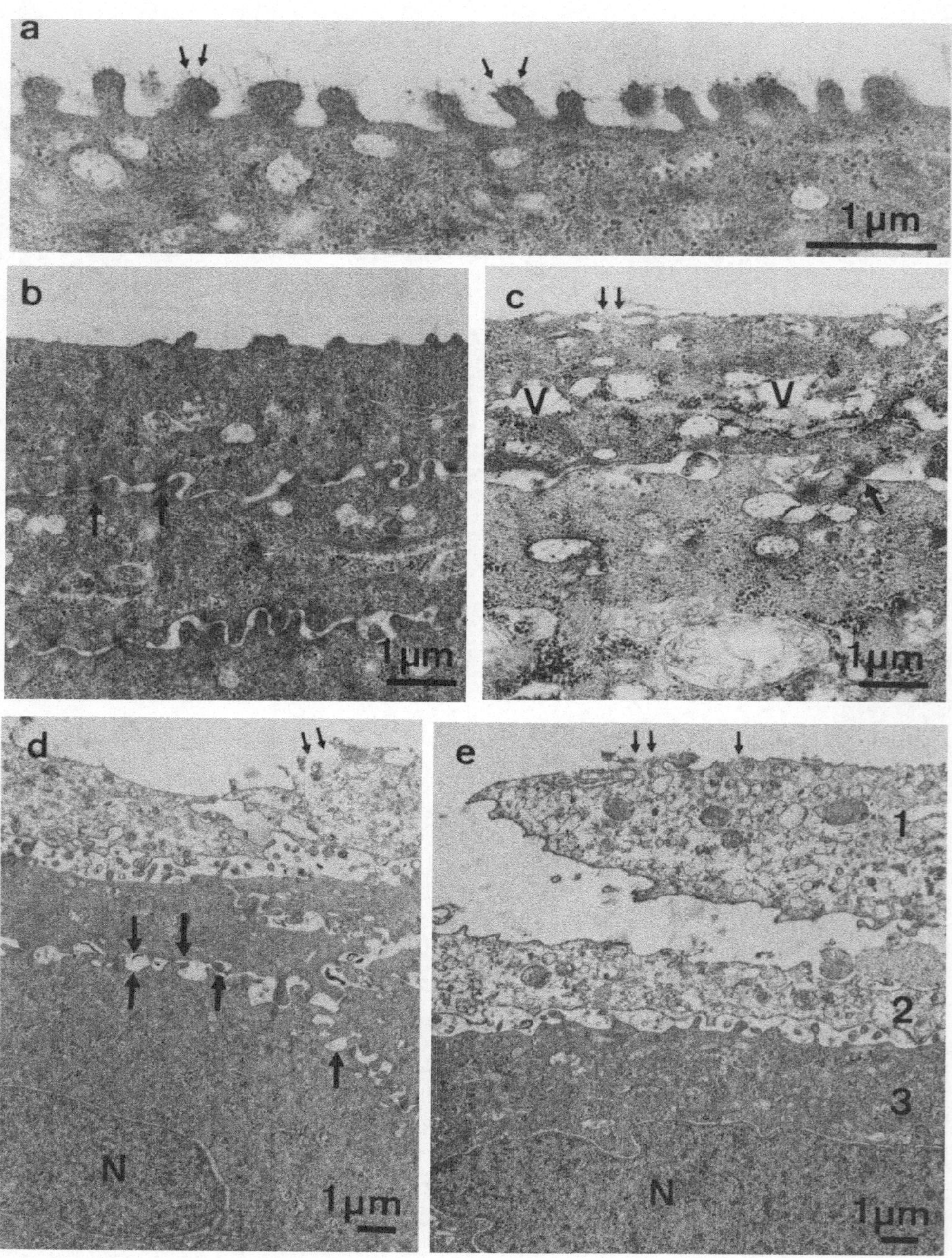

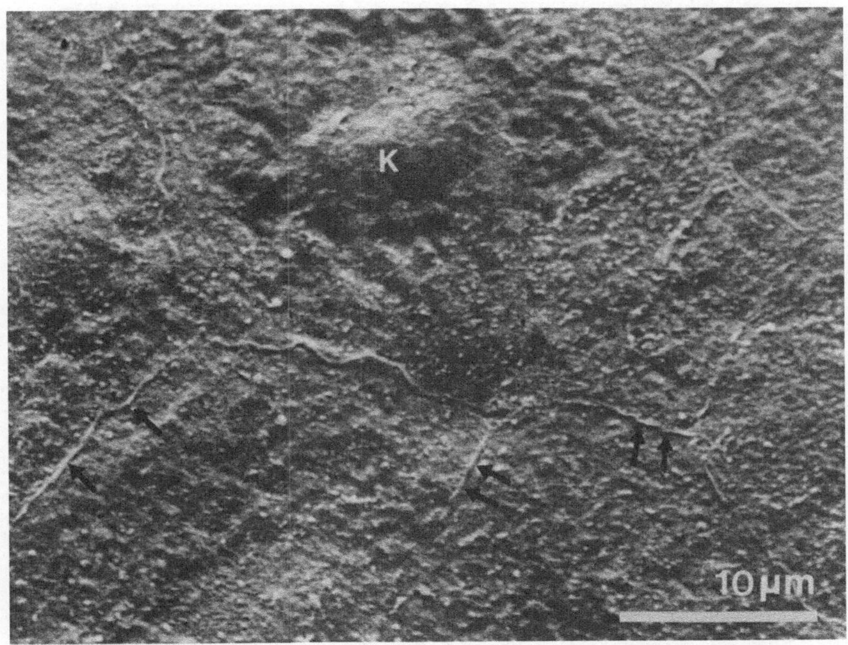

Abb. 7. REM-Bild des Hornhautepithels nach Befeuchtung mit physiologischer Kochsalzlösung. Spärliche Mikrovilli; prominente Zellgrenze (Pfeile); sichtbarer Zellkern (K) (2600×)

Abb. 6. *a* TEM-Bild der normalen Hornhautoberfläche: Mikrovilli mit Antennulae microvillares (Pfeile), den Haftelementen für die Mucinschicht des praecornealen Filmes (36000×). *b* TEM-Bild nach 15minütiger Luftexposition: Reduzierte und verkürzte Mikrovilli; Verlust der Antennulae microvillares; Desmosomen (Pfeile) zwischen erster und zweiter Zellschicht vorhanden (18000×). *c* TEM-Bild nach 30minütiger Luftexposition: Verlust jeglicher Mikrofortsätze; Porenbildung (kleine Pfeile); Vakuolenbildung (*V*) in oberer Zellschicht; erweiterte Interzellularräume; nur noch wenige Desmosomen (großer Pfeil) sichtbar (18000×). *d* TEM-Bild nach 45minütiger Luftexposition: Geringe Elektronendichte der oberflächlichen Epithelzellen, die sich von ihrer Unterlage ablösen. Porenbildung in äußerer Plasmamembran (kleine Pfeile); Erweiterung der Interzellularräume der tiefer liegenden Schichten (große Pfeile); Zellkern (*N*) (9000×). *e* TEM-Bild nach 60minütiger Luftexposition: In Ablösung begriffene Epithelzellen (*1/2*) mit verminderten cytoplasmatischen Strukturen (geringe Elektronendichte); Porenbildung in äußerer Plasmamembran (Pfeile); tiefere Epithelzelle (*3*) mit erhaltener Kernstruktur (*N*) (9000×)

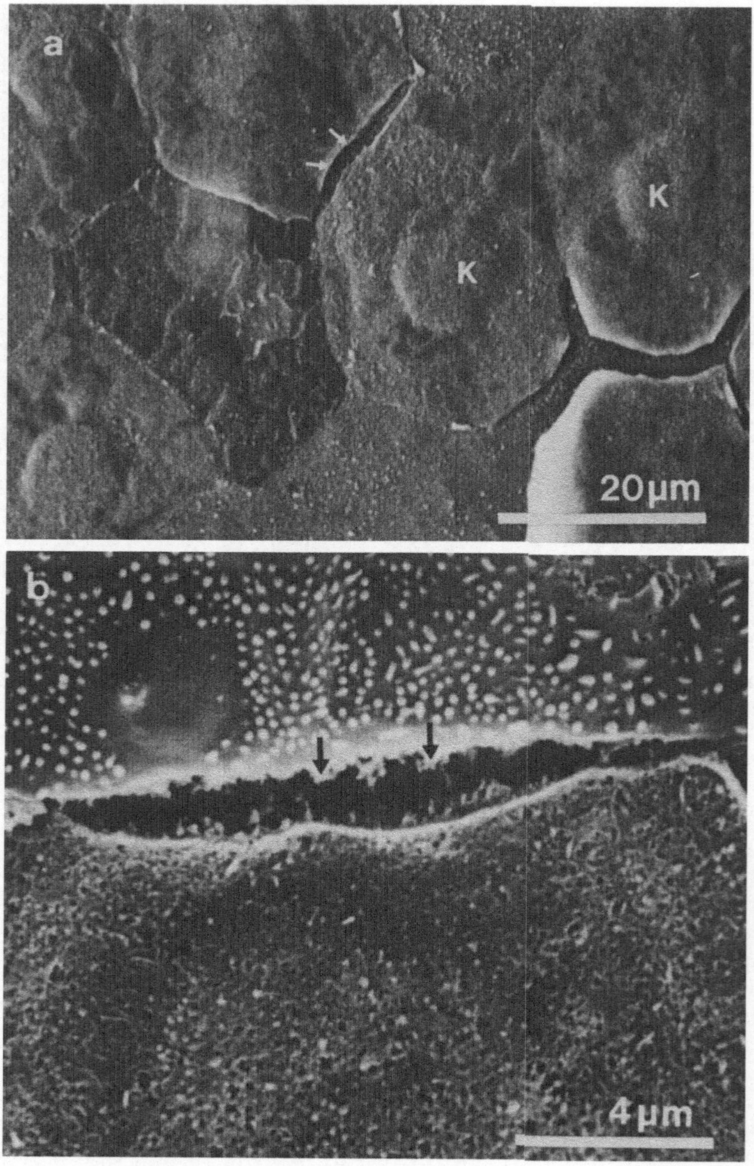

Abb. 8. REM-Bild des Hornhautepithels nach Anwendung von Oberflächenanaesthetika. *a* Dunkle Zellen mit reduzierter Mikrostruktur an ihrer Oberfläche; sichtbarer Zellkern (*K*); offene Zellgrenzen (Pfeile) (1300×). *b* Ausschnitt: Oben Teil einer dunklen Zelle mit kurzen Mikrovilli; unten Teil
einer Zelle mit Poren in äußerer Plasmamembran; offene Interzellularräume
(Pfeile) (6500×)

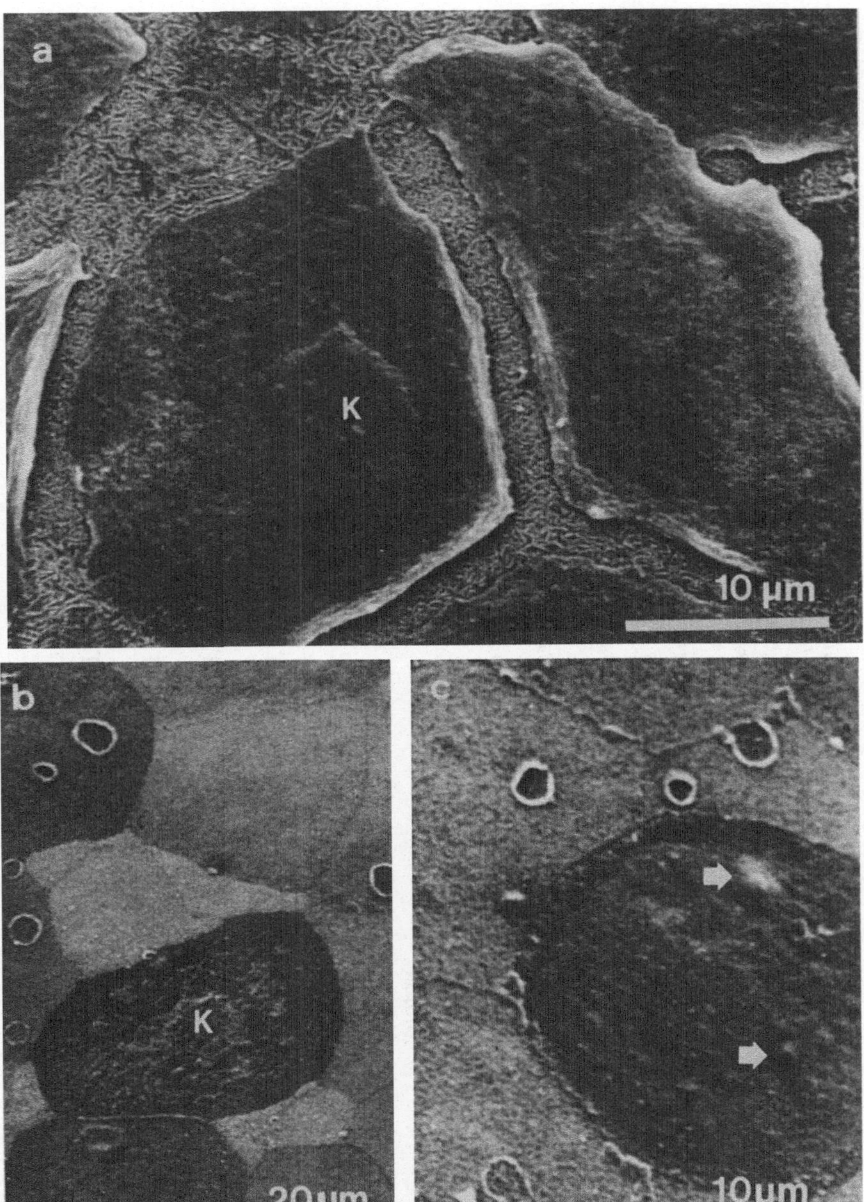

Abb. 9. *a* REM-Bild des Hornhautepithels nach Applikation von Konservierungsmittel (0,2% Benzalkoniumchlorid): Sehr dunkle Zellen mit Verlust regelmäßiger Mikrostruktur an der Zelloberfläche; sichtbarer Zellkern (*K*); offene Zellgrenzen (2600×). *b* REM-Bild des Hornhautepithels nach Applikation von Antibiotika (Chloramphenicol): Vereinzelt sehr dunkle Zellen mit verminderter Mikrostruktur und sichtbarem Zellkern (*K*) (1300×). *c* REM-Bild des Hornhautepithels nach Applikation antiglaukomatöser Augentropfen (2% Pilocarpinhydrochlorid): Dunkle Zelle mit reduzierter Mikrostruktur und Abzeichnung von Zellorganellen (Pfeile); vereinzelt prominente Zellgrenzen (2600×)

H. Brewitt und H. Honegger:

Tabelle 3. *Zusammenfassung der angewandten Augentropfen und deren Effekt auf die Hornhautoberfläche an Hand rasterelektronenmikroskopischer Befunde*

Handelsname®	Wirkstoff		Dosierung pro die	Versuchs- dauer	REM-Effekt
Antibiotika					
Gentamytrex	0,5%	Gentamicin- sulfat	$5 \times 40\,\mu l$	14 Tage	Oberfläche der Epithelzellen in der Regel normal in Größe, Struktur und Verteilung.
Chloroptic	0,6%	Chlor- amphenicol	$5 \times 40\,\mu l$	14 Tage	
Corticoide					Zellverbindungen intakt.
Efflumidex	0,1%	Fluoro- metholon	$4 \times 40\,\mu l$	30 Tage	Vereinzelt Zellen mit reduzierter Mikrostruktur und prominentem Zellkern.
Inflanefran forte	1,05%	Prednisolon- acetat	$4 \times 40\,\mu l$	30 Tage	
Antiglaucomatosa					
Pilomann	2%	Pilocarpin- hydrochlorid	$3 \times 40\,\mu l$	150 Tage	Vorwiegend normale Oberflächen- struktur.
d-Epifrin	0,1%	Epinephrin- dipivalat	$2 \times 40\,\mu l$	150 Tage	Zellverbindungen intakt.
Chibro- Timoptol	0,5%	Timololhydro- genmaleat	$2 \times 40\,\mu l$	150 Tage	Eine geringe Anzahl von Zellen zeigt eine reduzierte Mikrostruktur an ihrer Oberfläche oder Poren in der äußeren Plasmamembran.
Ophtorenin	0,5%	Bupranolol	$2 \times 40\,\mu l$	150 Tage	

Oberflächen-anästhetika	4%	Cocain	3×40 μl	15 min	Totaler Verlust von Mikrofortsätzen; Zelldesquamation, Plasmamembran-schädigung, Zelltod.
Lidocain	4%	Lidocain	3×40 μl	15 min	Verminderung bis Verlust der Mikro-fortsätze, Plasmamembranschädigung, offene Interzellularräume, beginnende Zelldesquamation.
Chibro-Kerakain	0,5%	Proxy-metacain	3×40 μl	15 min	
Novesine	0,4%	Oxybuprocain	3×40 μl	15 min	
Konservierungs-stoffe	0,002%	Thiomersal	1×100 μl	30 min	Vorwiegend normale Zellstruktur, keine Zelldesquamation
	0,025%	Chlorhexi-dindigluconat	1×100 μl	30 min	Vorwiegend normale Zellstruktur, keine Zelldesquamation
	0,02%	Benzal-koniumchlorid	1×100 μl	30 min	Zelldesquamation, Verlust von Mikro-fortsätzen, Poren in der äußeren Plasmamembran.
	0,02%	Thiomersal	1×100 μl	30 min	Vereinzelt Verlust der Mikrostruktur, Porenbildung, offene Zellgrenzen.
	0,25%	Chlorhexi-dindigluconat	1×100 μl	30 min	Reduzierte Mikrostruktur, keine Zelldesquamation.
	0,2%	Benzal-koniumchlorid	1×100 μl	30 min	Massive Desquamation, Zerstörung des Cytoplasmas, Zelltod.

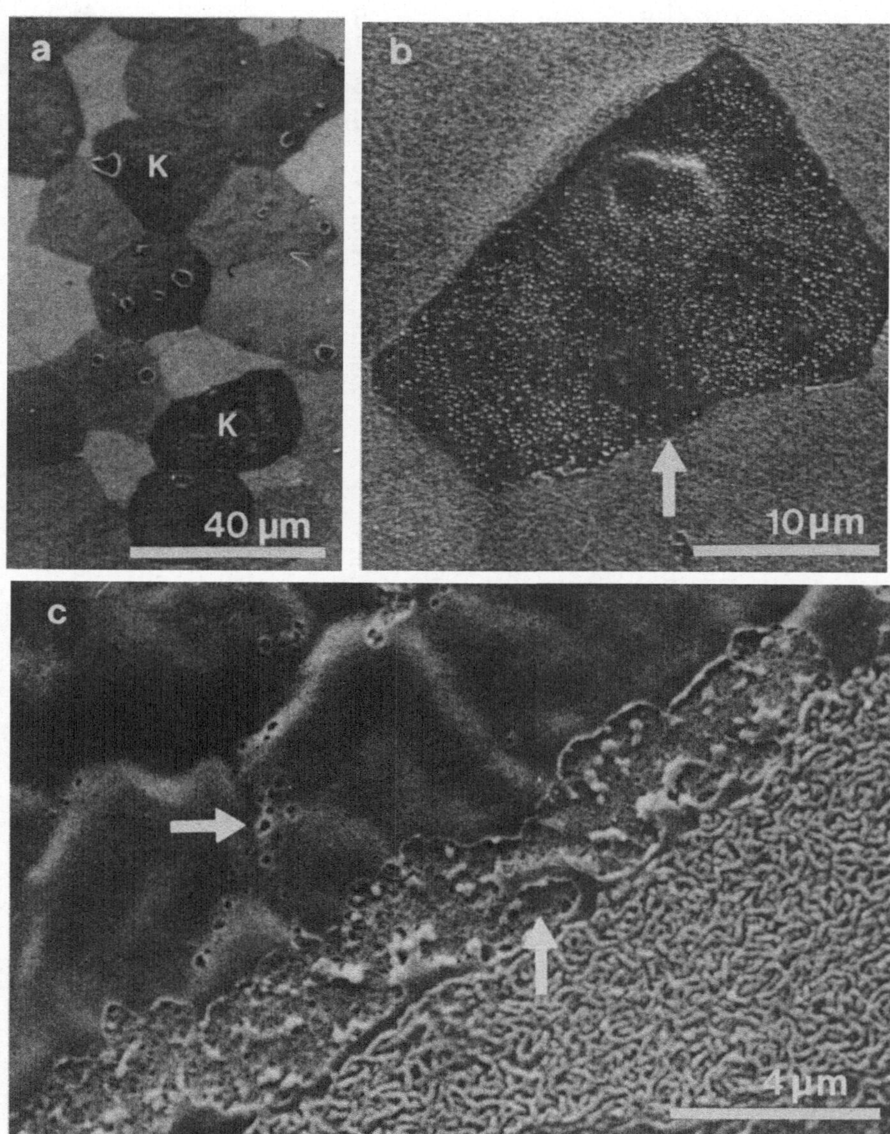

Abb. 10. REM-Bild des Hornhautepithels nach Applikation von cortisonhaltigen Augentropfen. *a* Fluorometholon: Vereinzelt dunkle Zellen mit
reduzierter Mikrostruktur und sichtbarem Zellkern (*K*) (650×). *b* Prednisolonacetat: Selten sehr dunkle Zellen mit spärlichem Mikrovillibesatz
(Pfeil deutet auf Ausschnitt in Abb. 10 c) (2600×). *c* Ausschnitt: Poren in
der äußeren Plasmamembran (Pfeile) (6500×)

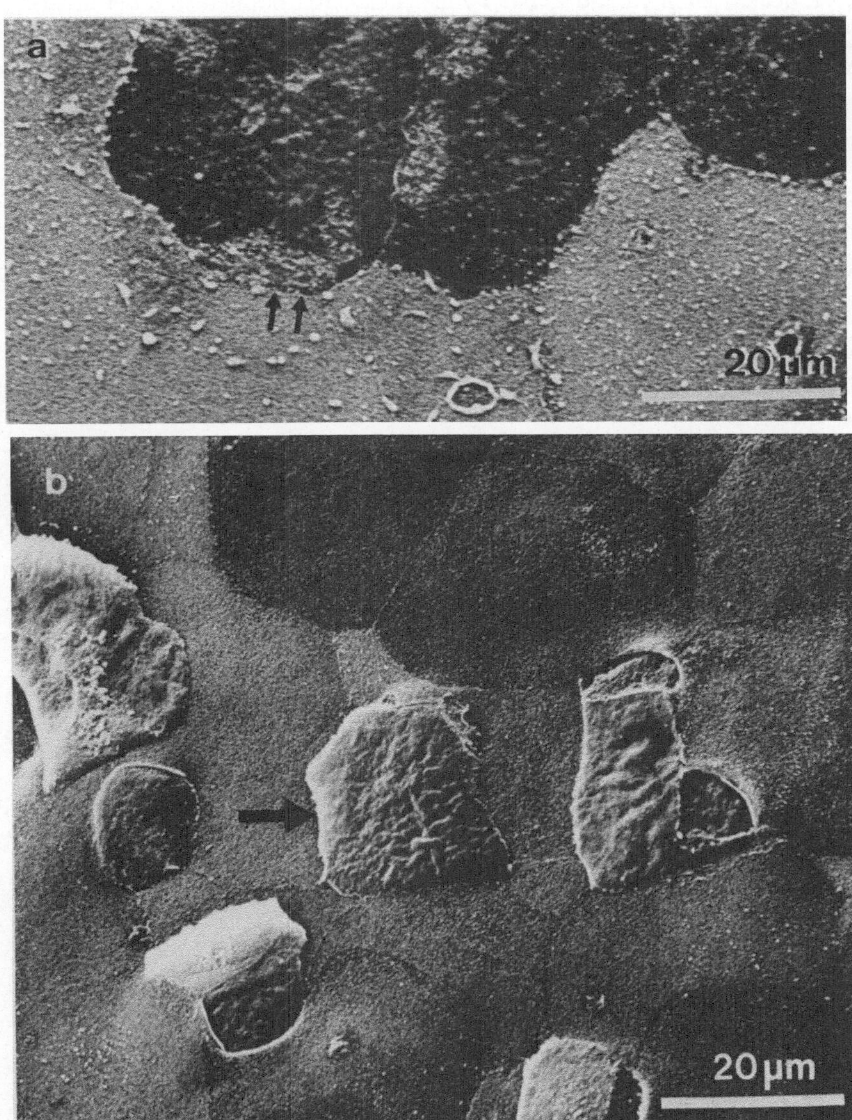

Abb. 11. *a* REM-Bild des Hornhautepithels nach mechanischer Schädigung: Sehr dunkle Zellen mit reduzierter Mikrostruktur; Poren in der äußeren Plasmamembran (Pfeile) in Wundrandnähe (1300×). *b* REM-Bild des Hornhautepithels nach 6stündigem Tragen einer HEMA-Kontaktlinse: Vereinzelt abgelöste Epithelzellen (Pfeil) mit reduzierter Mikrostruktur und geschrumpfter Plasmamembran (1300×)

Trockenstellen verändert ist. Vergleichbare Reaktionen sind bei Instillation von *antiglaukomatösen Präparaten* nachweisbar (Abb. 9c).

Etwas gravierender erscheinen uns die Zellreaktionen nach Applikation von *cortisonhaltigen Medikamenten* (Abb. 10). Die Zelloberflächen verändern sich hier so weit, daß Zellorganellen bei deutlich reduzierter Mikrostruktur sichtbar werden; vgl. Tab. 3.

III. Morphologische Befunde des Hornhautepithels bei mechanischer Schädigung

Zum Abschluß sei erwähnt, daß auch bei *Verletzungen* der Hornhaut mikromorphologische Befunde auftreten können, die auf eine Störung des praecornealen Filmes hinweisen: In der Nähe eines Wundrandes sind Hornhautepithelzellen charakterisiert durch das Fehlen regelmäßiger Mikrostruktur und das Sichtbarwerden des Zellkernes (Abb. 11a). Diese Reaktionen sind unseres Erachtens durch die Inkongruenz von Lidinnen- und Corneaoberfläche erklärbar. Die Mucinbeschichtung als Voraussetzung für ein exaktes Ausbreiten des praecornealen Filmes ist jetzt nicht mehr gewährleistet.

Auch *Kontaktlinsen* führen zu mechanischen Läsionen am Hornhautepithel, die in ihrem Erscheinungsbild den oben geschilderten Befunden ähnlich sind (Abb. 11b).

Schluß

Die unterschiedlichen Noxen setzen uniform wirkende Zellschädigungen, die als Ausdruck einer Störung des praecornealen Filmes anzusehen sind. Wir haben versucht darzustellen, daß die Unversehrtheit des praecornealen Filmes von eminenter Bedeutung für die Erhaltung der Transparenz der Hornhaut ist.

Danksagung

Die Untersuchungen wurden in Zusammenarbeit mit dem Institut für Elektronenmikroskopie der Medizinischen Hochschule Hannover durchgeführt. Wir danken Herrn Prof. Dr. E. Reale für seine Unterstützung.

Literatur

1. Blassmann, K., Tenner, A., Jaeger, W.: Das Verhalten des Tränenfilms über der Hornhaut und über Kontaktlinsen. Ber. Dtsch. Ophthal. Ges. *74*, 842—849 (1975).

2. Brewitt, H., Honegger, H.: Tränenfilm und Hornhautepithel — Klinische und morphologische Aspekte. Der Augenarzt *3*, 210—236 (1978 a).

3. Brewitt, H., Honegger, H.: Der Einfluß von Oberflächenanästhetika auf das Hornhautepithel. Eine rasterelektronenmikroskopische Untersuchung. Klin. Mbl. Augenheilk. *173*, 347—354 (1978 b).

4. Brewitt, H.: Sliding of epithelium in experimental corneal wounds. Acta Ophthal. *57*, 945—958 (1979).

5. Brewitt, H., Honegger, H.: Early morphological changes of the corneal epithelium after burning with hydrochloric acid. Ophthalmologica *178*, 327—336 (1979).

6. Brewitt, H., Bonatz, E.: Experimentelle Untersuchungen über die Austrocknung des Hornhautepithels. Contactologia *1 D*, 26—37 (1979).

7. Brewitt, H., Honegger, H., Konitz, H.: Rasterelektronenmikroskopische Untersuchungen über die Austrocknung des Hornhautepithels und die Wirkung von Tränenersatzflüssigkeiten. Klin. Mbl. Augenheilk. *175*, 521—529 (1979).

8. Brewitt, H., Feuerhake, C.: Der Einfluß von Desinfektionslösungen für HEMA-Kontaktlinsen auf das Hornhautepithel — Eine rasterelektronenmikroskopische Untersuchung. Contactologia *2 D*, 262—272 (1980).

9. Brewitt, H., Bonatz, E., Honegger, H.: Morphological changes of the corneal epithelium after application of topical anaesthetic ointments. Ophthalmologica *180*, 198—206 (1980).

10. Brewitt, H., Kunze, G., Konitz, H.: Zytotoxizität von Konservierungsstoffen in Augenmedikamenten — Eine rasterelektronenmikroskopische Untersuchung an der Kaninchencornea. Beitr. elektronenmikroskop. Direktabb. Oberfl. *14*, 543—548 (1981).

11. Brewitt, H., Dausch, D.: Untersuchungen zur Morphologie des Hornhautepithels nach Langzeitanwendung antiglaucomatöser Augentropfen. Ber. Dtsch. Ophthal. Ges. (1981, im Druck).

12. Conrads, H., Blaschke, R., Krug, U.: TEM- und REM-Untersuchungen am Herpes dendritica der Hornhaut. Beitr. elektronenmikroskop. Direktabb. Oberfl. *14*, 549—552 (1981).

13. Ehlers, N.: The precorneal tear film. Acta Ophthal., Suppl. *81* (1965).

14. Ehrich, W., Ziegler, P.: Der Schirmer-I-Test als Routinemethode der Wahl. Contactologia *3 D*, 3—8 (1981).

15. Hoffmann, F.: The surface of epithelial cells of the cornea under the scanning electron microscope. Ophthal. Res. *3*, 207—214 (1972).

16. Hoffmann, F., Schweichel, J.-U.: The microvilli structure of the corneal epithelium of the rabbit in relation to cell function. A transmission and scanning electron microscopic study. Ophthal. Res. *4*, 175—184 (1972).

17. Holly, F. J., Lemp, M. A.: Wettability and wetting of the corneal epithelium. Exp. Eye Res. *11*, 239—250 (1971).

18. Holly, F. J., Lemp, M. A.: Tear physiology and dry eyes. Surv. Ophthal. *22*, 69—87 (1977).

19. Jaeger, W., Blassmann, K.: Der präkorneale Film. Sein Aufbau und
seine Bedeutung für die Versorgung mit Kontaktlinsen. In: Moderne
Probleme der Erkrankungen der Lider und des Tränenapparates
(Meyer-Schwickerath, G., Ullerich, K., Hrsg.), S. 204—219. (Bücherei
des Augenarztes, Heft 75.) Stuttgart: Enke. 1978.

20. Jaeger, W.: Der präkorneale Film und seine Bedeutung für die Therapie des „trockenen Auges". In: Neue Erkenntnisse über Erkrankungen
der Tränenwege (Hanselmayer, H., Hrsg.), S. 40—53. (Bücherei des
Augenarztes, Heft 84.) Stuttgart: Enke. 1981.

21. Kilp, H.: Tränensekretionsstörung. Z. prakt. Augenheilkd. *2*, 175—108
(1981).

22. Kreiner, C. F.: Physiologie des Tränenfilms. Z. prakt. Augenheilkd. *2*,
161—173 (1981).

23. Lemp, M. A., Holly, F. J., Iwata, S., Dohlman, C. H.: The preocular
tear film. Factors in spreading and maintaining a continuous tear film
over the corneal surface. Arch. Ophthal. *83*, 89—94 (1970).

24. Leuenberger, P. M.: Die Stereo-Ultrastruktur der Cornealoberfläche bei
der Ratte. Albrecht v. Graefes Arch. klin. exp. Ophthal. *180*, 182—192
(1970).

25. Marquardt, R., Wenz, F. H.: Untersuchungen zur Tränenfilmstabilität.
Klin. Mbl. Augenheilkd. *176*, 879—884 (1980).

26. Maudgal, P. C., Cornelis, H., Missotten, L.: Effects of commercial ophthalmic drugs on rabbit corneal epithelium. A scanning electron-micro-
scopic study. Albrecht v. Graefes Arch. klin. exp. Ophthal. *216*, 191—
203 (1981).

27. Mishima, S.: Some physiological aspects of the precorneal tear film.
Arch. Ophthal. *73*, 233—241 (1965).

28. Pfister, R. R.: The normal surface of corneal epithelium — A scanning
electron microscopic study. Invest. Ophthal. *12*, 654—668 (1973).

29. Pfister, R. R.: The healing of corneal epithelial abrasions in the rabbit:
a scanning electron microscope study. Invest. Ophthal. *14*, 648—661
(1975).

30. Pfister, R. R., Burstein, N.: The effects of ophthalmic drugs, vehicles,
and preservatives on corneal epithelium: a scanning electron microscope study. Invest. Ophthal. *15*, 246—259 (1976).

31. Scherz, W.: Diagnose und Therapie des trockenen Auges. In: Moderne
Probleme der Erkrankungen der Lider und des Tränenapparates
(Meyer-Schwickerath, G., Ullerich, K., Hrsg.), S. 220—242. (Bücherei
des Augenarztes, Heft 75.) Stuttgart: Enke. 1978.

32. Tønjum, A. M.: Effects of benzalkonium chloride upon the corneal
epithelium studied by scanning electron microscopy. Acta Ophthal. *53*,
358—366 (1975).

33. Waggoner, P. R.: Scanning electron microscopy of the developing chick anterior corneal epithelium. J. Embryol. exp. Morph. *44*, 217—225 (1978).

34. Turß, R.: Trophische Hornhauterkrankungen, ihre Pathogenese und die Hornhauternährung. Klin. Mbl. Augenheilk. *175*, 453—466 (1979).

35. Zirm, M., Klima, J.: Gefahren bei der Anwendung von Lokalanästhetika für die Hornhaut. Rasterelektronenmikroskopische Befunde. Öst. Ärzteztg. *34*, 1438—1442 (1979).

Anschrift des Verfassers: Priv.-Doz. Dr. H. Brewitt, Augenklinik, Medizinische Hochschule Hannover, Karl-Wiechert-Allee 9, D-3000 Hannover 61, Bundesrepublik Deutschland.

Untersuchungen zur Tränenfilmstabilität

R. Marquardt

Abteilung für Augenheilkunde, Universität Ulm,
Bundesrepublik Deutschland

Mit 6 Abbildungen

Einleitung

Ein normaler Tränenfilm ist für den Schutz eines Auges ebenso
wichtig wie für dessen optische Funktion. Zahlreiche chronische
Bindehautentzündungen, Stellungsanomalien, Lähmungen und Narbenbildungen der Lider, Verbrennungen und Verätzungen von Lidern
und Bindehaut, Pterygien, Pingueculae und Tumoren der Bindehaut,
primäre und sekundäre Schrumpfungen der Bindehaut, das Tragen
von Kontaktlinsen, Stoffwechselerkrankungen, rheumatische Erkrankungen, letztlich unsere zunehmende Umweltverschmutzung schädigen in zunehmendem Maße die Stabilität des Tränenfilmes. Um die
Auswirkungen dieser multifaktoriellen Störfaktoren auf den Tränenfilm besser verstehen zu können, haben wir folgende Untersuchungen angestellt:

1. Bei Augengesunden wurden durch Bindehautbiopsien an definier-
   ter Stelle die Becherzelldichten mit Durchschnittswerten in den
   einzelnen Altersstufen errechnet.
2. Durch Messen der Tränenbasissekretion wurde am gleichen
   Patientengut ermittelt, welchen klinischen Aussagewert der Basissekretionstest besitzt, welche Durchschnittswerte für die einzelnen
   Altersgruppen gelten und ob eine Aussage darüber zu treffen ist,
   daß Werte unter 10 mm Papierstreifendurchfeuchtung als pathologisch zu werten sind.
3. Durch Messungen der Tränenfilmaufreißzeit wurden am gleichen
   Patientengut Durchschnittswerte ermittelt, um Aussagen über die
   Reproduzierbarkeit dieses Tests zu machen und um festzustellen,
   ob Werte unter 10 Sekunden pathologisch sind bzw. ein „Mucinmangelauge" signalisieren.

4. Durch Vergleiche der gefundenen Meßergebnisse miteinander wurde nach Verbindungen zwischen Becherzellendichte, Tränenbasissekretion und Tränenfilmstabilität gesucht.

Patientengut

121 gesunden Patienten, die sich einer Augenoperation unterziehen mußten und keinerlei entzündliche oder degenerative Veränderungen an Lidern, Bindehaut und Hornhaut zeigten, wurde eine Bindehautbiopsie von ca. 5 mm Länge und 3 mm Breite aus der unteren Übergangsfalte, 10—12 mm vom Limbus entfernt, am Übergang des nasalen zum mittleren Drittel (315-Grad-Meridian), entnommen (Abb. 1).

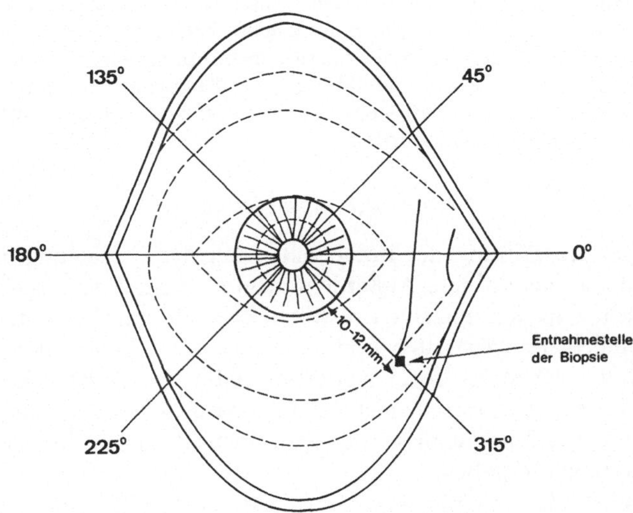

Abb. 1. Schematische Darstellung der Entnahmestelle der Bindehautbiopsie

Diese Entnahmestelle wurde gewählt, weil dort einmal die Becherzelldichte am höchsten ist und zum anderen diese Schleimhautstelle mechanisch wenig irritiert wird.

Die Altersverteilung war wie folgt:

0—15 Jahre	20 Patienten	(= 16,5 %)
16—30 Jahre	10 Patienten	(= 8,3 %)
31—45 Jahre	12 Patienten	(= 9,9 %)
46—60 Jahre	14 Patienten	(= 11,6 %)
61—75 Jahre	39 Patienten	(= 32,2 %)
76—90 Jahre	26 Patienten	(= 21,5 %)

1. Becherzelldichte der menschlichen Bindehaut

Technik

Nach Formalinfixierung und Einbettung wurden 5 μ dicke Serienschnitte angefertigt und mit Hämatoxylin-Eosin oder PAS gefärbt. Färbungen mit Alcian-blue und Mucikarmin zeigten keine wesentliche Mehrinformation, so daß auf sie verzichtet wurde.

Die Präparate wurden bei 200facher Vergrößerung unter dem Mikroskop unter Zwischenschaltung eines geeichten Ocularmikrometers 10 : 100 gesichtet. Dabei entspricht eine Strecke von 10 Teilstrichen des Ocularmikrometers einer Länge von $^{47}/_{100}$ mm. Die Becherzellen wurden 10mal möglichst fortlaufend auf einer Strecke von 10 Skalenteilen ausgezählt. Aus den gefundenen Werten wurde rechnerisch die Becherzelle pro Millimeter Schleimhautoberfläche ermittelt, wobei auf ganze Zahlen auf- bzw. abgerundet wurde. Geringe systemimmanente Fehler mußten, insbesondere durch die Neigung der Becherzellen, sich in Gruppen anzuordnen, in Kauf genommen werden. Eine Auszählung aus Flachschnitten kam nicht in Frage, weil unsere Biopsien Lebenden entnommen werden mußten und daher nicht zu groß sein durften.

Untersuchungsergebnisse

Bei der Auszählung der Becherzellen fiel deren Neigung auf, sich in Gruppen anzuordnen. Außerdem zeigte sich, daß sich die Becherzellen schon in den einzelnen histologischen Präparaten unterschiedlich verteilen. Es wechselten Epithelbezirke mit relativ vielen Becherzellen mit solchen, in denen verhältnismäßig wenig Becherzellen zu finden waren. Am auffallendsten war, daß sich bei der Zusammenstellung der Zählergebnisse der einzelnen Bindehautbiopsien drei Gruppierungen ergaben:

eine kleine Gruppe mit relativ wenigen Becherzellen pro Millimeter Epitheloberfläche, eine große Gruppe mit einer mittleren Becherzellzahl und ein dritte, kleine Gruppe mit relativ vielen Becherzellen (Abb. 2).

Zur Bestimmung der *Altersverteilung der Becherzelldichte* wurden sechs Gruppen gebildet, die jeweils 15 Lebensjahre umfaßten. Für jede Gruppe wurden die Mittelwerte der Becherzellzahlen, die entsprechenden Standardabweichungen mit n — 1 und deren Streubreiten bzw. die Standardfehler der Mittelwerte rechnerisch ermittelt (Tab. 1).

Die höchsten Mittelwerte finden sich im Kindes- und frühen Erwachsenenalter, geringe, aber nahezu identische Mittelwerte ergeben sich für die Altersgruppen von 31—45 und 76—90 Jahren, wobei die Streubreite in allen Altersstufen recht groß ist. Dies würde

den bisher bekannten Angaben in der Literatur entsprechen, wonach
die höchsten Mittelwerte im Kindes- und frühen Erwachsenenalter
liegen, diese dann mit zunehmendem Lebensalter langsam abnehmen.

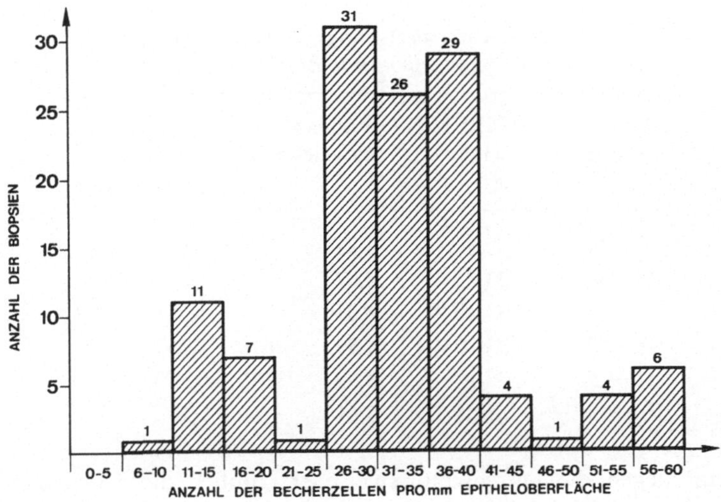

Abb. 2. Verteilung der Becherzellzahlen pro Millimeter Epitheloberfläche
im Verhältnis zur Anzahl der durchgeführten Bindehautbiopsien

Tabelle 1. *Altersverteilung der Becherzelldichte*

Alters-gruppe	Mittel-wert x	Standard-abweichung S	Standard-fehler des Mittelwertes
0—15	34,85	8,42	1,88
16—30	34,10	10,20	3,23
31—45	30,83	7,21	2,08
46—60	33,50	12,70	3,39
61—75	31,43	10,59	1,60
76—90	30,80	13,41	2,63

Die hohen Streubreiten signalisieren aber, daß es sich bei dieser
Zusammenfassung nicht um ein homogenes, sondern um ein hetero-
genes Kollektiv handeln muß. Aus diesem Grund haben wir die sogenannte Hauptgruppe nach dem Diagramm der Abb. 2 mit 20—45

Becherzellen pro Millimeter Epitheloberfläche gesondert nach obigen Lebensaltersgruppen aufgeschlüsselt und deren Becherzelldichte nach denselben Berechnungsmodalitäten errechnet. Die ermittelten Ergebnisse sind der Tab. 2 zu entnehmen.

Tabelle 2. *Altersverteilung der Hauptgruppe:*
20—45 Becherzellen/mm Epitheloberfläche

Alters-gruppe	Mittel-wert x	Standard-abweichung S	Standard-fehler des Mittelwertes
0—15	33,88	3,92	0,88
16—30	33,83	4,07	1,28
31—45	33,40	4,01	1,16
46—60	33,20	4,59	1,23
61—75	33,17	3,99	0,64
76—90	33,25	5,61	1,10

Jetzt liegen die Durchschnittswerte erstaunlich dicht beieinander und unterscheiden sich auch nicht nennenswert mehr in den einzelnen Altersstufen, darüber hinaus unterscheiden sich auch Standardabweichungen und Standardfehler des Mittelwertes viel weniger voneinander als beim Gesamtkollektiv.

2. Untersuchungen zur Tränenfilmstabilität

Untersuchungsgang

Die *Tränensekretion* bestimmten wir mittels Basissekretionstest nach Jones. Ausgehend von der Erfahrung, daß der Papierstreifen beim Schirmer-I-Test einen erheblichen Reiz für eine reflektorische Tränensekretion ausübt, führt Jones [8] den Schirmer-I-Test nach Applikation eines Lokalanästhetikums und nach Aufsaugen des vorhandenen Tränenruhevolumens aus dem Konjunktivalsack durch. Dabei sollen Werte unter 100 mm Papierdurchfeuchtung eine mangelnde Basissrekretion aufzeigen. Außerdem soll es so möglich sein, eine Reihe von Hyposekretionen zu diagnostizieren, die zunächst durch ihre „Pseudoepiphora" normale Schirmerwerte zeigen.

Um direkte Aussagen über die *Tränenfilmstabilität* zu erhalten, ermittelten wir die Tränenfilmaufreißzeit (BUT). Diese wurde stets zur gleichen Zeit, im gleichen Untersuchungsraum, bei geschlossenen Fenstern und Türen, vorgezogenen lichtdichten Fenstervorhängen, minimal gedimmter künstlicher Deckenbeleuchtung (etwa 30 asb), konstanter Temperatur und Luftfeuchtigkeit an der Spaltlampe durchgeführt.

Untersuchungsergebnisse

Tränenbasissekretion: Die Meßergebnisse der Tränenbasissekretion in Millimeter Papierstreifendurchfeuchtung sind in Abb. 3 graphisch dargestellt. Die Streubreite der Testergebnisse ist dabei so erheblich,

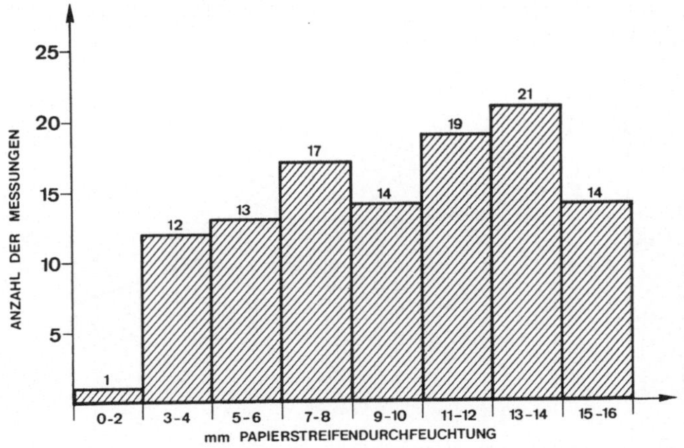

Abb. 3. Verteilung der Werte der Tränenbasissekretion in Millimeter Papierstreifendurchfeuchtung im Verhältnis zur Zahl der durchgeführten Messungen

Tabelle 3. *Tränenbasissekretion in verschiedenen Altersgruppen*

Alters-gruppen	Werte unter 10 mm in %	Werte unter 5 mm in %	Mittelwert $\times$	Standard-deviation
0—15	0	0	13,2	1,79
16—30	20	0	11,7	3,05
31—45	30	0	11,16	2,72
46—60	28,6	0	11,64	3,89
61—75	41	13	9,23	3,65
76—90	69,2	31	7,46	4,18

daß auf die Angabe eines Durchschnittswertes verzichtet werden muß. Da bei unserem Kollektiv alle untersuchten Patienten sowohl subjektiv als auch objektiv beschwerdefrei waren, muß geschlossen werden, daß der klinische Aussagewert dieses Tests nach unseren Meßergebnissen mehr als fraglich ist [17, 18]. Dies beinhaltet ferner, daß weiterhin generell nicht aufrechterhalten werden kann, daß Werte unter 10 mm Papierstreifendurchfeuchtung eine Tränenhyposekretion signalisieren. Die Meßergebnisse für diese einzelnen Altersgruppen sind in Tab. 3 angegeben.

Aus den Ergebnissen der Basissekretionsmessung läßt sich jedoch folgern, daß bei großen Streubreiten und einer nicht überzeugenden klinischen Aussagekraft dieses Tests die Meßergebnisse mit zunehmendem Alter abnehmen (Abb. 4).

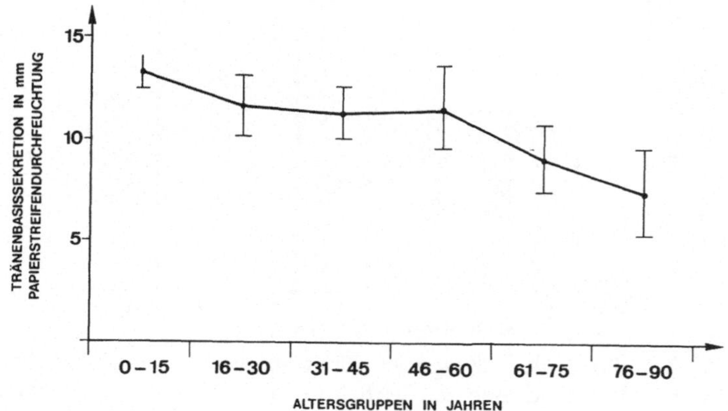

Abb. 4. Durchschnittliche Werte der Tränenbasissekretion in Millimeter Papierstreifendurchfeuchtung in den einzelnen Altersgruppen mit zugehörigen Standardabweichungen

Tränenfilmaufreißzeit (BUT): Auch bei diesem Test erhielten wir sowohl unter den drei Meßergebnissen jedes Patienten als auch innerhalb der Altersgruppen erhebliche Abweichungen. Im einzelnen fanden wir bei 111mal 3 Messungen:

Werte von

0—10 Sek.	in 125 Fällen	=	37,5 %
11—20 Sek.	in 101 Fällen	=	30,3 %
21—30 Sek.	in 58 Fällen	=	71,5 %
31—40 Sek.	in 34 Fällen	=	10,2 %
41—50 Sek.	in 11 Fällen	=	3,3 %
51—60 Sek.	in 4 Fällen	=	1,2 %
51—60 Sek.	in 4 Fällen	=	1,2 %

über

60 Sek.	in keinem Fall	=	0,0 %

In Abb. 5 sind die Mittelwerte der einzelnen Altersgruppen graphisch dargestellt. Danach nimmt auch bei diesem Test die BUT und damit auch die Tränenfilmstabilität mit zunehmendem Alter ab, wobei der stärkste Abfall im mittleren Erwachsenenalter erfolgt.

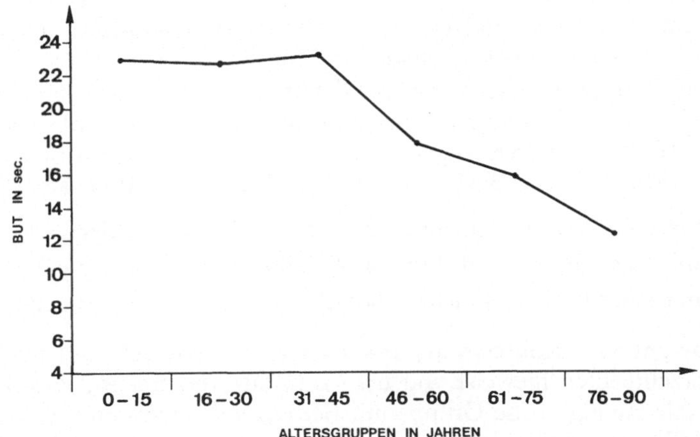

Abb. 5. Durchschnittliche Werte der Tränenfilmaufreißzeit (BUT) in Sekunden in den einzelnen Lebensaltern

Korreliert eine niedrige Becherzellzahl mit einer kurzen Tränenfilmaufreißzeit? Hierzu wurden zunächst alle Patienten ausgewählt, die Becherzellwerte unter 20 Zellen pro Millimeter Epitheloberfläche boten. Dies waren von 121 Patienten 19 oder 15,7 %. Die mittlere Becherzellzahl dieser Gruppe betrug 14,26 Zellen pro Millimeter Oberfläche bei einer Standardabweichung von 2,26 und einem Standardfehler des Mittelwertes von 0,52. Die durchschnittliche BUT der gleichen Gruppe liegt bei 6,175 Sek. mit einer Standarddeviation von 1,94 und einer Streubreite von 0,256.

Zur Bestätigung, daß tatsächlich eine niedrige Becherzelldichte eine verkürzte BUT zur Folge hat, wie obige Untersuchungsergebnisse signalisieren, wird eine Kontrollgruppe mit einer durchschnittlichen Becherzelldichte herangezogen. Dazu wurden alle Patienten mit einer Becherzellzahl von 32—34 Zellen pro Millimeter Schleimhautoberfläche ausgewählt. Der Mittelwert $\bar{x}$ der BUT-Werte dieser Gruppe beträgt 20,19 Sek., die Standardabweichung 9,258, der Standardfehler des Mittelwertes 1,543.

Vergleicht man beide Gruppen miteinander, so ergibt sich, daß eine niedrige Becherzellzahl einer niedrigen Tränenfilmaufreißzeit gegenübersteht. Auch fanden wir in der Gruppe mit niedrigen Becherzellzahlen keine BUT länger als 10 Sek., während bei durchschnittlichen Becherzellzahlen nur einmal eine BUT unter 10 Sek. gefunden wurde. Ermittelt man allerdings den F-Test, so erhält man einen Wert von 22,77, womit deutlich wird, daß keine Varianzhomogenität besteht und der t-Test nicht zur Anwendung gelangen kann. Auch mit Hilfe des Wilcoxon-Tests für unabhängige Testgrößen entziehen sich beide Gruppen dem statistischen Zugriff.

Korreliert auch eine kurze BUT mit einer niedrigen Becherzelldichte? Um diese Frage zu beantworten, wurden alle BUT-Werte unter 10 Sek. auf ihre zugehörige Becherzellzahl untersucht. Dabei zeigte sich, daß eine BUT unter 10 Sek. vergesellschaftet ist:

mit einer Becherzelldichte unter 25   in 52,6 % der Fälle,
mit einer Becherzelldichte von 26—40   in 34,2 % der Fälle,
mit einer Becherzelldichte über 40   in 13,2 % der Fälle.

Obwohl zu vermuten war, daß auch eine kurze BUT auf niedrige Becherzelldichten hieweist und man zunächst verleitet ist, dies durch die zahlenmäßig große Gruppe mit Becherzelldichten unter 25 Zellen pro Millimeter Epitheloberfläche bestätigt zu sehen, beinhaltet diese Gruppe mit 52,6 % eben die Patienten, die eine niedrige Becherzellzahl und infolgedessen eine kurze BUT besitzen. Da in 47,4 % der Fälle aber durchschnittliche oder gar überdurchschnittliche Becherzelldichten zu verzeichnen sind, ist der Umkehrschluß, daß eine kurze BUT eine niedrige Becherzellzahl zur Voraussetzung hat, unserer Meinung nach nicht statthaft.

Auch bei hohen Becherzelldichten sind Rückschlüsse nicht statthaft. Bei den insgesamt nur 10 Patienten mit einer Becherzellzahl von über 50 pro Millimeter Epitheloberfläche sind schon primär Aussagen nur bedingt möglich. So fanden sich bei dieser Gruppe

BUT-Werte unter 10 Sek.   in 40 % der Fälle,
BUT-Werte von 10—30 Sek.   in 50 % der Fälle,
BUT-Werte über 30 Sek.   in 10 % der Fälle.

Obwohl 60 % stabile Tränenfilmverhältnisse aufweisen, besteht jedoch bei dieser Gruppe mit hohen Becherzelldichten auch in erheblichem Maße eine Tränenfilmstabilität. Eine wertende Aussage hierzu wäre folglich mehr oder weniger spekulativ. Definierte Aussagen über Verbindungen zwischen der Becherzelldichte und den Meßergebnissen der Tränenbasissekretion einerseits und der Basissekretion und Werten der Tränenfilmaufreißzeit andererseits waren aufgrund der vorliegenden Meßwerte nicht zu treffen, obwohl zu vermuten war, daß der eine Parameter im Sinne eines Kompensationsmechanismus den anderen beeinflussen könnte. Die Ergebnisse dieser Untersuchungsmethoden sind also weiterhin isoliert zu betrachten.

Diskussion

In der Literatur findet man nur wenige Untersuchungen über die *Becherzellzahl* in der menschlichen Bindehaut. Diese sind weder miteinander noch mit unseren Ergebnissen vergleichbar. Kessing [9], der die umfangreichste Studie erarbeitete, hat seine Biopsien aus derselben Bindehautstelle entnommen wie wir, untersuchte aber Flächenschnitte. Er fand im Mittel 165 Zellen pro 0,1 mm², wobei ihm besonders die große Schwankungsbreite zwischen einer wesentlich höheren und auch stark erniedrigten Becherzelldichte auffiel.

Ralph [22], der nur sieben Normalpersonen untersuchte, fand eine Becherzelldichte von 8,84 ± 4,66 Zellen pro Millimeter Epitheloberfläche.

Abdel-Khalek und Mitarb. [1], deren Untersuchungen sich auf 50—90jährige beschränkte, fanden in der Altersgruppe 50—70: 10,2, 70—80: 9,4 und 80—90: 6,4 Becherzellen pro Millimeter Oberfläche. Ihre Entnahmestelle der Biopsien war die untere bulbäre Bindehaut, allerdings nur 5 mm vom Limbus entfernt. Guyet-Rousset und Ouazana [7] fanden bei Kontaklinsenträgern in der Conjunctiva des inneren unteren Augenwinkels unter 200facher Vergrößerung 12—18 Becherzellen pro Blickfeld.

Ein Vergleich mit den Untersuchungen von Virchow [28], der 1910 10 Becherzellen pro Millimeter Schleimhautoberfläche in den oberen Umschlagsfalten und den tarsalen Bezirken, 15 Becherzellen pro Millimeter in den entsprechenden unteren Bindehautpartien und eine Becherzelle pro 5—8 Epithelzellen im bulbären Bereich fand, ist ebenfalls nicht möglich, weil keine Aussagen über Becherzelldichten aus adäquaten Biopsiestellen vorliegen.

Dem gegenüber steht die von uns ermittelte große Becherzelldichte von 32,58 ± 10,42 Becherzellen pro Millimeter Schleimhautoberfläche [16]. Rechnet man unsere Werte auf Quadratmillimeter um, so liegen sie um das Dreifache höher als die von Kessing [9] ermittelten, wobei unserer Meinung nach ein rechnerischer Vergleich zwischen einer Streckenauszählung und einem Flächenpräparat sicher nur bedingt statthaft ist. Auch ist zu berücksichtigen, daß Kessing [9] in seinen Untersuchungen Präparate mit wesentlich höheren, aber auch stark erniedrigten Becherzelldichten fand, die er zu seiner Resultatfindung ausklammerte. Übereinstimmend mit allen anderen Untersuchern [7, 9, 22] fanden auch wir eine enorme Schwankungsbreite der Becherzelldichte, wobei die ermittelten Werte gerade noch in eine normale Verteilungskurve passen. Die graphische Darstellung ergab dabei drei Kollektive. Jeweils ein kleines mit einer geringen und einer hohen und ein größeres mit einer mittleren Becherzelldichte. Die Ursache dieser unterschiedlichen Gruppierung sind nach unserer Auffassung entweder genetische Faktoren oder verkappte, klinisch nicht relevante Bindehauterkrankungen oder unerkannte Mucinmangelsyndrome. So ist zum Beispiel bekannt, daß einerseits bei Patienten mit einem trockenen Auge (Dry-eye-Syndrom) die Becherzelldichte herabgesetzt ist [1, 22], andererseits in der Bevölkerung die Empfindlichkeit gegen Störungen der Stabilität des Tränenfilmes erstaunlich verschieden ist.

Bestimmt man die mittlere Becherzelldichte bezogen auf die verschiedenen Lebensalter nach der ermittelten Hauptgruppe, so ist die Becherzelldichte in den einzelnen Altersstufen praktisch gleich. Selbst wenn man sämtliche Becherzelldichten aller Altersstufen betrachtet und dabei die große Schwankungsbreite der Meßergebnisse berücksichtigt, findet man ebenfalls zwischen den einzelnen Altersstufen keine signifikanten Unterschiede. Die geringgradig erniedrigte Becherzelldichte ab dem 61. Lebensjahr läßt auf Involutionsprozesse schließen. Die häufig vertretene Auffassung, daß insbesondere in den jugendlichen und frühkindlichen Altersgruppen die Becherzelldichte erhöht ist, wie dies besonders Kessing [9] fand, können wir nicht bestätigen.

Nach Jones [8] beträgt die Tränenbasissekretion bis etwa zum 50. Lebensjahr 10 mm Papierstreifendurchfeuchtung. Danach fand er einen langsamen Rückgang auf die Hälfte bis zum 80. Lebensjahr. Auch nach unseren Untersuchungen bleibt die Tränensekretion bis etwa zum 50. Lebensjahr auf dem gleichen Niveau von etwa 12 mm Papierstreifendurchfeuchtung und sinkt dann kontinuierlich bis auf die Hälfte ab. Eine Abnahme der Schirmer-Testwerte jenseits des 50. Lebensjahres fand ebenfalls de Roetth [5], während Wright und Meger [29] aufgrund ungewöhnlich großer Streubreiten lediglich von einer Verminderung mit zunehmendem Alter sprechen. Die Feststellung, daß eine Basissekretion zumindest in jüngeren Jahren unter 10 mm Durchfeuchtung als pathologisch zu gelten hat, können wir nicht bestätigen, weil immerhin ein Drittel der Werte in der Altersgruppe von 31—45 Jahren unter 10 mm Durchfeuchtung lagen, ohne daß objektive und subjektive Symptome einer Tränenhyposekretion vorlagen. Lemp [15] wiederum schließt, daß erst Werte unter 5 mm Durchfeuchtung eine Hyposekretion signifikant anzeigen, van Bijsterveld [26] fand als untere Grenze 5,5 mm. Dies mag nach unseren

Untersuchungen für die Altersstufen bis 60 Jahre gelten, nicht mehr aber für höhere Lebensalter, zumal in unserer höchsten Altersgruppe immerhin ein Drittel der Gesamtwerte unter 5 mm Papierstreifendurchfeuchtung lag.

Ebenso wie alle Voruntersucher, insbesondere Eisner [6], sind auch wir der Auffassung, daß diese Untersuchungsmethode so viele Unsicherheitsfaktoren enthält, die die Meßergebnisse beeinflussen, daß Aussagen allenfalls in Verbindung mit objektiven und subjektiven klinischen Symptomen zu treffen sind.

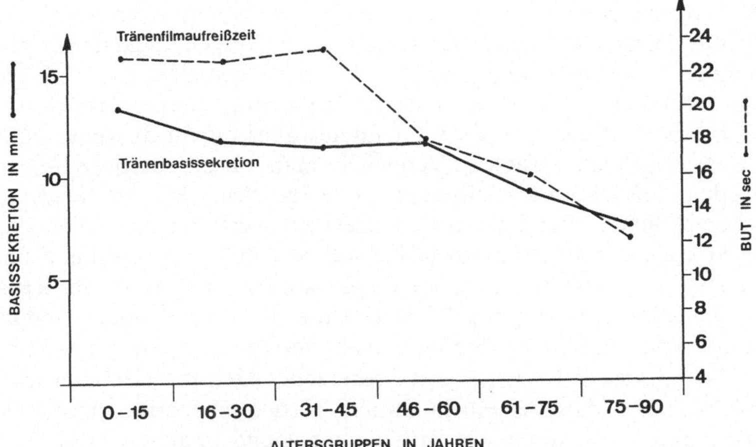

Abb. 6. Vergleichende Darstellung der durchschnittlichen Tränenfilmaufreißzeiten und der Tränenbasissekretion in den einzelnen Altersgruppen

Dennoch wurde bisher auf den sogenannten Schirmer-Test nicht verzichtet. Dies sicher nicht zuletzt wegen seiner einfachen Durchführbarkeit, viel mehr aber weil auch die Ergebnisse der Verdünnungsteste nach Nover und Jaeger [21], Zintz und Schilling [30], Norn [20] sowie Mishima [19] erheblich voneinander abweichen und, ebenso wie der Schirmer-Test, mit erheblichen Fehlerquellen belastet sind. Der Lysozym-Agar-Diffusionstest nach van Bijsterfeld [26] ist noch mit zu großem Laboraufwand verbunden.

Die Meßergebnisse der BUT nehmen ebenso wie die Basissekretion mit zunehmendem Alter ab. Wir können damit die Untersuchungsergebnisse von Brown [3] bestätigen. Der Rückgang der Werte findet gegenüber der Basissekretion bei der Tränenfilmaufreißzeit jedoch schon früher statt, wie dies der Abb. 6 zu entnehmen ist, wo die Diagramme beider Parameter ineinander projeziert graphisch dargestellt sind.

Bei unserem Patientengut liegen 37,5 % der BUT-Meßwerte unter dem kritischen Wert von 10 Sek., wobei die hohen Altersstufen mit 57,3 % bevorzugt sind. Dies dürfte zu einer Revision der Annahme führen, daß Tränenfilmaufreißzeiten unter 10 Sek. mit Sicherheit eine Tränfilmstabilität oder zumindest ein Mucinmangelauge beweisen [15, 23].

Von diagnostischer Bedeutung ist ferner, daß wir, ebenso wie Vanley und Mitarb. [27], bei hintereinandergeschalteten Messungen weitgehend analoge Werte dann fanden, wenn die BUT-Werte erniedrigt waren. Bei mittleren und höheren BUT-Werten trifft dies nicht mehr zu. Dabei erhielten wir stets erhebliche Streubreiten.

Unter Berücksichtigung der systemischen Ungenauigkeiten dieser Methode kann man folgern, daß wiederholt gemessene BUT-Werte unter 10 Sek. bis zum 50. Lebensjahr verdächtig auf eine Tränenfilminstabilität sind, über dieses Alter hinaus aber nur noch wenig klinische Aussagekraft besitzen. Vergleicht man unsere Becherzelldichte mit den Tränenfilmaufreißzeiten, so zeigt sich, daß bei niedriger Becherzelldichte die Tränenfilmaufreißzeit verkürzt ist. Dies entspricht auch den Ergebnissen insbesondere von Lemp, Dohlman und Mitarb. [13], wobei Lemp, im Gegensatz zu uns, von definierten Krankheitsbildern ausging. Unsere Untersuchungen zeigen jedoch andererseits, daß keine Signifikanzen bestehen, wenn man kurze BUT-Werte mit den zugehörigen Becherzelldichten in Beziehung setzt. Dies bedeutet, daß bei einem Patienten, der eine erniedrigte BUT besitzt, nicht unbedingt ein Mucinmangelauge bestehen muß. Dies wird verständlich, wenn man sich überlegt, daß Tränenfilminstabilitäten multifaktoriell sind und nicht zwangsläufig von einer Insuffizienz der innersten Tränenfilmschicht, dem Mucinmantel, ausgehen müssen. So bewirken z. B. chronische Blepharitiden oder Entzündungen der Meibomschen Drüse über eine Störung der äußersten Schicht des Tränenfilmes eine Instabilität dieser. Eine Verminderung der Tränensekretion bei gleichzeitig prolongierter Tränenfilmaufreißzeit wäre ein durchaus wünschenswertes Ergebnis gewesen. Ein solcher Kompensationsmechanismus böte sich geradezu an, doch die Ergebnisse zeigen keine Verbindungen zwischen diesen Parametern auf, was auch Norn [20] konstatierte. Ebenso fanden wir keine Relation zwischen der Becherzelldichte und der Tränenbasissekretion.

Literatur

1. Abdel-Khalek, L. M. R., Williamson, J., Lee, W. R.: Morphological chances in the human conjunctival epithelium. I. In the normal elderly population. Brit. J. Ophthal. 62, 792—299 (1978).

2. Abdel-Khalek, L. M. R., Williamson, J., Lee, W. R.: Morphological chances in the human conjunctival epithelium. II. In Keratoconjunctivitis sicca. Brit. J. Ophthal. *62*, 800—806 (1978).

3. Brown, S. I., Mishima, S.: The effect of blinking on tear concentration and corneal hydratation. Invest. Ophthal. *4*, 946—948 (1965).

4. Brown, S. I.: Dry spots and corneal erosions. Int. Ophthal. Clin. *13*, 149—156 (1973).

5. De Roetth, A. F.: Low flow of tears — the dry eye. Amer. J. Ophthal. *35*, 782—787 (1952).

6. Eisner, G.: Zur Brauchbarkeit des Schirmer-Tests. Albrecht von Graefes Arch. Ophthal. *162*, 286—298 (1960).

7. Guyet-Rousset, P., Ouazana, L.: La biopsie conjunctivale dans l'adaptation des lentilles de contact. Contactologica 2, 24—29 (1980).

8. Jones, L. T.: The lacrimal secretory system and its treatment. Amer. J. Ophthal. *62*, 47—60 (1966).

9. Kessing, S. V.: Mucous Gland System of the Conjunctiva. A quantitative normal anatomical study. Acta Ophthal. (Kbh.), Suppl. *95*, 9—59 (1968).

10. Lemp, M. A.: Wetting the corneal epithelium. Contacto *72*, 47—48 (1972).

11. Lemp, M. A.: Surfacing the precorneal tear film. Ann. Ophthal. *73*, 819—826 (1973).

12. Lemp, M. A.: The mucin deficient dry eye. In: The Preocular Tear Film and Dry Eye Syndrome (Holly, F. J., Lemp, M. A., Hrsg.). Int. Ophthal. Clin., Vol. 13, S. 185. Boston: Little, Brown & Co. 1973.

13. Lemp, M. A., Dohlman, C. H., Holly, F. J.: Corneal desiccation despite normal tear volume. Ann. Ophthal. *2*, 258—261 (1970).

14. Lemp, M. A., Dohlman, C. H., Kuwabara, T., et al.: Dry eye secondary to mucus deficiency. Trans. Amer. Acad. Ophthal. Otolaryngol. *75*, 1223—1227 (1971).

15. Lemp, M. A., Hamill, J. R.: Factors affecting tear film breakup in normal eyes. Arch. Ophthal. *89*, 103—105 (1973).

16. Marquardt, R., Wenz, F. H.: Histologische Untersuchungen zur Becherzellzahl der menschlichen Bindehaut. Klin. Mbl. Augenheilk. *175*, 692—696 (1979).

17. Marquardt, R., Wenz, F. H.: Untersuchungen zur Tränenfilmstabilität. Klin. Mbl. Augenheilk. *176*, 879—884 (1980).

18. Marquardt, R., Wenz, F. H.: Vergleichende Untersuchungen der Becherzellzahl in der menschlichen Bindehaut, der Tränenbasissekretion und Tränenfilmstabilität. Ber. Dtsch. Ophthal. Ges. *77*, 441—445 (1980).

19. Mishima, S.: Some physiological aspects of the precorneal tear film. Arch. Ophthal. *73*, 233—246 (1965).

20. Norn, M. S.: Outflow of tears and its influence on tear secretion and break up time (B. U. T.). Acta Ophthal. *55*, 674—682 (1977).

21. Nover, A., Jäger, W.: Kolorimetrische Methode zur Messung der Tränensekretion. Klin. Mbl. Augenhk. *121*, 419—425 (1952).

22. Ralph, R. A.: Conjunctival goblet cell density in normal subjects and in dry eye syndromes. Invest. Ophthal. *14*, 299—302 (1975).

23. Rengstorff, R. H.: The precorneal tear film: Breakup time and location in normal subjects. Amer. J. Optom. Physiol. Opt. *51*, 765—769 (1974).

24. Schirmer, O.: Studien zur Physiologie und Pathologie der Tränenabsonderung und Tränenabfluß. Graefes Arch. Ophthal. *56*, 197—291 (1903).

25. Van Bijsterfeld, O. P.: Diagnostic test in the sicca syndrome. Arch. Ophthal. *82*, 10—14 (1969).

26. Van Bijsterveld, O. P.: The lysozyme diffusion test in the sicca syndrome. Ophthalmologica *167*, 429—434 (1973).

27. Vanley, G., Leopold, I. H., Gregg, T. H.: Interpretation of tear film Breakup. Arch. Ophthal. *95*, 445—448 (1977).

28. Virchow, H.: Conjunctiva. In: Handbuch der Augenheilkunde, Bd. I (Graefe-Saemisch). Leipzig: W. Engelmann. 1910.

29. Wright, J. C., Meger, G. E.: A review of the Schirmer test for tear production. Arch. Ophthal. (Chicago) *67*, 564—565 (1962).

30. Zintz, R., Schilling, T.: Ein kolorimetrisches Verfahren zur Messung des Flüssigkeitsvolumens im Bindehautsack. Klin. Mbl. Augenhk. *144*, 393—412 (1964).

Anschrift des Verfassers: Prof. Dr. R. Marquardt, Abteilung für Augenheilkunde, Universität Ulm, Prittwitzstraße 43, D-7900 Ulm, Bundesrepublik Deutschland.

Pathophysiology of the Tear Film:
Protein Patterns in Health and Disease

P. T. Janssen[a] and O. P. van Bijsterveld[b]

Laboratory for Medical Anatomy and Embryology[a],
State University Utrecht and the Royal Dutch Eye Clinic[b],
Utrecht, The Netherlands

With 9 Figures

Zusammenfassung

*Die Pathophysiologie des Tränenfilmes:
Proteinmuster im Normalen und Pathologischen*

Mit Hilfe der SDS-Polyacrylamidgel-Elektrophorese können in der menschlichen Tränenflüssigkeit über 30 Proteine nachgewiesen werden. Etwas vereinfacht lassen sich diese elektrophoretisch nachgewiesenen Proteine in zwei Gruppen unterteilen:

1. Eine Gruppe von Proteinen, die aus dem Serum stammen, deren Konzentration bedingt wird durch die Permeabilität der Bindehautgefäße. Hiervon ist das Serumalbumin der wichtigste Vertreter.
2. Eine Gruppe von Proteinen, die aus der Tränendrüse stammen, was durch Gewebezüchtung nachgewiesen werden konnte. Die wichtigsten Vertreter sind Laktoferrin, tränenspezifisches Prä-Albumin und Lysozyme.

In Tränen von Patienten mit chronischer nicht-infektiöser Conjunctivitis wurden erhöhte Konzentrationen von Serumproteinen gefunden. In der Tränenflüssigkeit von Patienten mit Keratoconjunctivitis sicca dagegen sind die Serumproteine zwar ebenfalls erhöht, die Konzentration der Proteine, die aus der Tränendrüse stammen, dagegen erniedrigt. Unterschiede im Proteinmuster von Tränen einzelner Patienten und deren Bedeutung werden diskutiert.

     P. T. Janssen and O. P. van Bijsterveld:

Introduction

Human tearfluid is a complex mixture of inorganic and organic components [1], among which a large group of proteins. Several analytical techniques have been used to study the protein composition of tears. Electrophoretic separation patterns were reported by several authors [2—4]. With the advancement of the techniques used, the number of proteins that can be resolved increased to

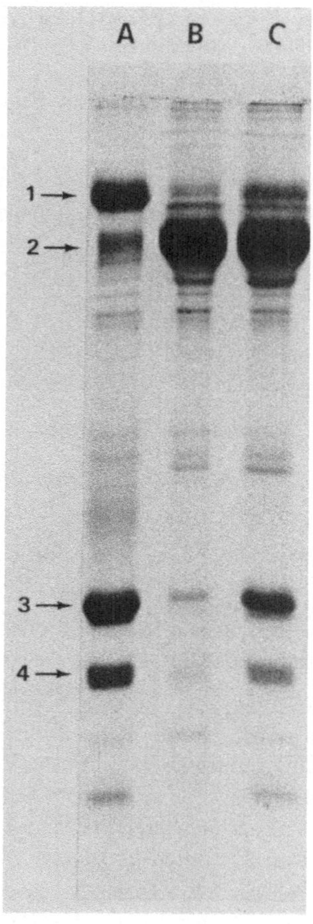

Fig. 1. SDS-polyacrylamide gelelectrophoresis of pooled human tears (*A* normal tears, *B* keratoconjunctivitis sicca, *C* chronic non-infectious conjunctivitis). The arrows indicate the position of *1* lactoferrin, *2* serum albumin, *3* tearspecific prealbumin, and *4* lysozyme. Reproduced from reference 6 by kind permission of the publisher

about 30 for SDS-polyacrylamide gelelectrophoresis [5, 6] and to about 60 components for two-dimensional electrophoretic techniques [7].

In SDS-gelelectrophoresis the four major components of tearfluid are easily recognized [5]. These components are: 1) Lactoferrin, an iron-binding protein with bacteriostatic properties [8]. 2) Serum albumin, by far the most abundant protein in serum. 3) Tearspecific prealbumin, a heterogeneous, acidic protein, found only in tearfluid [7, 9]. Little is known about its function, but Josephson and Wald [10] reported an enhancement of lysozyme activity by this protein. 4) Lysozyme, a low molecular mass, basic protein, with well known bactericidal properties.

In a previous study we found that SDS-gelelectrophoresis is not only a sensitive technique for the separation of a very large number of proteins, but also for the detection of changes in the protein pattern resulting from disease [6]. In Fig. 1 the separation patterns of pooled tearfluid obtained from healthy persons, patients with chronic non-infectious conjunctivitis and keratoconjunctivitis sicca are compared. The increase in serum albumin concentration of the tearfluid in conjunctivitis and in the sicca syndrome as reported by e. g. Zavaro *et al.* [11] is easily recognized. The decrease in lysozyme levels in sicca patients [2, 12] is accompanied by a decrease in lactoferrin and tearspecific prealbumin levels. A common origin of these proteins could explain their simultaneous diminution.

In the present study the origin of the proteins in the tearfluid was further investigated and tearsamples from individual conjunctivitis and keratoconjunctivitis sicca patients were analysed in order to determine the degree of variance in protein patterns.

Materials and Methods

Reagents

Unless stated otherwise, all reagents were analytical grade, obtained from British Drug Houses Ltd., U. K.

Tear Samples

Tear samples were obtained routinely by placing a Whatmann 3 MM filterpaper disk (ϕ 6 mm) in the lower cul de sac. Disks were removed when wetted completely and excess fluid was drained by blotting lightly between filterpaper. By weighing an average volume of 7.1 μl of tearfluid absorbed by each disk was found (SD = 0.4; range: 6.4—8.0; n = 50). To each disk 50 μl of a buffer containing 0.2 mol/l NaCl and 0.05 mol/l

Tris-HCl pH 7.0 was added. This buffer extract was used for electrophoresis and radial immunodiffusion.

In one patient tearfluid was collected with a filterpaper disk from the
conjunctival sac and with a 10 μl capillary pipette near the exit of the
lacrimal gland. In another patient tearfluid was collected from the conjunctival sac with a filterpaper disk as well as with a capillary pipette.

SDS-Polyacrylamide Gelelectrophoresis

For SDS gelelectrophoresis the method described by Laemmli was used
[6, 13]. 25 μl Buffer extract, corresponding to 3.5 μl tearfluid was applied
to the gel. As approximately equal volumes of tearfluid are used, differences in staining intensity of a protein band will correspond to differences in tearfluid concentration of that protein.

Immunoelectrophoresis

Immunoelectrophoresis was carried out at a field strength of 30 V/cm
for 75 min as described by Scheidegger [14] using purified Bacto agar (Difco
Laboratories, U. S. A.) and a buffer containing 0.5 mol/l Tris, 0.075 mol/l
boric acid and 0.02 mol/l EDTA at pH 8.9.

An antiserum against human serum proteins was prepared by injecting
a suspension of 0,2 ml pooled human serum, 0.3 ml phosphate buffered
saline and 0.5 ml Freund's adjuvant subcutaneously into a New Zealand
White rabbit at 2-week intervals for a period of 8 weeks. Serum was collected 10 days after the last injection.

Radial Immunodiffusion

Serum albumin concentrations in tearfluid were measured by radial
immunodiffusion as described by Mancini et al. [15, 16]. The diffusion
medium contained 4 % antiserum against human serum albumin (Oxford,
U. K.), 1 % agarose (I. B. F., France), 0.01 mol/l phosphate buffer pH 7.3
and 0.15 mol/l NaCl. Reference samples containing known amounts of
serum albumin (Sigma, U. S. A.) and 10 μl volumes of buffer extracts
of the filterpaper disks, corresponding to 1.2 μl of tearfluid were applied
and immunoprecipitation rings were allowed to develop for 24 h.

Tissue Culture

A surgical specimen of teargland tissue was washed several times with
Hanks' balanced salt solution and cultured at 37° C in synthetic medium
199 (Difco, U. S. A.). Penicillin and streptomycin were added to a concentration of 100 IU/ml. The tissue was transferred to a fresh medium
after 24 h of culture and after another 24 h it was homogenized by sonica-
tion, extracted twice with water and this waterextract was lyophilized.
The culture medium was dialysed against water and lyophilized. Lacrimal
gland extract and medium proteins were dissolved in a small volume of
water and analysed by gelelectrophoresis.

Results and Discussion

Serum Proteins in Tearfluid

A low concentration of serum albumin in normal tearfluid and an increase in its concentration in cases of inflammatory reactions of the conjunctiva have been reported by several authors [3, 5, 11, 17]. The coincidence of conjunctival hyperemia and high albumin

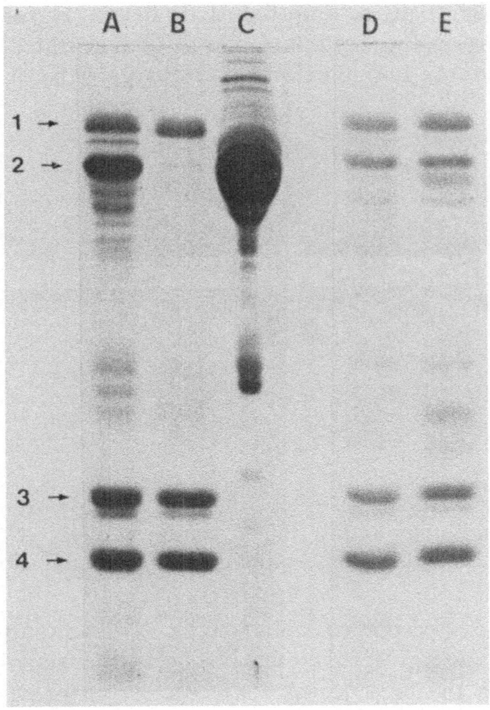

Fig. 2. Influence of the sampling method. Protein patterns of tearsamples from two patients (AB and DE), collected on filterpaper disks from the conjunctival sac (*A* and *D*) and with a capillary pipette near the exit of the lacrimal gland (*B*) or the conjunctival sac (*E*) are compared with the pattern of pooled human serum (*C*)

levels in the tearfluid suggest that this protein originates from the conjunctival vessels. This idea is supported by our observation, that in the tearfluid of a patient, collected with a filterpaper disk from the conjunctival sac, serum albumin was present in a fairly high concentration (Fig. 2 A), whereas tearfluid collected with a capillary pipette near the exit of the lacrimal gland of the same patient was almost free of serum albumin (Fig. 2B). Albumin concentrations in tearfluid from the conjunctival sac of another patient obtained with a filterpaper disk (Fig. 2D) and with a capillary pipette (Fig. 2E) were almost equal.

From Fig. 2A and 2B it can be seen, that not only serum albumin is admixed to the tearfluid in the conjunctival sac, but also some components in the middle and upper part of the separation pattern -regions in which many serumproteins are found (Fig. 2C). That these components are in fact serumproteins is demonstrated more clearly in Fig. 3, where the immunoelectrophoresis patterns of concentrated

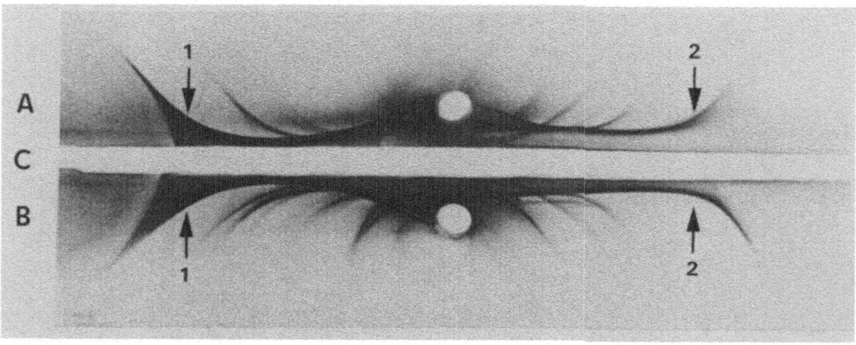

Fig. 3. Immunoelectrophoresis of concentrated normal tears (A) and serum (B) with an antiserum against human serum proteins (C). The arrows indicate the positions of 1 albumin, and 2 immunoglobulin-G

normal tearfluid and pooled human serum with an antiserum against serum proteins are given. As each line in such a separation pattern corresponds to the presence of a specific serum protein, it is clear that the composition of the serum proteins in the tearfluid resembles strongly that of whole serum.

Josephson and Lockwood [3] could demonstrate serum albumin in tearfluid of normal persons only after mechanical irritation e. g. a strong rubbing of the eyes. From this they concluded that a microtrauma was responsible for this albumin leakage. Fig. 3 supports this theory as it can be expected, that from a damaged blood vessel whole serum will leak into the tearfluid.

Other observations, however, made it necessary to revise the idea that simple structural damage is responsible for this albumin leakage. In a previous study we found that calcium dobesilate — a drug supposedly capable of reducing capillary permeability [18] — reduced serum albumin concentrations in the tearfluid of patients with chronic inflammatory reactions of the conjunctiva [16].

Furthermore we found a high degree of correlation between serum albumin concentration in the left and right eyes of both healthy volunteers and sicca patients. For 45 observations in normal

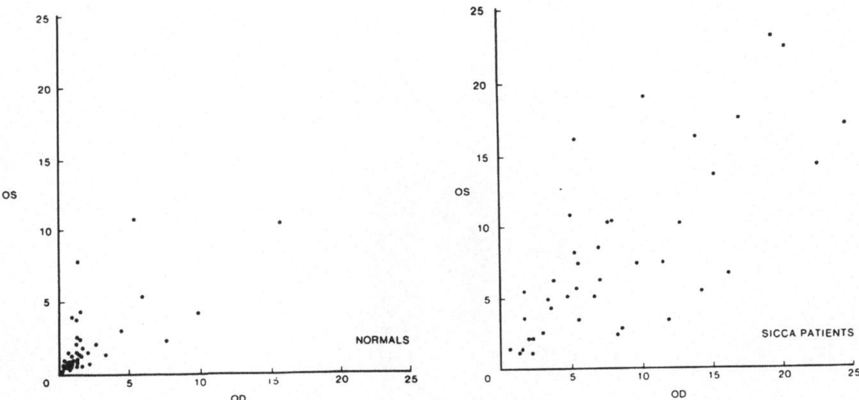

Fig. 4. Comparison of serum albumin concentrations in mg/ml tearfluid in left and right eyes of healthy persons and sicca patients

tearfluid a correlation coefficient of $r = 0.68$ was calculated; the correlation coefficient for 40 observations in sicca patients was $r = 0.73$ (Fig. 4). Accidental structural damage is unlikely to be distributed so frequently to the same extent over both eyes of a person.

These observations suggest that serum protein concentration in the tearfluid is determined by the permeability of the capillary vessels. The conjunctival hyperemia, accompanying inflammatory reactions, could then be responsible for an increase in vasopermeability, resulting in an increase in the concentration of serum proteins in the tearfluid.

Proteins Originating from the Lacrimal Gland

From recent immunofluorescence studies by Gillette *et al.* [19, 20] we know that lysozyme is localized in acinar and ductular epithelial cells of the lacrimal gland and that lactoferrin is found in acinar but not in ductular epithelial cells. The presence of these proteins in those cells in high concentrations indicates that they are synthesized there.

                    P. T. Janssen and O. P. van Bijsterveld:

In a tissue culture experiment we could prove, that lactoferrin, tearspecific prealbumin and lysozyme are synthesized and excreted by the lacrimal gland. In Fig. 5 tearfluid proteins, produced *in vivo*, are compared with proteins extracted from a surgical specimen of lacrimal gland tissue, cultured for 48 hours, and with the proteins recovered from the culture medium between 24 and 48 hours of culture. Lactoferrin, tearspecific prealbumin and lysozyme are excreted

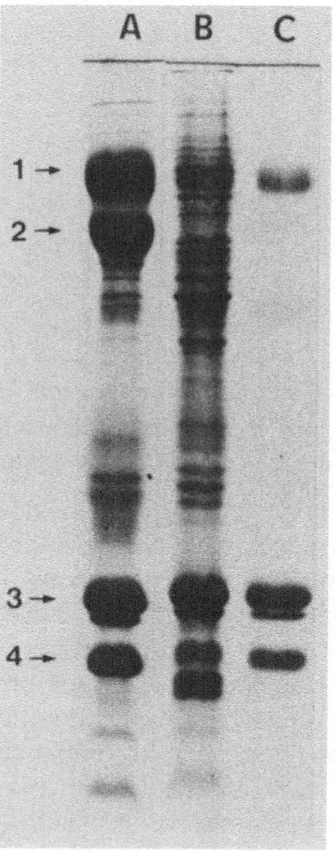

Fig. 5. Tissue culture of lacrimal gland. Protein patterns of *A* tearfluid produced in vivo, *B* extract of lacrimal gland tissue after 48 h of culture, and *C* proteins excreted in the medium by the lacrimal gland tissue between 24 and 48 h of culture

by the tissue. Their decrease in concentration in the pooled tearfluid from sicca patients (Fig. 1B) is therefore explained by the degeneration of their common source: the lacrimal gland.

Protein Patterns in the Tearfluid of Individual Patients

Protein patterns in two groups of patients were studied: chronic non-infectious conjunctivitis and keratoconjunctivitis sicca. In chronic conjunctivitis patients (Fig. 6) a high degree of divergence in

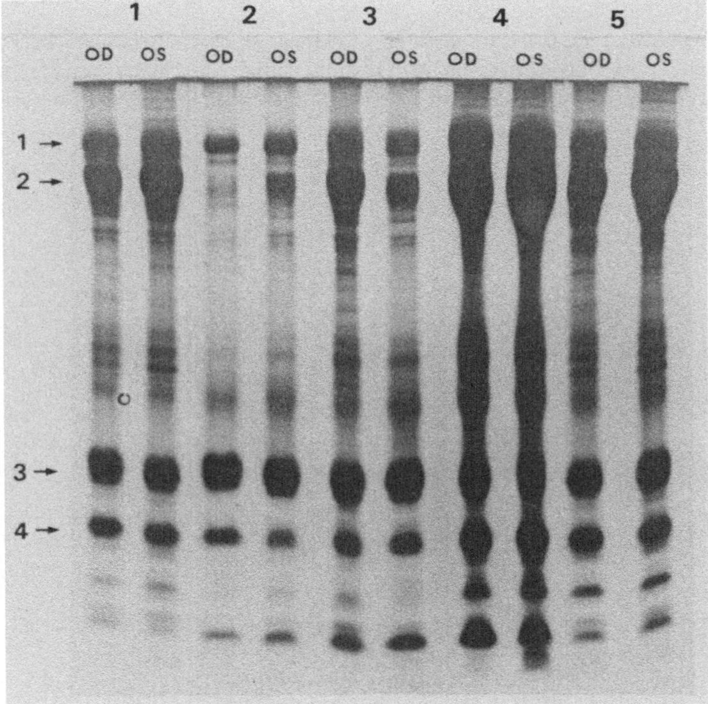

Fig. 6. Protein patterns of the tearfluid from left and right eye of five chronic conjunctivitis patients

serum protein content of tearfluid is noted between patients; much more than within patients. In patient no. 4 so much serum is present in the tearfluid, that it completely disturbes the electrophoretic separation pattern. In such a patient the white filterpaper disk on which the tearfluid is collected turns yellow, because of the high serum content. McClellan *et al.* formulated this phenomenon as: "(some conjunctivitis) patients seemed to be crying serum" [21].

The same divergence in serum content of tearfluid is observed in sicca patients (Fig. 7). Patients shown here are all suffering from a severe form of the sicca syndrome, as appears from the low con-

            P. T. Janssen and O. P. van Bijsterveld:

centration of the proteins originating from the tear gland. The protein patterns of sicca patients in Fig. 8 vary from nearly normal (patient no. 5 OD) to characteristic for a severe form of the sicca syndrome (patient no. 2 OD). Especially in early stages of the sicca syndrome one eye of a patient can be much more affected than the other. This is illustrated in Fig. 8 by the protein patterns of patients nos. 1, 3 and 4.

Divergence in protein patterns in sicca is not only seen between patients and between eyes, but also in time. The sicca syndrome is characterized by a fluctuating course, in which exacerbations are

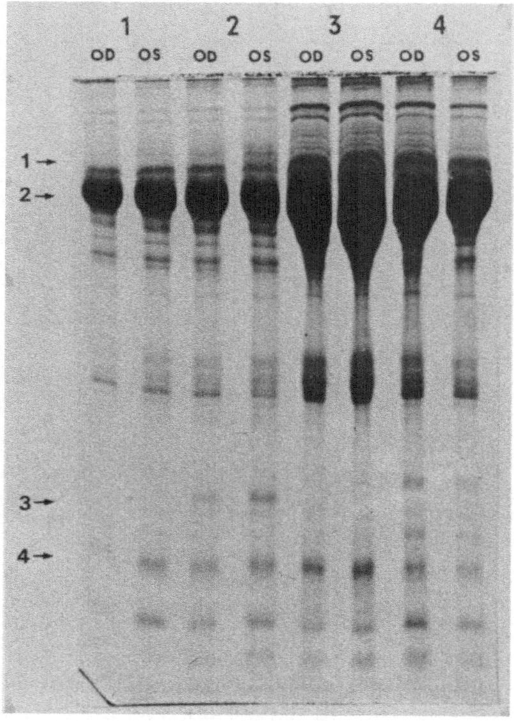

Fig. 7. Protein patterns in four keratoconjunctivitis sicca patients showing a wide range of serum protein concentrations

followed by remissions. In sicca patients (low) normal lysozyme concentration can be measured sometimes in periods in which the patient is almost free of symptoms. These fluctuations can be observed too in the electrophoretic separation patterns of the tearfluid of these patients. However, the characteristic changes in the composition of the tearfluid in sicca patients, as revealed by the agardiffusion lysozyme assay or by electrophoresis, are seldom missed when the tearsample is collected in a period with complaints of burning of the eyes.

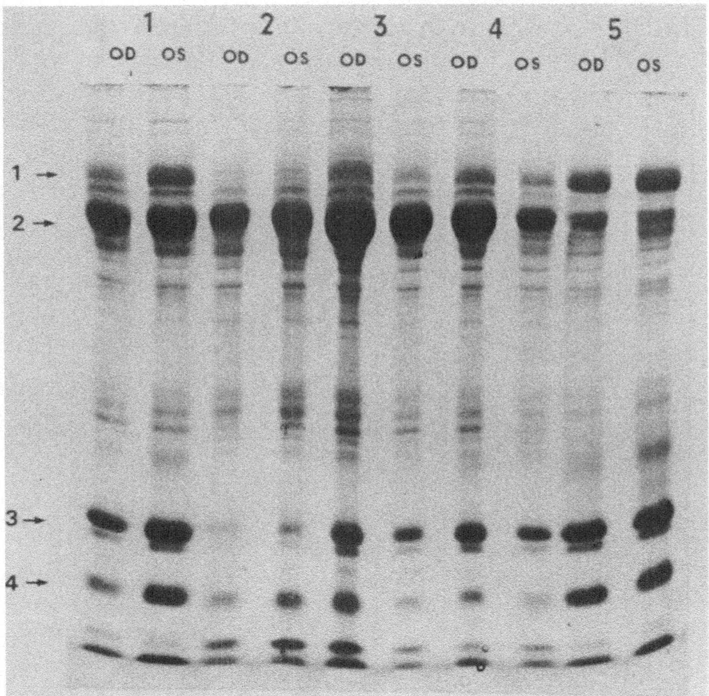

Fig. 8. Protein patterns in sicca patients, varying from mild to severe cases, illustrating the degree of variance in concentrations of proteins from serum as well as from the lacrimal gland

Some 400 tearsamples, obtained from ca. 120 sicca patients have been analysed till now. In general a simultaneous decrease in the concentrations of lactoferrin, tearspecific prealbumin and lysozyme was found. Liotet [17] found usually only a decrease in the concentration of lysozyme in cellulose acetate membrane electrophoresis of tearfluid of sicca patients. The resolving power of that electrophoretic system is much less than that of SDS-gelelectrophoresis and the increase in concentration of serum components might have masked the decrease in concentration of the proteins originating

84   P. T. Janssen and O. P. van Bijsterveld:

from the teargland. The extent of the concentration decrease, however, is not always the same for these three proteins and sometimes
it can differ markedly. In Fig. 8 in patient 4 OD a fairly high
concentration of tearspecific prealbumin is accompanied by low
concentrations of lactoferrin and lysozyme. Patient no. 3 in Fig. 9
combines a fairly high lysozyme concentration with very low concentrations of lactoferrin and tearspecific prealbumin. In patient
no. 4 in Fig. 9 a decrease in tearspecific prealbumin concentration

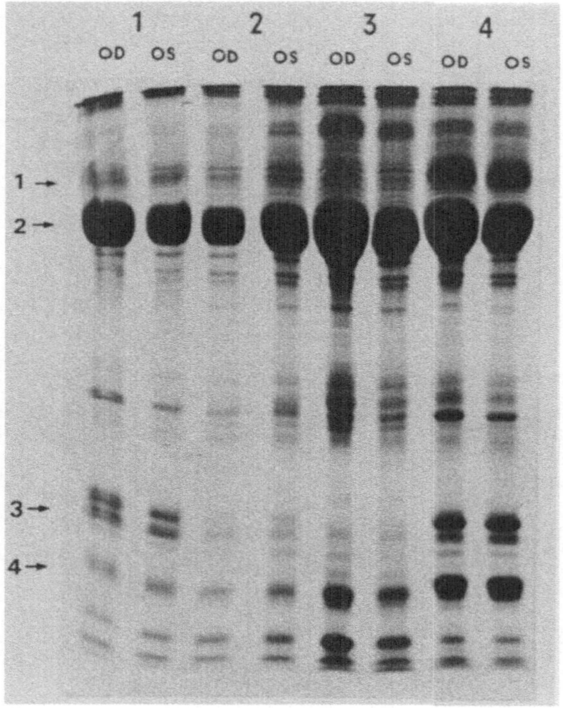

Fig. 9. See Fig. 8

is found together with normal lactoferrin and lysozyme concentrations. As the sites of synthesis of these tearproteins are not identical
[19, 20], this divergence in their concentration decrease could be
related to differences in the degree of degeneration throughout the
lacrimal gland.

In reports from the Americas e. g. by Lemp [22] a frequent occur-
rence of infections in sicca patients is mentioned. We found, how-

ever, that microbial infections of the eye are very seldom seen in these patients, in spite of the fact that two important protective factors — i. e. lysozyme and lactoferrin — are present in their tearfluid in below normal concentrations or even are absent.

Differences in diagnostic criteria for the sicca syndrome might be the cause of this difference in observations [12]. The increased leakage of serum proteins, among which the immunoglobulins (see Fig. 3), into the tearfluid of these patients, might compensate the gradual loss of protection by proteins originating from the lacrimal gland.

Conclusions

Protein patterns and changes in the concentration of specific proteins in the tearfluid can give information on the condition of the lacrimal gland and the conjunctiva. SDS gelelectrophoresis is

Table 1. *Relative contributions of serum and lacrimal gland to the protein composition of tearfluid*

	Proteins from serum	Proteins from lacrimal gland
Normals	0/ +	+ + +
Chronic conjunctivitis	+ / + + +	+ + +
Keratoconjunctivitis sicca	+ / + + +	0/ + +

a very sensitive technique for the detection of these changes in protein pattern. The information it gives in sicca patients coincides with that of the agardiffusion assay for lysozyme, except in those cases in which lysozyme levels are high in comparison to the levels of other proteins originating from the lacrimal gland. The changes in protein pattern that one can expect in the tears in cases of chronic non-infectious conjunctivitis and in keratoconjunctivitis sicca are summarized in Tab. 1.

Only a few components of the complicated protein pattern have been identified and studied systematically. It might well be, that among the other not yet identified proteins there are some, whose concentration or presence is related to diseases of the eye.

References

1. Frauch, P.: Tränendrüsensekrete und präkornealer Film beim gesunden Menschen. Pharm. Acta Helv. *53*, 1—16 (1978).

2. McEwen, W. K., Kimura, S. J.: Filterpaper electrophoresis of tears. I. Lysozyme and its correlation with keratoconjunctivitis sicca. Am. J. Ophthal. *39*, 200—201 (1955).

3. Josephson, A. S., Lockwood, D. W.: Immunoelectrophoretic studies of the protein components of normal tears. J. Immunol. *93*, 532—539 (1964).

4. Josephson, A. S., Weiner, R. S.: Studies of the proteins of lacrimal secretions. J. Immunol. *100*, 1080—1092 (1968).

5. Gachon, A. M., Verelle, P., Betail, G., Dastugue, B.: Immunological and electrophoretic studies of human tear proteins. Exp. Eye Res. *29*, 539—553 (1979).

6. Janssen, P. T., van Bijsterveld, O. P.: Comparison of electrophoretic techniques for the analysis of human tear fluid proteins. Clin. Chim. Acta *114*, 207—218 (1981).

7. Gachon, A. M., Lambin, P., Dastugue, B.: Human tears: electrophoretic characteristics of specific proteins. Ophthal. Res. *12*, 277—285 (1980).

8. Broekhuyse, R. M.: Tear lactoferrin: a bacteriostatic and complexing protein. Invest. Ophthal. *13*, 550—554 (1974).

9. Bonavida, B., Sapse, A. T., Sercarz, E. E.: Specific tear prealbumin: a unique lachrymal protein absent from serum and other secretions. Nature *221*, 375—376 (1969).

10. Josephson, A. S., Wald, A.: Enhancement of lysozyme activity by anodal tear protein. Proc. Soc. Exp. Biol. Med. *131*, 677—679 (1969).

11. Zavaro, A., Samra, Z., Baryishak, R., Sompolinsky, D.: Proteins in tears from healthy and diseased eyes. Doc. Ophthal. *50*, 185—199 (1980).

12. Van Bijsterveld, O. P.: Diagnostic tests in the sicca syndrome. Arch. Ophthal. *82*, 10—14 (1969).

13. Laemmli, U. K.: Cleavage of structural proteins during the assembly of the head of the bacteriophage T 4. Nature *227*, 680—685 (1970).

14. Scheidegger, J. J.: Une micro-méthode de l'immuno-électrophorèse. Int. Arch. Allergy Appl. Immunol. *7*, 103—110 (1955).

15. Mancini, G., Carbonara, A. O., Heremans, J. F.: Immunochemical quantification of antigens by radial immunodiffusion. Int. J. Immunochem. *2*, 235—254 (1965).

16. Van Bijsterveld, O. P., Janssen, P. T.: The effect of calcium dobesilate on albumin leakage of the conjunctival vessels. Current Eye Res. *1*, 425—430 (1981).

17. Liotet, S.: Les protéines des larmes humaines. Nouv. Presse Méd. *8*, 3893—3895 (1979).

18. Thomas, J., Dorme, N., Sergant, M., Raynaud, G., Bouvet, P.: Action de dobésilate de calcium sur la résistance et la perméabilité capillaires et sur le temps de saignement et l'adhésivité plaquettaire modifiés par le dextran. Ann. Pharm. Franç. *30*, 415—427 (1972).

19. Gillette, T. E., Greiner, J. V., Allansmith, M. R.: Immunohistochemical localization of human tear lysozyme. Arch. Ophthal. *99*, 298—300 (1981).

20. Gillette, T.E., Allansmith, M. R.: Lactoferrin in human ocular tissues. Am. J. Ophthal. *90*, 30—37 (1980).

21. McClellan, B. H., Whitney, C. R., Newman, L. P., Allansmith, M. R.: Immunoglobulins in tears. Am. J. Ophthal. *76*, 89—101 (1973).

22. Lemp, M. A.: Diagnosis and treatment of tear deficiencies. In: Clinical Ophthalmology (Duane, T. D., Hrsg.), Vol. 4, chap. 14, p. 3. Hagerstown, Md.: Harper and Row. 1980.

Authors' address: P. T. Janssen, Laboratorium voor Medische Anatomie en Embryologie, Janskerkhof 3 A, 3512 BK Utrecht, The Netherlands.

Der Tränenfilm im Normalen und Pathologischen

M. Zirm

Universitäts-Augenklinik Innsbruck, Österreich

Mit 9 Abbildungen

Der Tränenfilm im Normalen

Der Tränenfilm bedeckt jene Oberfläche des Auges, welche den größten Kontakt mit der Umwelt hat. Es ist daher verständlich, daß Veränderungen des Tränenfilmes zu weitreichenden Störungen führen können.

Unter Tränen versteht man den eigentlichen praecornealen Tränenfilm und die Flüssigkeit im unteren Bindehautsack. Die Gesamtmenge beträgt ca. 5 μl bis 10 μl. 95 % werden von der Tränendrüse produziert, der Rest von Schleimzellen und akzessorischen Tränendrüsen der Bindehaut. Pro Minute werden 1—2 μl Tränenflüssigkeit gebildet. Der praecorneale Tränenfilm, dessen Aufbau in der Folge besprochen wird, hat eine Dicke von 5—10 μm. Er besteht aus einem oberflächlichen, ca. 0,1—0,2 μm dicken Lipidfilm, der von den Meibomschen Drüsen abgesondert wird. Dieser ist die Trennschicht zwischen Tränen und Luft. Unter dem Lipidfilm befindet sich eine etwas dickere wasserhaltige Schichte, die Eiweißkörper, Stoffwechselprodukte, Elektrolyte und Mucin enthält. Eine Mucinschicht von 0,02 bis 0,04 μm bildet die Grenze gegen das Hornhautepithel (Abb. 1). Nur so ist es möglich, daß sich Tränen durch jeden Lidschlag sofort auf der Oberfläche der Hornhaut ausbreiten.

Besonders zu beachten ist die Verdunstung der Tränenflüssigkeit. Sie beträgt im Normalfall ca. 20—25 % der gesamten Menge. Beim gesunden Auge stehen Tränenproduktion und Verdunstung in einem dynamischen Gleichgewicht. Bei verminderter Tränenproduktion, z. B. beim Sjögren-Syndrom, aber auch bei sehr starker Verdunstung, kommt es zum Verlust der protektiven Lipidschichte an der Oberfläche des Tränenfilmes. Der um das 10—20fache gesteigerte Flüssig-keitsverlust führt zur Konzentrierung der Tränenflüssigkeit und macht diese hyperton (0,97 % und mehr), wodurch die Hornhaut

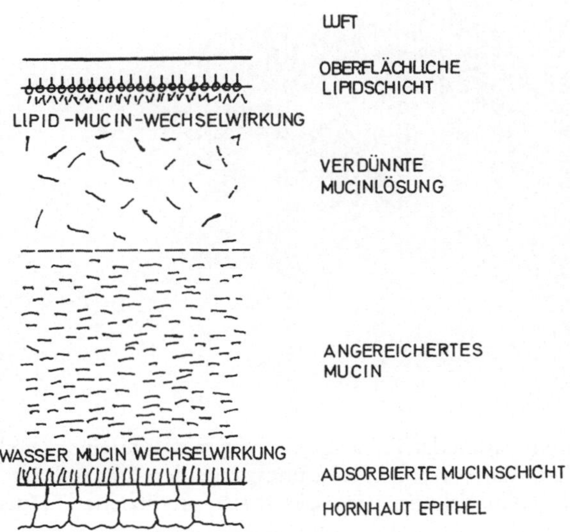

Abb. 1. Dreischichtiger Aufbau des normalen präcornealen Tränenfilmes (nach Holly, 1973)

dehydriert wird. Wird die Verdunstung verhindert, erreicht die Trä-nenflüssigkeit wieder einen osmotischen Druck einer 0,9%igen NaCl-Lösung.

Abnahmetechnik

Um die Zusammensetzung der Tränen beurteilen zu können, müs-sen diese zunächst in geeigneter Weise gewonnen werden. Methoden, bei denen die Tränenflüssigkeit mittels Filterpapiers (z. B. Schirmer-Test-Streifen) gesammelt wird, sind aus folgenden Gründen eher ungeeignet. Einerseits erfolgt am Filterpapier eine selektive Ad- und Absorption bestimmter Inhaltsstoffe, und andererseits löst der mecha-nische Reiz zusätzlich eine Produktion von Reflextränen aus, die in ihrer Zusammensetzung nicht der physiologischen Tränenproduk-tion entsprechen. Wir verwenden daher zur Abnahme der Tränen eine Glaskapillare von 20 μl Inhalt. Dieses Röhrchen wird vor die Ausführungsgänge der Tränendrüse gelegt und fängt mit Hilfe der Kapillarwirkung die frisch produzierte Tränenmenge auf. Bei rich-

tiger Handhabung ist diese Abnahmetechnik gut kontrollierbar und
für den Patienten im wesentlichen nicht unangenehm (Abb. 2).

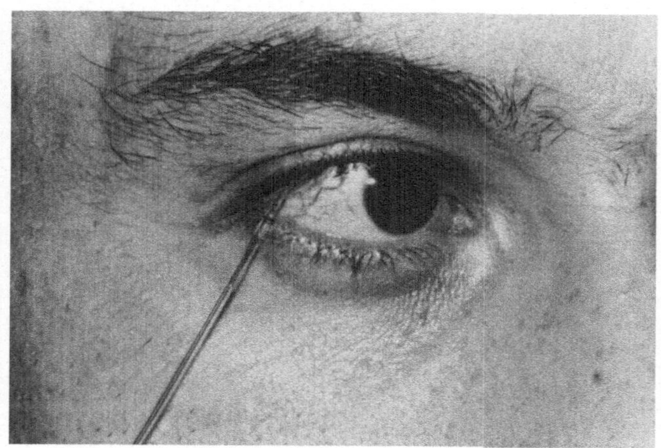

Abb. 2. Demonstration der Tränengewinnung mit Hilfe einer Kapillare. Diese
wird unter das Lid vor die Ausführungsgänge der Tränendrüse gelegt. Mit
Hilfe der Kapillarwirkung wird die frisch produzierte Tränenflüssigkeit
aufgesogen

Träneninhaltsstoffe

Proteine: Prae-Albumin, Albumin, Coeruloplasmin, Lactoferrin,
Transferrin, IgA, IgG, IgE, IgD, IgM, Komplement, CEA*

Enzyme: LDH, Amylase, Peroxydase, Plasminogen-Aktivator, Kollagenase, Antiproteinase, Lysozym, Non-Lysozym-Faktor

Stoffwechselprodukte: Glucose, Lactat, Harnstoff, Katecholamin,
Histamin, Prostaglandine

Lipide: Cholesterol

Elektrolyte: Natrium, Calcium, Magnesium

---

* *CEA in Tränen:* Das carcinoembryonale Antigen (CEA) ist im menschlichen Serum entweder nicht oder nur in wenigen Nanogramm nachweisbar. Bisher wurde CEA in der Tränenflüssigkeit, soweit uns bekannt, nicht
beachtet. Wir haben die erstaunliche Feststellung gemacht, daß dieses Protein in der Tränenflüssigkeit in zehnfacher Serumkonzentration vorliegt.
Unsere derzeitigen Untersuchungen erlauben die Annahme, daß CEA von
der Tränendrüse produziert wird, ohne daß pathologische Veränderungen
(wie z. B. bei Mamma-Karzinomen) nachweisbar wären.

Tabelle 1. *Gegenüberstellung von Inhaltsstoffen der Tränenflüssigkeit und des Serums (entnommen aus Milder, [19])*

Physical properties and chemical of composition human tears and plasma

	Tears	Plasma
Physical properties		
Osmotic pressure	0.9% NaCl	6.62 atm
pH	7.4 (7.3 to 7.7)	7.39
Refractive index	1.357	1.35
Volume	0.50 to 0.67 gm/16 hr (waking)	
General chemical components		
Ash	1.05 gm/100 ml	0.6 to 1.0 mg/100 ml
Solids, total	1.8 gm/100 ml	8.6 gm/100 ml
Water	98.2 gm/100 ml	94 gm/100 ml
Electrolytes		
Bicarbonate	26 mEq/liter	24.3 mEq/liter
Chloride	135 mEq/liter	102 mEq/liter
Potassium	15 to 29 mEq/liter	5 mEq/liter
Sodium	142 mEq/liter	137 to 142 mEd/liter
Nitrogenous substances		
Total protein	0.669 to 0.800 gm/100 ml	6.7 gm/100 ml
Albumin	0.394 gm/100 ml	4.0 to 4.8 gm/100 ml
Globulin	0.275 gm/100 ml	2.3 gm/100 ml
Ammonia	0.005 gm/100 ml	0.047 mg/100 ml
Uric acid		3 to 5 mg/100 ml
Urea	0.04 mg/100 ml	26.8 mg/100 ml
Nitrogen		
Total nitrogen	158 mg/100 ml	1140 mg/100 ml
Nonprotein nitrogen	51 mg/100 ml	27 (15 to 42) mg/100 ml
Carbohydrates		
Glucose	2.5 (0 to 5.0) mg/100 ml	80 to 90 mg/100 ml
Miscellaneous organic acids, vitamins, enzymes		
Citric acid	0.6 mg/100 ml	2.2 to 2.8 mg/100 ml
Ascorbic acid	0.14 mg/100 ml	0.1 to 0.7 mg/100 ml
Lysozyme	1438 (viscosimetric) (800 to 2500) units/ml	

In Tab. 1 (aus Milder [19]) werden für verschiedene Inhaltsstoffe
die Konzentrationen in den Tränen und dem Serum gegenübergestellt.
Die von den einzelnen Autoren angegebenen Normalwerte differie-
ren sicher teilweise aufgrund des unterschiedlichen Patientengutes,
vor allem aber aufgrund der unterschiedlichen Abnahme- und Untersuchungsmethoden. Es soll daher in der Folge eine wertfreie Litera-
turübersicht gegeben werden.

Mucus: Ehlers *et al.* [43], Moore und Tiffany [20], Moore und Tiffany [21]

Plasmaproteine: Little *et al.* [17], Sapse *et al.* [24], Allansmith *et al.*
[2], McClellan *et al.* [18], Schmut *et al.* [25], Zirm [3], Sen *et al.*
[28], Sen *et al.* [29], Liotet *et al.* [15], Selinger *et al.* [27], Liotet
et al. [16], Zavaro *et al.* [33]

Komplement: Yamamoto und Allansmith [32], Zirm [35], Zirm [38]

Lysozym: Bonavida und Sapse [7], Sapse *et al.* [23], Sapse *et al.* [24],
Janke *et al.* [13], Harada [11], Etches *et al.* [9], Selinger *et al.* [27],
Ueda *et al.* [31], Seal [26], Sen und Sarin [30]

Non-Lysozym-Faktor: Friedland [10]

Antiproteinasen: Zirm [34], Zirm [35], Zirm *et al.* [36], Zirm [38],
Zirm und Ritzinger [39], Zirm [40]

Prostaglandine: Dhir *et al.* [8]

Histamine: Abelson *et al.* [1], Allansmith *et al.* [3]

Elektrolyte: Avisar *et al.* [5], Van Haeringen [44]

Der Tränenfilm im Pathologischen

Schon beim gesunden Auge ist es schwer, Konzentrationen von
Träneninhaltsstoffen hinsichtlich ihrer Bedeutung (Schutz, Stabilität
usw.) zu beurteilen. Im Pathologischen ist es nicht immer leicht,
Veränderungen in der Zusammensetzung der Tränenflüssigkeit als
primäre oder sekundäre Veränderungen zu erkennen. Dies liegt
daran, daß nicht nur die Tränendrüse unter entsprechender Stimu-
lierung Tränenflüssigkeit in einer bisher nicht vermuteten Konzentration produziert, sondern auch die meist dillatierten und brüchig
gewordenen Bindehautgefäße zu einer zusätzlichen Transsudation
von Inhaltsstoffen führen. Des weiteren entstehen Stoffwechselprodukte als Folge von Entzündungen, Immunreaktionen usw. Die Konzentration verschiedener Träneninhaltsstoffe bei pathologischen Veränderungen der Bindehaut und der Tränendrüse wurde ebenfalls von
zahlreichen Autoren untersucht. Insbesondere seien hier jene Arbeiten
erwähnt,· die sich mit dem Lysozymgehalt pathologisch veränderter

Tränen befassen. Experimentelle Arbeiten gehen auf Ratnakar *et al.* [22], Ueda *et al.* [31], Avisar *et al.* [6] und Salinger *et al.* [27] zurück. In jedem Fall wird dem *Lysozym* eine bakteriostatische Wirkung bestätigt. Da Lysozym bei Keratokonjunktivitis sicca in vermindertem Maße in der Tränenflüssigkeit zu finden ist, wurde von manchen Autoren einer Lysozymverminderung bei noch normaler Tränenproduktion ein prognostischer Wert beigemessen (Lemp [14]).

Die Bedeutung des *Immunglobulin IgA - 11S* ist unbestritten. Seine bakteriostatische Wirkung wie auch die Teilnahme an humoralen Immunreaktionen in Tränen und Bindehaut waren Bestandteil zahlreicher Untersuchungen. Sekret IgA unterscheidet sich von IgA durch ein durch Disulfidbrücken an die schwere Kette gebundenes Sekretstück (secretory piece). Heute wissen wir, daß es sich um IgA handelt, das in den epithelialen Drüsenzellen mit einem Sekretstück versehen wurde. Das IgA ist ein 7-S-Immunglobulin mit einem Molekulargewicht von 170 000, das Sekretstück von 45 000. Als Sekret IgA hat das Molekül eine Sedimentationskonstante von 11S. Zu finden ist das Immunglobulin A - 11S in allen Sekreten, von der Tränenflüssigkeit bis zum Eileitersekret. Pathologische Veränderungen der Bindehaut mit Störungen des Tränenfilmes, wie sie bei allergischen Keratoconjunctividen vorkommen, führen zu einem Anstieg von Sekret IgA in der Tränenflüssigkeit durch vermehrte Produktion innerhalb der Tränendrüse und auch durch Abgabe von Sekret IgA aus Plasmazellen der Bindehaut (Abb. 3). Hier sei vor allem auf Arbeiten von Allansmith *et al.* [2] und Allansmith und Gillette [4] hingewiesen.

Eigene Untersuchungen zu diesem Thema beschäftigen sich mit der Aktivierung des Komplementsystems in der Tränenflüssigkeit (Zirm [35]). Außerdem konnten wir feststellen, daß den Antiproteinasen bei entzündlichen, akuten und chronisch ulcerativen Bindehaut- und Hornhauterkrankungen sehr große Bedeutung zukommt (Zirm [38]). *Alpha-1-Antitrypsin und Alpha-2-Makroglobulin* sind wichtige Elemente eines komplizierten Enzymsystems, welches kaskadenförmig die Entzündungsvorgänge im Organismus steuert und sich dabei selbst aktiviert und auch hemmt (Abb. 4). Die zentrale Stelle nimmt jedoch das Komplementsystem ein, welches hauptsächlich an der Eliminierung von Fremdantigenen mit Hilfe immunologischer Vorgänge beteiligt ist.

Die hemmende Wirkung von Alpha-1-Antitrypsin, eines Proteins mit einem Molekulargewicht von 54 000, richtet sich gegen Trypsin, Chymotrypsin, Granulozyten-Kollagenase und Granulozyten-Elastase. Dieses Acute-phase-protein hat die Eigenschaft, die bereits gebundene Protease an eine stärkere Antiproteinase weiterzugeben.

Eine solche ist Alpha-2-Makroglobulin. Die Enzymwirkung richtet sich gegen Trypsin, Chymotrypsin, Plasmin, gering gegen Thrombin, Granulozyten-Elastase und Kollagenase. Wäre Alpha-2-Makroglobulin im Körper vollständig durch Proteinasen gebunden, würde der Mensch zugrunde gehen.

Das *Komplementsystem* besteht aus neun Komponenten, die für sich wiederum aus einzelnen aktivierten Formen aufgebaut sind. Von besonderer Bedeutung sind C 4 und C 3.

Proteinasen und Antiproteinasen bilden mit dem Komplementsystem einen komplizierten Mechanismus. C-1-Inaktivator hemmt vor allem den Hagemanfaktor und auch das Kallikrein-Kinin-System, während Alpha-1-Antitrypsin und Alpha-2-Makroglobulin als zweites Inhibitorsystem ebenfalls vor allem Kallikrein-Kinine hemmen. Eine Aktivierung des Komplementsystems erfolgt durch IgG und IgM bzw. durch Proteinasen und Kallikrein. In Anwesenheit von Calcium und Magnesium wird die Komplementstufe C 3 direkt aktiviert (Abb. 5).

Während im Serum Alpha-1-Antitrypsin in einer mittleren Konzentration von 208 mg/100 ml bestimmbar ist, enthält die Tränenflüssigkeit nur 1,5 mg/100 ml. Für Alpha-2-Makroglobulin betragen die mittleren Serumkonzentrationen 250 mg/100 ml. Die Tränen enthalten 0,5 mg/100 ml.

Bei der quantitativen Bestimmung der einzelnen Komplementkomponenten im Serum sind die Konzentrationen von C-1s-Inaktivator, C 4 und C 3 auffallend hoch, während Komponenten wie C 2, C 6, C 7, C 8 und C 9 in geringen Konzentrationen vorliegen. In der Tränenflüssigkeit reizfreier Augen war es möglich, C-1s-Inaktivator, C 4 und C 3 quantitativ immunochemisch zu bestimmen, während C 1s, C 1q und C 9 nicht einmal in geringsten Mengen durch eine Immunfluoreszenzmethode nachweisbar waren. Wie kann man nun den Zusammenhang zwischen Proteinase und Antiproteinase sowie Komplementaktivierung verstehen? Die bei Entzündungen der Bindehaut

---

Abb. 3. Demonstration von IgA im Stroma, vor allem aber an der Oberfläche der Bindehaut. Das so in die Tränenflüssigkeit gelangende IgA entstammt nicht der Tränendrüse, sondern den Plasmazellen der Bindehaut. Immunfluoreszenz, 5μ-Gefrierschnitte, Antihuman-IgA-fluoreszeinmarkiert

Abb. 4. Schematische Darstellung der Angriffsmöglichkeiten von Antiproteinasen auf Entzündungsvorgänge (nach Zirm, 1980)

Abb. 5. Graphische Darstellung des komplexen Aktivierungsvorganges, ausgelöst durch Antigen-Antikörper und das Komplementsystem

Abb. 3

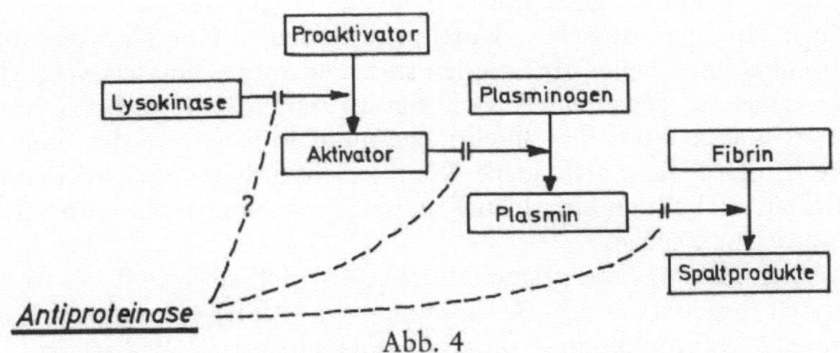

Abb. 4

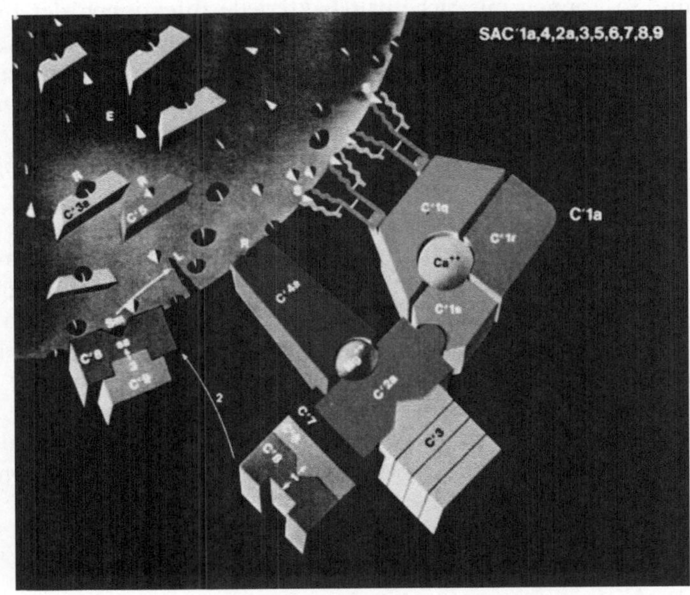

Abb. 5

und Hornhaut freiwerdenden Granulozytenproteinasen stimulieren wahrscheinlich die Durchlässigkeit für Antiproteinasen in den Tränendrüsen und Blutgefäßen, um einen enzymatischen Gleichgewichtszustand aufrechtzuerhalten.

Wenn die Komplementaktivierung bis zu C 9 reicht, entsteht ein Komplex von Antigen-Antikörper und Komplement. Dieses Gebilde ist besonders attraktiv für Granulozyten und Makrophagen, die nach der Phagozytose von beispielsweise Bakterien wieder zerfallen und so den Entzündungsvorgang aufrechterhalten (Abb. 6). Durch die Markierung von Latex-Teilchen einer Größe von $1\,\mu$ mit Komplement kann ein ähnliches Gebilde erzeugt werden. Die für Granulozyten schmackhaft gemachten Teilchen werden innerhalb kurzer Zeit von ihnen phagozytiert und können mittels einer indirekten Immunfluoreszenzmethode demonstriert werden (Abb. 7).

Durch die Kenntnis der Entzündungsvorgänge und durch die Bestimmung der Antiproteinasen sowie der Komplementbestandteile in der Tränenflüssigkeit erhält man die Möglichkeit, derartige Vorgänge zu diagnostizieren. Durch freiwerdende Granulozytenproteinasen bei bakteriellen Infektionen sind die Antiproteinasen, verglichen mit denen in gesunden Augen, signifikant erhöht, wodurch bakterielle von abakteriellen Infektionen unterschieden werden können. Die in der Folge entstandene Komplementaktivierung wird deutlich meßbar, wobei den einzelnen Komplexen bestimmte Funktionen zugesprochen werden.

Abschließend kann festgestellt werden, daß aufgrund der vorliegenden Ergebnisse der Bestimmung von Alpha-1-Antitrypsin und Alpha-2-Makroglobulin differentialdiagnostische Bedeutung zukommt. So können mit Sicherheit bakterielle Infektionen der Binde- und Hornhaut diagnostiziert werden, wobei auch die Zunahme der einzelnen Komplementbestandteile durch entsprechende immunochemische Methoden nachweisbar ist. Es soll noch darauf hingewiesen werden, daß die Komplementkomponenten sich gegenseitig sehr schnell aktivieren, weshalb die abgenommene Tränenflüssigkeit sofort untersucht oder tiefgefroren werden sollte.

Die vorangehenden Ausführungen zeigen, daß auch in der Tränenflüssigkeit ein kinetisches Gleichgewicht aller Reaktionspartner herrschen muß. Dies gilt nicht nur für die biochemischen Vorgänge, sondern zuletzt auch für ein Gleichgewicht im Zusammenleben von Bakterien, Pilzen und Viren. Die heute zur Verfügung stehenden Nachweismethoden erlauben die einzelnen Reaktionspartner isoliert zu untersuchen, um so prognostische oder diagnostische Aussagen machen zu können. Im Wissen um die pathologische Bedeutung der aus den Granulozyten freiwerdenden Proteinasen wurde von uns

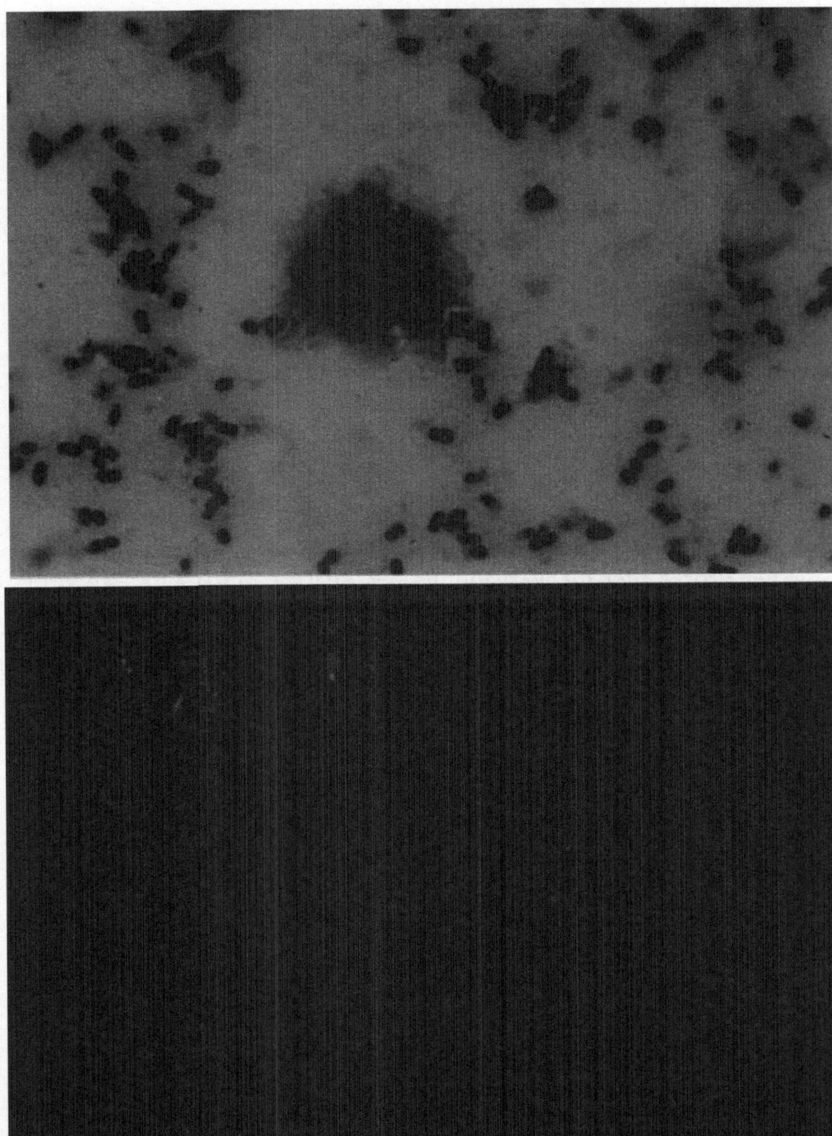

Abb. 6 (oben). Phagozytose von Komplement-beladenen Latexteilchen
durch Makrophagen

Abb. 7 (unten). Komplementbeladene Latexteilchen, die von Granulozyten
phagozytiert wurden, können mittels der indirekten Immunfluoreszenzmethode intrazellulär dargestellt werden. Meerschweinchenkomplement,
Anti-Meerschweinchenkomplement (Ziege), Anti-Ziegen-IgG (Kaninchen)

7   Chronische Conjunctivitis

versucht, bei bakteriellen Infektionen der Bindehaut und Hornhaut eine Aktivierung der Antiproteinasen (Zirm [35, 38]) nachzuweisen. Wir konnten feststellen, daß diese zu einer Erhöhung des Alpha-1-Antitrypsingehaltes in der Tränenflüssigkeit des erkrankten Auges führen. In klinisch unklaren Fällen war eine signifikante Zunahme von Alpha-1-Antitrypsin ein wertvoller diagnostischer Hinweis auf eine bakterielle Infektion. Unsere Beobachtungen wurden durch 77 eigene Fälle belegt.

Während unter physiologischen Bedingungen der Antiproteinasengehalt in der Tränenflüssigkeit und in der Hornhaut ausreicht, um das Gewebe vor der zerstörenden Wirkung proteolytischer Enzyme zu schützen, muß bei Entzündungen eine ausreichende Antiproteinasenkapazität vorhanden sein. Unter normalen Umständen bildet ein Enzym mit dem Inhibitor einen reversiblen Enzym-Inhibitions-Komplex.

$$E + I \rightleftharpoons EI$$

Die Betonung liegt auf reversibel. Dies ist ein normaler physiologischer Prozeß, der die Vergeudung des Enzyms durch eine Reaktion mit nicht spezifischen Substraten verhindert, nachdem es im Überschuß in Freiheit gesetzt wurde (und natürlich verhindert dieser Mechanismus zur gleichen Zeit auch den Verbrauch der nicht spezifischen Substrate). Normalerweise wird im Plasma diese Funktion durch zirkulierende Inhibitoren (Alpha-1-Antitrypsin, Alpha-2-Makroglobulin u. a.) wahrgenommen.

Die Reaktion zwischen Enzym und Inhibitor folgt dem Massenwirkungsgesetz, demnach ist das Verhältnis zwischen freiem Enzym und freiem Inhibitor eine Konstante.

$$\frac{(E) \times (I)}{(EI)} = K$$

Die Dissoziationskonstante kann anhand der Inhibitionskurven berechnet werden. Nun scheinen aber, wie bereits von Liebermann [41] vermutet, unter gewissen Umständen komplexe Bindungen zwischen Antiproteinase und Proteinase zu entstehen, dies vor allem bei einem massiven Freiwerden von Proteinasen und einem relativen Defizit von Antiproteinasen. Wir konnten beobachten, daß bei chronischen Hornhautgeschwüren der sonst beobachtete starke Anstieg von Antiproteinasen (Alpha-1-Antitrypsin) ausblieb. Anstelle dessen wurde in der radialen Immundiffusion ein Dreifach-Ring (Abb. 8) gesehen. Die Analyse dieses Substrates in der zweidimensionalen Immunelektrophorese ergab eine auffällige Auftrennung der Antiproteinase in schneller und langsamer wandernde Anteile (Abb. 9).

Tränenersatzmittel mit Antiproteinasen

Da wir den Proteinaseninhibitoren in der Tränenflüssigkeit eine
große Bedeutung beimessen, versuchten wir entsprechende Mangel-
zustände auszugleichen, indem tierische Antiproteinasen Tränenersatzmitteln zugesetzt wurden. Dazu steht uns ein aus Rinderlungen
extrahiertes basisches Polypeptid* zur Verfügung. Dieses Polypeptid

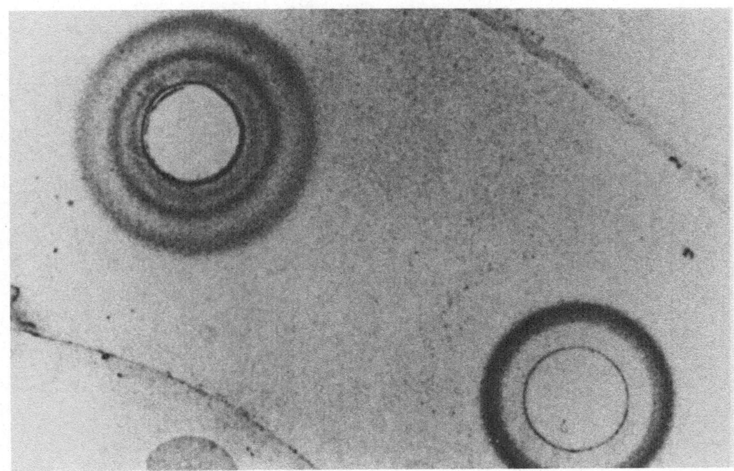

Abb. 8. In der radialen Immundiffusion ist neben einem normalen Präzipi-
tationsring eine deutlich dreifache Präzipitation um eine Auftragestelle der
Tränenflüssigkeit zu sehen
(Alpha-1-Antitrypsin, LC-Partigenplatten, Behringwerke)

mit polyvalenter Proteinasenhemmwirkung wurde vorerst in stei-
gender Konzentration an zehn Versuchstieren (weiße Neuseeland-
Hasen), sodann an zehn freiwilligen Patienten ausgetestet. Dies war
notwendig, da bisher derartige Polypeptide zwar intravenös, aber
nicht lokal verabreicht worden waren. Eine lokalschädigende Wirkung wurde von uns nicht erkannt. Seit 1976 behandeln wir Patienten mit nachgewiesenem Alpha-1-Antitrypsinmangel in der Tränenflüssigkeit mit einem zuvor genannten Tränenersatzmittel und haben
dabei gute Erfolge. Am Therapiebeginn wurden 5000 IE-Antipro-
teinasen pro Milliliter Tränenersatzmittel ein- bis dreimal täglich
verabreicht. Kontrolliert wurde der Therapieerfolg nicht nur durch
Spaltlampenuntersuchungen, sondern auch durch zytologische Unter-

---

* Trasylol (Fa. Bayer).

suchungen der Bindehaut. Wir konnten beobachten, daß mit einem Wirksamwerden der Antiproteinasen die Zahl der in der Bindehaut vorhandenen Granulozyten deutlich abnahm.

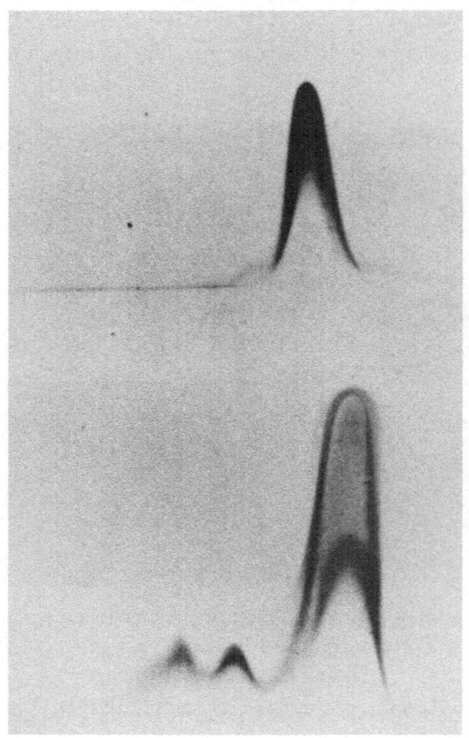

Abb. 9. Zweidimensionale Immunelektrophorese von normaler Tränenflüssigkeit (oben) und von Tränenflüssigkeit, die bei einem Ulcus corneae gewonnen werden kann (unten). Auffällig ist die dreigipfelige Präzipitationslinie (Alpha-1-Antitrypsin-Antiserum, Behringwerke)

Tierexperimenteller Beweis der Antiproteinasen-Schutzfunktion

Daß Antiproteinasen im Bereich der vorderen Augenabschnitte eine schützende Funktion ausüben, konnten wir durch folgendes Experiment beweisen. Drei Kaninchen wurden mit 0,3 n NaOH an beiden Augen verätzt. 45 Sekunden danach wurde auf dem einen Auge eine Therapie mit Antiproteinasen (100 000 Einheiten pro Milliliter), am anderen mit physiologischer Kochsalzlösung begonnen. Beides würde alle 30 Minuten während 8 Stunden den Versuchstieren in den unteren Bindehautsack getropft. Am Ende des Experimentes wurden die Tiere mittels einer intravenösen Nembutalininjektion getötet, fotografiert und die Bulbi sowie die umgebende Bindehaut einer histologischen Untersuchung zugeführt. Es war deutlich erkennbar, daß sowohl in der Hornhaut als auch in den Bindehautanteilen der Bulbus- und tarsalen Bindehaut eine deutlich geringere Infiltration von Leukozyten stattgefunden hatte und so eine schädigende Wirkung der Leukozytenproteinasen durch die Antiproteinasentherapie reduziert wurde.

Streuli und Grob [42] schreiben wörtlich: „Der Pathophysiologe steht jetzt vor der faszinierenden Aufgabe, die lokalen Proteinaseinhibitoren-Aktivitäten im Gewebe zu erforschen; denn möglicherweise kommt einem relativen, lokalen Mangel an Alpha-1-Antitrypsin größere Bedeutung zu." Wir wissen heute, daß Antiproteinasen ein wichtiger Bestandteil der Tränenflüssigkeit sind. Besteht ein Mangel an Tränenflüssigkeit (so beim Sjörgen-Syndrom), führt dieser unweigerlich auch zu einem Mangel an Proteinaseinhibitoren. Es erscheint daher sinnvoll, vor allem bei erfolgloser Therapie mittels Tränenersatzflüssigkeit, zusätzlich Antiproteinasen beizumengen. Die Konzentration der notwendigen Antiproeinasen ist individuell verschieden. Sobald die Bindehaut frei von Granulozyten ist, kann auch eine Substitution mit Antiproteinasen deutlich reduziert oder auch beendet werden.

Literatur

1. Abelson, M. B., Soter, N. A., Simon, M. A., Dohlman, J., Allansmith, M. R.: Histamine in human tears. Amer. J. Ophtal. *83*, 417—418 (1977)

2. Allansmith, Mathea A. R., Whitney, Ch. R., McClellan, Barbara H., Newman, L. P.: Immunoglobulins in the human eye. Arch. Ophthal. *89*, 36—45 (1973).

3. Allansmith, Mathea A. R., Baird, R. S., Higgenbotham, E. J., Abelson, M. B.: Technical aspects of histamine determination in human tears. Amer. J. Ophthal. *90*, 719—724 (1980).

4. Allansmith, Mathea A. R., Gillette, T. H. E.: Secretory component in human ocular tissues. Amer. J. Ophthal. *89*, 353—361 (1980).

5. Avisar, R., Savir, H., Sidi, Y., Pinkhas, J.: Tear calcium and magnesium levels of normal subjects and patients with hypocalcemia or hypercalcemia. Invest. Ophthal. vis. Sci. *16*, 1150—1151 (1977).

6. Avisar, R., Menaché, R., Shaked, Prina, Rubinstein, Julia, Machtey, I., Savir, Hanna: Lysozyme content of teras in patients with Sjörgen's syndrome and rheumatoid arthritis. Amer. J. Ophthal. *87*, 148—151 (1979).

7. Bonavida, B., Sapse, A. T.: Human tear lysozyme. II. Quantitative determination with standard Schirmer strips. Amer. J. Ophthal. *66*, 70—76 (1968).

8. Dhir, S. P., Garg, S. K., Sharma, Y. R., Lath, N. K.: Prostaglandins in human tears. Amer. J. Ophthal. *87*, 403—404 (1979).

9. Etches, P. C., Leahy, F., Harri, S. D., Baum, J. D.: Lysozyme in the tears of newborn babies. Arch. Dis. Childh. *54*, 218—221 (1979).

10. Friedland, B.: Non-lysozyme antibacterial factor in human tears. Amer. J. Ophthal. *74*, 52—59 (1972).

11. Harada, M.: Secretion of human tear lysozyme. Acta Soc. Ophthal. jap. *82*, 308—314 (1978).

12. Holly, F.: Formation and rupture of the tear film. Exp. Eye Res. *15*, 515 (1973).

13. Janke, W., Langmaack, H., Tiburtius, H.: Bestimmung der lysozymalen Aktivität der Tränenflüssigkeit mit klinisch anwendbarer Methode. Klin. Mbl. Augenheilk. *163*, 366—369 (1973).

14. Lemp, M. A.: Diagnosis and treatment of tear deficiencies. In: Clinical Ophthalmology (Duane, Th. D., Hrsg.), Vol. 4, ch. 14, S. 1—10. Cambridge: Harper and Row. 1980.

15. Liotet, S., Cohen, N., Diatkine-Daumezon, S., Chatellier, P.: Bestimmung und praktischer Wert des Einweißprofils menschlicher Tränenflüssigkeit. Contactologia *1*, 38—51 (1979).

16. Liotet, S., Hamard, H., Beranger, A., Arrata, M.: Etude des protéines lacrymales au cours des syndromes sicca. J. Fr. Ophtal. *3/4*, 263—266 (1980).

17. Little, J. M., Centifanto, Y. M., Kaufman, H. E.: Immunoglobulins in human tears. Amer. J. Ophthal. *68*, 898—905 (1969).

18. McClellan, Barbara H., Whitney, Ch. R., Newman, L. P., Allansmith, M. R.: Immunoglobulins in tears. Amer. J. Ophthal. *76*, 89—101 (1973).

19. Milder, B.: The lacrimal apparatus. In: Adler's Physiology of the Eye (Moses, R. A., Hrsg.), 6. Aufl., S. 18—37. Saint Louis: Mosby. 1975.

20. Moore, J. C., Tiffany, J. M.: Human ocular mucus. Origins and preliminary characterisation. Exp. Eye Res. *29*, 291—301 (1979).

21. Moore, J. C., Tiffany, J. M.: Human ocular mucus. Chemical studies. Exp. Eye Res. *33*, 203—212 (1981).

22. Ratnakar, K. S., Kanta, R. C., Mehta, U., Amoji, S. D.: Lacrimal lysozyme alterations in experimental protein deficiency. Ophthalmologica *181*, 320—325 (1980).

23. Sapse, A. T., Bonavida, B., Stone, W., Sercarz, E. E.: Human tear lysozyme. III. Preliminary study on lysozyme levels in subjects with smog eye irration. Amer. J. Ophthal. *66*, 76—80 (1968).

24. Sapse, A. T., Bonavida, B., Stone, W., Sercarz, E. E.: Proteins in human tears. Arch. Ophthal. *81*, 815—819 (1969).

25. Schmut, O., Katschnig, H., Zirm, M.: Die Untersuchung von Körperflüssigkeiten mit geringer Proteinkonzentration mittels einer Kombination von Mikro-Disk-Elektrophorese und Elektroimmundiffusion. Z. Naturforsch. *32 c*, 405—408 (1977).

26. Seal, D. V.: Lysozyme content of tears. Amer. J. Ophthal. *89, 459*—460 (1980).

27. Selinger, D. S., Selinger, Rosemary C., Reed, W. P.: Resistance to infection of the external eye: the role of tears. Surv. Ophthal. *24, 33*—38 (1979).

28. Sen, D. K., Sarin, G. S., Mathur, G. P., Saha, Kunal: Biological variation of immunglobulin concentrations in normal human tears related to age and sex. Acta Ophthal. *56, 439*—444 (1978 a).

29. Sen, D. K., Sarin, G. S., Saha, Kunal: Immunoglobulin E in human tears and aqueous humor. Indian J. Ophthal. *26/2, 1*—4 (1978 b).

30. Sen, D. K., Sarin, G. S.: Immunoassay of human tear lysozyme. Amer. J. Ophthal. *90, 715*—718 (1980).

31. Ueda, T., Sugita, Y., Kitano, S.: Tear lysozyme in the sicca syndrome. Acta Soc. Ophthal. Japan *83, 1509*—1516 (1979).

32. Yamamoto, G. K., Allansmith, Mathea R.: Complement in tears from normal humans. Amer. J. Ophthal. *88, 758*—763 (1979).

33. Zavaro, A., Samra, Z., Baryishak, R., Sompolinsky, D.: Proteins in tears from healthy and diseased eyes. Documenta Ophthal. *50, 185*—199 (1980).

34. Zirm, M.: Alpha-1-Antitrypsin-Bestimmungen in der Tränenflüssigkeit. Ein Beitrag zur Diagnose entzündlicher Hornhautveränderungen. 2. Jahrestagung der Österr. Biochem. Gesellschaft, Abstracts, S. 46 (1975).

35. Zirm, M.: The meaning of complement and antiproteinases in human tears. 3rd European Immunology Meeting, Copenhagen, August 25—27, Abstracts, S. 70 (1976).

36. Zirm, M., Schmut, O., Hofmann, H.: Quantitative Bestimmung der Antiproteinasen in der menschlichen Tränenflüssigkeit. Albrecht v. Graefes Arch. klin. exp. Ophthal. *198, 89*—94 (1976).

37. Zirm, M.: Immunbiologie der Tränenflüssigkeit. Klin. Mbl. Augenkeilk. *170, 180*—181 (1977).

38. Zirm, M.: The activation of antiproteinases and complement in tears. In: Blood Circulation in the Uvea, the Retina and the Optic Nerve (Physiology and Pathology) (Francois, J., Hrsg.), S. 465—467. 5th Congress of the European Society of Ophthalmology, Hamburg, 1976. Stuttgart: F. Enke. 1978.

39. Zirm, M., Ritzinger, I.: Der diagnostische und prognostische Wert einer Alpha-1-Antitrypsinbestimmung in der Tränenflüssigkeit. Klin. Mbl. Augenheilk. *173, 221*—225 (1978).

40. Zirm, M.: Die Bedeutung von Proteinaseinhibitoren in der Tränenflüssigkeit. Klin. Mbl. Augenheilk. *177, 759*—767 (1980).

41. Liebermann, J.: Alpha-1-Antitrypsin. J. Occupat. Med. *15*, 194—199 (1973).
42. Streuli, R., Grob, P. J.: Die diagnostische Bedeutung des Alpha-1-Antitrypsin. Dtsch. med. Wschr. *102*, 398—399 (1977).
43. Ehlers, N., Vedel-Kessing, S., Norn, M. S.: Quantitative amounts of conjunctival mucous secretion and tears. Acta Ophthal. *50*, 210—213 (1972).
44. van Haeringen, N., Jr.: Clinical biochemistry of tears. Survey of Ophthal. *26*, 84—96 (1981).

Anschrift des Verfassers: Doz. Dr. M. Zirm, Universitäts-Augenklinik, Anichstraße 35, A-6020 Innsbruck, Österreich.

Die Bedeutung des Lidschlages für den Aufbau des Tränenfilmes

R. Turß

Universitäts-Augenklinik Marburg a. d. Lahn, Bundesrepublik Deutschland

Mit 5 Abbildungen

Das Blinken ist eine unbewußte, an beiden Augen synchron ablaufende Bewegung, die der Augengesunde täglich ca. 13 000mal macht. Über die funktionelle Anatomie des Lidapparates berichtete Rohen [10], im gleichen Jahr stellte Doane [2] den komplizierten Bewegungsablauf in extremer Zeitlupe dar. Ein Lidschlag dauert ungefähr 0,25 sec, im Durchschnitt wird dann 5 sec lang nicht mehr geblinkt. Während des Lidschlages führt das Oberlid eine Abwärtsbewegung durch, die sich wellenförmig von temporal nach nasal fortsetzt. Das Unterlid bewegt sich vorwiegend horizontal nach nasal. Zum Ende der Lidschlußphase hin legen sich beide Tränenpünktchen aufeinander, und durch ein zusätzliches Komprimieren wird in den Tränenkanälchen ein Überdruck erzeugt zur Ausleerung zum Saccus hin. Wahrscheinlich spielen bei diesem Vorgang auch sphinkterartige Strukturen um die ableitenden Tränenwege herum eine Rolle. Außerdem werden beim Lidschlag die Meibomschen Drüsen durch sie umgebende schlingenförmige Anteile des Orbicularis oculi ausgedrückt. Mit dem Lidschluß wird der Bulbus ca. 1,5 mm nach hinten verlagert, d. h. es wird auf Hornhaut und Bindehaut ein gewisser Druck ausgeübt, der für die Entleerung der Becherzellen und der Tränendrüsen Bedeutung haben dürfte. Bei der Lidöffnung bleiben die Tränenpünktchen zunächst aufeinander haften, und es entsteht während der Oberlidhebung ein negativer Druck innerhalb der Kanälchen, bis die Pünktchen voneinander abreißen. Durch den plötzlichen Druckausgleich wird die Tränenflüssigkeit des Meniskus eingesogen. Beim Öffnen der Lider wird ein neuer Tränenfilm aufgebaut. Daß es sich beim unbewußten Blinkvorgang nicht um ein

rein reflektorisches, von der Augenoberfläche oder der Haut her
gesteuertes Geschehen handeln kann, geht aus der Mitteilung Duke
Elders [4] hervor, daß, solange der Mensch wach ist, Blinkbewe-
gungen gemacht werden, auch wenn die Augen geschlossen gehalten
und Schlaf simuliert wird. Ponder und Kennedy [9] vertraten die
Meinung, daß das unbewußte Blinken unabhängig von peripheren
Reizen zentral durch mehr oder weniger regelmäßige Pulsentladun-
gen über den Facialis ausgelöst wird. So wird die Blinkfrequenz
durch psychischen Streß oder Drogen recht stark beeinflußt und
kann lange unterdrückt werden, wohingegen Außentemperatur und
Luftfeuchtigkeit [8] nur geringen Einfluß auf die Häufigkeit des Lidschlages haben. Der Blinkfrequenz wird in der Ophthalmologie
wenig Beachtung geschenkt [4]. Vom unwillkürlichen, beidseits syn-
chronen Blinkvorgang muß man andere, bewußte oder provozierte
Lidschluß- und -öffnungsvorgänge unterscheiden: das leichte Schließen der Augen, das Zusammenkneifen eines oder beider Augen sowie
den reflektorischen Lidschluß durch Stimulation der Hornhaut, der
Bindehaut oder der Lider als trigeminofacialen Reflex. Diesen Schutz-
reflex benutzen wir zum einen bei der Aesthesiometrie zur Messung
der Hornhautsensibilität, zum anderen wird er in der Neurologie
als Funktionsprüfung für das Stammhirn und höhere Zentren be-
nutzt [11, 6, 7]. Auch optische Wahrnehmungen, wie grelles Licht
oder die Annäherung von Fremdkörpern und Instrumenten, wie
Tonometer u. ä., lösen Lidschlußreflexe aus. Der Vollständigkeit
halber sei auf Synkinesen, wie Marcus-Gunn-Syndrom oder inverses
Marcus-Gunn-Syndrom, bei der Rückbildung von Facialisparesen
hingewiesen.

Störungen der Blinkfrequenz

Jeder Mensch scheint einen individuellen Blinkrhythmus zu haben,
wobei sich Phasen höherer und niederer Frequenz abwechseln. Durchschnittlich blinkt der Augengesunde ca. 12mal/min [9], Variationen
zwischen 6 bis 30mal/min werden als normal angesehen. Die extrem-
ste Steigerung der Blinkfrequenz ist Blepharospasmus, den man außer
bei Erkrankungen des Zentralnervensystems auch als Folge von Photophobie besonders bei Iritis und Albinismus oder durch Schmerz
ausgelöst findet, dann oft mit starkem Tränenfluß einhergehend. Die
Ursachen für erhöhte Blinkfrequenz sind prinzipiell die gleichen wie
für Blepharospasmus, und beiden Zuständen gemeinsam ist ihre
Auslösung durch den trigeminofacialen Reflex, wenn Oberflächen-
schmerz vorliegt [14]. Dafür spricht auch die mehr oder weniger
starke Mitbeteiligung der übrigen Gesichtsmuskulatur mit Zusam-

menziehen der Brauenregion und Kontraktur der Wangenmuskulatur bis zur Hebung der Mundwinkel. Bei starker Steigerung der Blinkfrequenz wird die Lidspalte oft nur unvollständig geöffnet. Beim normalen unbewußten Blinkvorgang sind lediglich die Ober- und Unterlider in Bewegung, ohne daß die übrige Gesichtsmuskulatur beteiligt ist [2].

Erniedrigte Blinkfrequenz, also zu seltenen Lidschlag, findet man einerseits bei normaler Hornhautsensibilität als Stellwagsches Zeichen bei Schilddrüsenüberfunktion, bei Parkinsonismus und myotoner Dystrophie, zum anderen mit herabgesetzter Hornhautsensibilität als Riley-Day-Syndrom sowie bei der Keratitis neuroparalytica [5], die durch Hirntumoren, Hirnoperationen und vor allem Zosterinfektionen [12, 13] verursacht werden kann.

Wahrscheinlich ist die Erniedrigung der Blinkfrequenz bei der neuroparalytischen Keratitis durch Ausfall der zentralen Blinkimpulse bedingt, und die seltenen Lidschläge sind trigeminofaciale, vom anderen, gesunden Auge ausgelöste Reflexe [14]. Das dem Blepharospasmus entgegengesetzte Extrem ist das Offenstehen der Augen ohne Lidschlag, meist verursacht durch Narkosen, tiefe Bewußtlosigkeit, Durchgangssyndrom oder Agonie.

Messung der Blinkfrequenz und Bestimmung des Blinkintervalls

Zur Bestimmung der Blinkfrequenz ist es erforderlich, daß der Patient nicht weiß, welche Untersuchung man macht, damit nicht durch willkürliche Lidschläge verfälschte Resultate erreicht werden. Bei vielen Menschen ist das Blinken gewohnheitsmäßiger Teil der Gestik und Mimik. Beim Lesen werden durch Blickrichtungsänderungen Lidschläge ausgelöst. Darum ist es empfehlenswert, den wartenden unbeschäftigten Patienten so zu untersuchen, daß er sich nicht beobachtet fühlt. Dies geschieht am besten, indem man schräg hinter dem Patienten außerhalb seines Blickfeldes steht und die Abwärtsbewegungen der temporalen Lidregion bzw. der Wimpern über einen Zeitraum von 1—3 min zählt. Für die Untersuchung ist Hilfspersonal besser geeignet als der Arzt selbst, weil dieses die Aufmerksamkeit des Patienten weniger auf sich zieht. Aus der Blinkfrequenz läßt sich das Blinkintervall, d. h. die Durchschnittszeit zwischen zwei Lidschlägen, leicht berechnen.

Bestimmung des Tränenfilmschutzfaktors (TFS)

Die Hauptfunktion des Lidschlages ist der Aufbau eines neuen Tränenfilmes. Der Augengesunde hat bei einer Blinkfrequenz von ca. $^{12}/_{60}$ sec ein Blinkintervall von 5 sec und eine Tränenfilmabbruchzeit in der Größenordnung von 22 sec. Daraus ergibt sich, daß der Tränenfilm neu aufgebaut

Tabelle 1. *Der Zusammenhang zwischen Blinkfrequenz und Tränenfilm. Bestimmung des Tränenfilmschutzfaktors*

Blickfrequenz BF [1/60 sec]	Blickintervall BI [sec]			Tränenfilmschutzfaktor T F S
30—180	2—0,3	Blepharospasmus	• bei ZNS-Erkrankungen, bei Photophobie, z. B. Iritis, Albinismus	
		erhöhte Blickfrequenz	• bei Schmerzen, normaler oder leicht reduzierter HH-Sensibilität, verkürzter BUT, z. B. bei Keratoc. sicca	$\dfrac{\text{BUT} < 1 \text{ sec}}{\text{BI} \quad 0,6 \text{ sec}} = \sim 1$
6—30 ⌀ 12	10—2 ⌀ 5	normale Blinkfrequenz	• bei Augengesunden	$\dfrac{\text{BUT } 22 \text{ sec}}{\text{BI} \quad 5 \text{ sec}} = 4{,}32$
		„relativ erniedrigte" Blinkfrequenz	• bei erniedrigter oder aufgehobener HH-Sensibilität, normalem BI aber verkürzten BUT-Werten, z. B. bei Metaherpes	$\dfrac{\text{BUT} \quad 2 \text{ sec}}{\text{BI} \quad 5 \text{ sec}} = 0{,}4$
6—0,8	10—75	absolut erniedrigte Blinkfrequenz	• bei normaler HH-Sensibilität, bei erhöhtem oder normalem Schirmer und verlängerter oder normaler BUT, z. B. bei Stellwag	$\dfrac{\text{BUT } 22 \text{ sec}}{\text{BI} \quad 22 \text{ sec}} = \sim 1$
			• Partnerauge bei neuroparalyt. Keratitis	$\dfrac{\text{BUT } 75 \text{ sec}}{\text{BI} \quad 75 \text{ sec}} = \sim 1$
			• bei aufgehobener HH-Sensibilität, erniedrigtem Schirmer und verkürzter BUT, z. B. bei neuroparal. Keratitis, neuroparalyt. Zosterkeratitis	$\dfrac{\text{BUT} \quad 6 \text{ sec}}{\text{BI} \quad 75 \text{ sec}} = 0{,}80$
→0	→∞	fehlendes Blinken bei offenen Lidern	• in Narkose, Bewußtlosigkeit, Durchgangssyndrom, Agonie	$\dfrac{\text{BUT } 22 \text{ sec}}{\text{BI} \to \infty} = \to 0$

wird, lange bevor er defekt wird. Dividiert man die Tränenfilmabbruchzeit durch das Blinkintervall, so erhält man den Tränenfilmschutzfaktor [13]. Sein Normalwert ist rund 4,3, der Tränenfilm wird also schon nach einem Viertel seiner Abbruchzeit neu aufgebaut, oder mit anderen Worten, er würde viermal länger halten, als er halten muß, bis er durch den nächsten Lidschlag erneuert wird. Ist der Tränenfilmschutzfaktor 1, so bedeutet das, daß der Tränenfilm im Durchschnitt gerade dann abbricht, wenn er durch den nächsten Lidschlag neu gebildet wird. Ist der Tränenfilmschutzfaktor kleiner als 1, so liegt eine Benetzungsstörung vor, unabhängig davon, ob verkürzte, normale oder gar erhöhte Schirmer-Test- und BUT-Werte vorliegen (siehe Tab. 1).

Diskussion

Das trockene Auge ist die am häufigsten nicht gestellte Diagnose bei den Erkrankungen des vorderen Auges [3]. Dafür gibt es mehrere Ursachen. Die Schirmer-I- und Schirmer-II-Werte ergeben, wenn man sie mehrfach beim selben Patienten durchführt, große Schwankungsbreiten. Hinzu kommt, daß bei Erkrankungen, die auf verminderter Mucin- oder Lipidproduktion, erniedrigter Blinkfrequenz oder unvollständigem Kontakt zwischen Lid und Hornhaut beruhen, nicht selten normale oder gar reflektorisch ausgelöst übernormale Schirmer-Werte gefunden werden [12].

Die Bestimmung der Tränenfilmabbruchzeit (BUT) soll am nicht anaesthesierten Auge durchgeführt werden. Aus dem oben Dargestellten ergibt sich jedoch, daß die BUT beim Augengesunden viel länger ist als das durchschnittliche Blinkintervall. Eine Messung der Tränenfilmabbruchzeit bedeutet also, daß der Patient aufgefordert werden muß, nach willkürlichen Lidschlägen nicht mehr zu blinken, was bei intakter Sensibilität der Hornhaut und Bindehaut über die Empfindung von Brennen oder Schmerzen vermehrte Tränenproduktion und damit zwangsläufig eine Änderung des Tränenfilmes und der BUT hervorruft. Das mag eine Ursache dafür sein, daß große Schwankungen der individuellen BUT bestehen. Auch das Bestimmen der Blinkfrequenz ist in der Praxis viel schwieriger, als man sich dies vorstellt. Ideal wäre die Verwendung eines in einer Richtung durchsichtigen Spiegels zur Beobachtung des Patienten, wie ihn Doane [2] für die kinematographischen Untersuchungen seiner Patienten benutzte. Besondere Schwierigkeiten treten bei der Bestimmung der BUT dann auf, wenn Erosionen oder Ulcera vorliegen, weil über ihnen kein mit Fluoreszein darstellbarer Tränenfilm vorliegt, im Grunde die BUT a priori Null ist. Dies allerdings bedeutet, daß jede erosive oder ulcerative Erkrankung, die nicht mit Blepharospasmus oder stark erhöhter Blinkfrequenz einhergeht, eine Benetzungsstörung ist, gleich welche pathogenetische Ursache vorliegt. Das gilt besonders für Metaherpes und sonstige „trophische" Erkrankungen.

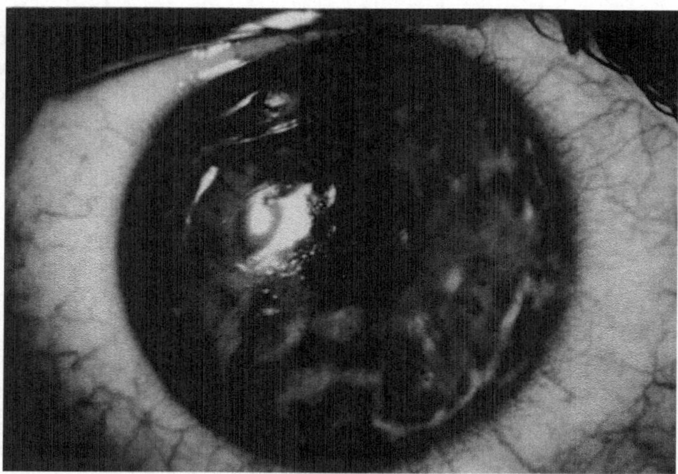

Abb. 1. Die Gauleschen Grübchen, von Decker 1876 erstmals beschrieben, treten auch an der gesunden Hornhaut auf, wenn man für ca. 2 min das Auge offenhält. An den Stellen, an denen der Tränenfilm zuerst bricht, kommt es zu Verdichtungen der Hornhautstruktur durch erhöhte Verdunstung, die zunächst rundlich sind und später konfluieren. Beim Operieren sieht man sie recht häufig, wenn ein Lidsperrer eingesetzt wird und die Hornhaut nicht feuchtgehalten wird

Da der Tränenfilmschutzfaktor ein Quotient aus zwei Werten ist, werden Untersuchungsfehler und Schwankungsbreiten potenziert. Bei Erkrankungen mit verminderter Hornhautsensibilität oder erniedrigter Blinkfrequenz jedoch ist die Berechnung des Tränenfilmschutzfaktors zur Diagnosestellung eines trockenen Auges erforderlich, weil Schirmer-Werte und Tränenfilmabbruchzeit normal oder gar erhöht sein können

---

Abb. 2 bis 4. Bei einem Patienten mit Durchgangssyndrom (Erklärung siehe Text) traten innerhalb 24 Stunden am rechten Auge eine Deszemetocele (Abb. 2), am linken Auge eine weitgehende Einschmelzung der Hornhaut mit breiter Perforation auf. Am rechten Auge wurde der ulcerative Prozeß durch Aufkleben einer Kontaktlinse gestoppt (Abb. 3), beide Augen erhielten Uhrglasverbände. 18 Tage später erlag der Patient seinen Verletzungen. Das Sektionspräparat (Abb. 4) zeigte das linke Auge mit am Limbus gelegener Einschmelzung der Hornhaut und Prolaps der Iris

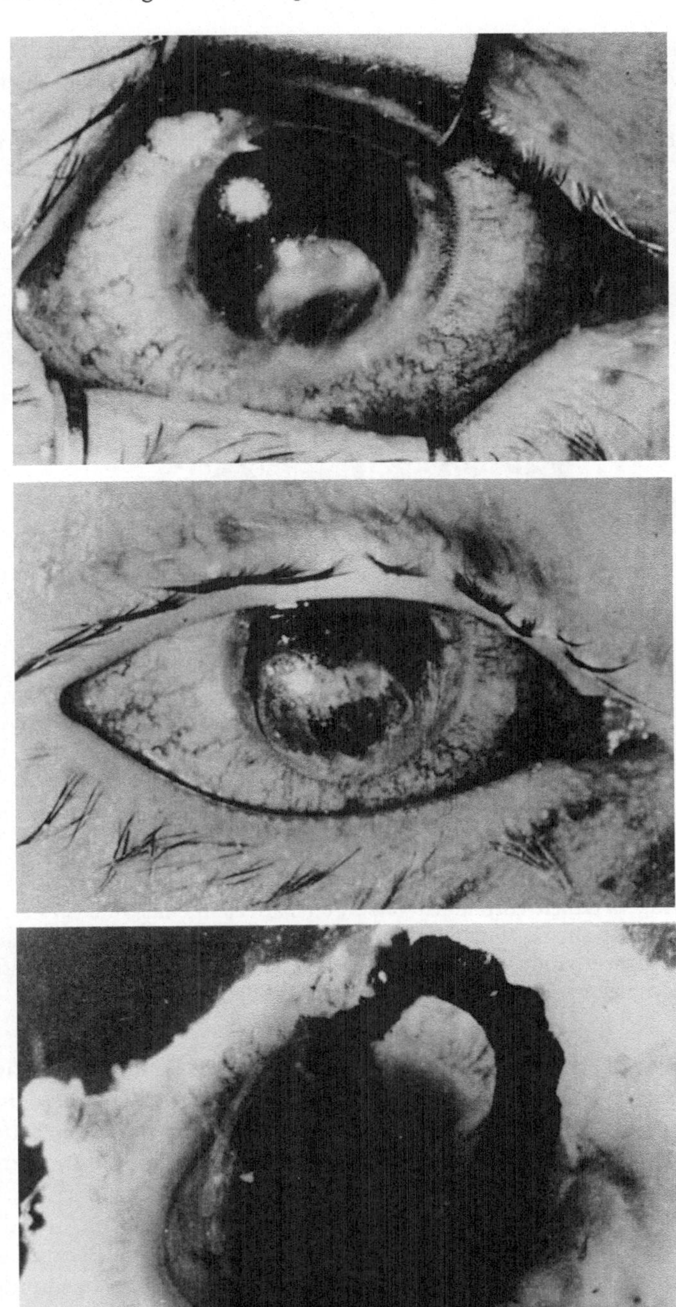

Ein regelmäßiges Blinken mit durchschnittlichen Intervallen, die nicht wesentlich länger als die Tränenfilmabbruchzeit sein dürfen, ist für die Hornhaut unerläßlich. Fehlt dieser Lidschlag, so bilden sich schon nach wenigen Minuten die sogenannten Gauleschen Grüb-

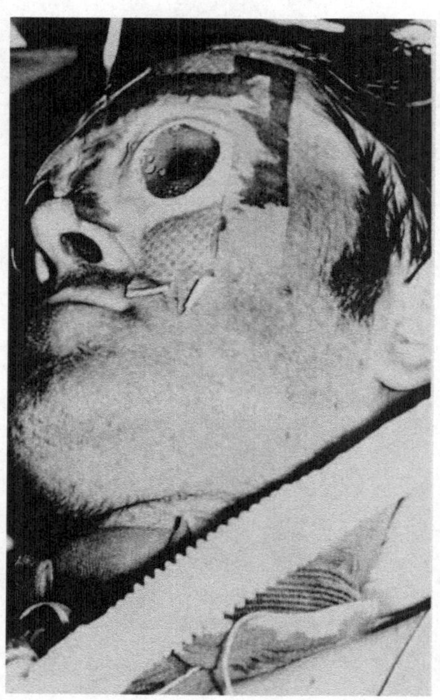

Abb. 5. Augenärztlich vorbildlich versorgter Patient in einer Intensivstation. Der Patient hat ein Durchgangssyndrom, die Augen stehen offen und sind durch Uhrglasverbände vor Verdunstung geschützt. Um wirklich wasserdichten Sitz zu erreichen, sind zusätzliche Pflasterstreifen oft nötig

chen aus. Es handelt sich hierbei um zunächst rundliche, später konfluierende Einsenkungen des Epithels an den Stellen, an denen der Tränenfilm gebrochen ist [1]. Wenige Minuten später betreffen diese Einsenkungen auch das Hornhautstroma, d. h. es kommt durch lokale Verdunstung zu Verdichtungen der Hornhautstruktur (Abb. 1). Erfolgt weiterhin kein Lidschlag, so können innerhalb von Stunden massive Geschwüre auftreten. Abb. 2 und 3 zeigen den Befund bei einem schwerstverletzten Unfallopfer, um dessen Leben 24 Stunden intensiv gekämpft wurde und bei dem innerhalb dieser Zeit, weil die Augen offenstanden und an Vertrocknung nicht gedacht wurde, links eine Bulbusperforation eingetreten war. Am rechten Auge bestand eine Deszemetocele (Abb. 4). In Fällen von offenstehendem Auge bei tief Bewußtlosen, die man auf Wachstationen häufiger findet, ist das Anlegen von Uhrglasverbänden (Abb. 5) erforderlich und ihr dichter Sitz an der Ausbildung von Wasserbeschlägen an ihrer Rückfläche zu kontrollieren.

Zwischen den Extremen Blepharospasmus und Offenstehen der Augen ohne jegliche Blinkaktion gibt es die verschiedensten Sicca-Erkrankungen mit gesteigerter, normaler oder herabgesetzter Blinkfrequenz, die mehr Beachtung verdient, als sie im allgemeinen findet.

Literatur

1. Decker, C.: Contribution à l'étude de la kératite neuroparalytique. Genf: Ramboz u. Schuchard. 1876.

2. Doane, M. G.: Dynamics of the human blink. Ber. Dtsch. Ophthal. Ges. *77*, 13—17 (1979).

3. Dohlman, C. H.: Punctal occlusion in keratoconjunctivitis sicca. Trans. Amer. Acad. Ophthal. Otolaryng. *85*, 1277—1281 (1978).

4. Duke-Elder, S.: System of Ophthalmology, Bd. IV, S. 411—428. London: Henry Kimpton. 1968.

5. Feuer, N.: Untersuchungen über die Ursache der Keratitis nach Trigeminusdurchschneidung. Sitzber. math.-naturw. Cl. (Wien) *76*, 63—97 (1877).

6. Kimura, J.: The blink reflex as a test for brain-stem and higher central nervous system function. In: New Developments in Electromyography and Clinical Neurophysiology (Desmedt, J. E., Hrsg.), S. 682—691. Basel: Karger. 1973.

7. Ongerboer De Visser, B. W., Kuypers, H. G. J. M.: Late blink reflex changes in lateral medullary lesion. Brain *101*, 285—294 (1978).

8. Poller, M.: Beiträge zur Kenntnis des Lidschlages. Arch. Hyg. *100*, 245—270 (1928).

9. Ponder, E., Kennedy, W. P.: On the act of blinking. Quart. J. exp. Physiol. *18*, 89—110 (1927).

10. Rohen, J. W.: Zur funktionellen Anatomie des Lidapparates. Ber. Dtsch. Ophthal. Ges. *77*, 3—12 (1979).

11. Shahani, B.: The human blink reflex. J. Neurol. Neurosurg. Psychiat. *33*, 792—800 (1970).

12. Turß, R.: Trophische Hornhauterkrankungen, ihre Pathogenese und die Hornhauternährung. Klin. Mbl. Augenheilk. *175*, 453—466 (1979).

13. Turß, R.: Diagnostik und Therapie der neuroparalytischen Zosterkeratitis. Klin. Mbl. Augenheilk. *177*, 794—797 (1980).

14. Turß, R.: Störungen der Blinkfrequenz und der Einfluß von Verbänden auf die Lideraktion. Ber. Dtsch. Ophthal. Ges. 78, 1120—1122 (1980).

Anschrift des Verfassers: Prof. Dr. R. Turß, Universitäts-Augenklinik Marburg, Robert-Koch-Straße 4, D-3550 Marburg a. d. Lahn, Bundesrepublik Deutschland.

Diagnostik

Funktionelle Eigenschaften des Tränenfilms

K. Blassmann

Universitäts-Augenklinik Heidelberg, Bundesrepublik Deutschland

Mit 10 Abbildungen

Die minimale Schichtdicke und die gute Transparenz erschweren die Beurteilung des physikalisch-chemisch kompliziert aufgebauten Tränenfilmes [1] (Abb. 1) mit den herkömmlichen Mitteln, und es gibt zur Zeit keine klinisch brauchbare Methode, die uns eine ausreichend genaue, reproduzierbare Analyse liefert, um einen normalen von einem pathologischen Tränenfilm zu trennen.

Welche Informationen können wir uns nun mit den zur Zeit gängigen Untersuchungsmethoden über den Tränenfilm verschaffen?

Spaltlampenuntersuchung

Bei der Spaltlampenuntersuchung lassen sich sicher pathologische Befunde erst beim fortgeschrittenen Stadium von Keratoconjunctivitis sicca erheben. Ein verdünnter, unregelmäßiger marginaler Tränenstreifen der Unterlid- und Oberlidkante sowie ein Anstieg von Zelldetritus und Schleimfäden im Tränenfilm sind typische Befunde für ein Tränenmangelsyndrom. Zur Untersuchung des normalen Tränenfilmes bringt die Spaltlampenuntersuchung aber sehr wenig, lediglich ist im Reflexverhalten nach Vogt bei höherer Vergrößerung eine vorsichtige Aussage über die Lipidschicht zu machen [2].

Schirmer-Test

Zur Bestimmung der *Quantität* der Tränenflüssigkeit ist der Schirmer-Test in der täglichen Routine bei vielen die Methode der Wahl. Ob man mit dem Schirmer-I-Test die Reizsekretion oder am

anästhesierten Auge die Basissekretion bestimmen will, so ist selbst
bei großer Sorgfalt der Durchführung eine enorme Variationsbreite

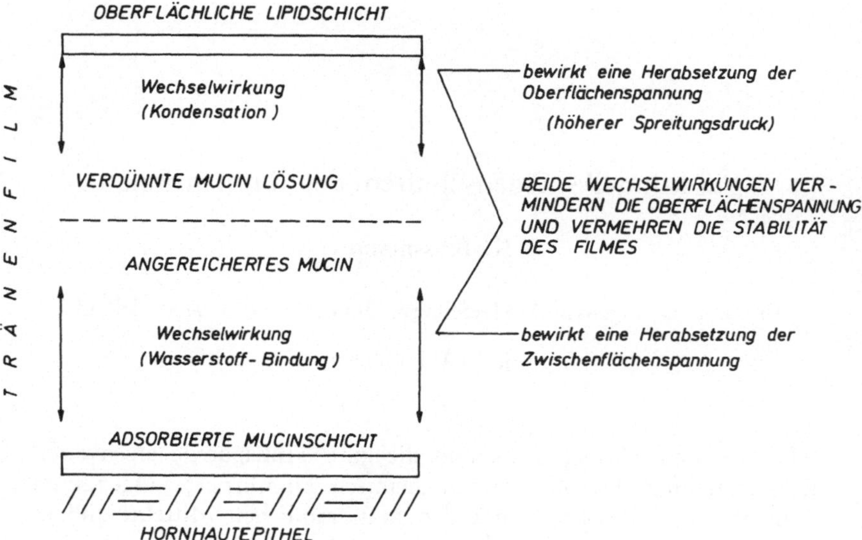

Abb. 1. Physikalisch-chemischer Aufbau des Tränenfilmes. Die Lipidschicht,
die durch Kondensation in Wechselwirkung mit den gelösten Schleimmolekülen steht, erhöht den Spreitungsdruck des Tränenfilmes. Die auf dem
Hornhautepithel adsorbierte Mucinschicht steht über Wasserstoffbindung
mit den gelösten Schleimmolekülen in Wechselwirkung und senkt dadurch
die Zwischenflächenspannung zur wäßrigen Phase des Tränenfilmes. Die
Erhöhung des Spreitungsdrucks durch die Lipidschicht und das Senken der
Zwischenflächenspannung durch die Mucinschicht bewirken die Stabilität
des Tränenfilmes [nach F. J. Holly, Cont Lens. Society Am. 5, 12—19 (1971)]

der Ergebnisse zu finden [3]. Manche Autoren lehnen diesen Test
als unbrauchbar ab, andere haben gefunden, daß er bei genauer
Durchführung bei Gesunden bis zu 90 % der Fälle positiv ist [4].

Fluoreszein-Verdünnung, Lysozymgehalt, Osmolarität

Der Fluoreszein-Verdünnungs-Test, die Bestimmung des Lysozymgehaltes
mittels Filterpapierelektrophorese oder als Agar-Diffusionstest sowie die
Messung der Osmolarität werden in der Literatur zur genauen Bestimmung
der Tränenflüssigkeitmenge empfohlen. Mit diesen Methoden wurden wich-

tige physiologische Informationen erarbeitet, aber wegen des großen apparativen Aufwandes haben sie sich nur zu Forschungszwecken, nicht jedoch zu Routineuntersuchungen durchgesetzt.

Rose-bengale-Färbung

Rose-bengale färbt ($^{1}/_{2}$- bis $1^0/_0$ig als Mikrotropfen) alle devitalen Zellen und denaturierte Schleimpartikel an, die bei einem Tränenmangelsyndrom deutlich vermehrt sind. Ein einfacher Test, der einen pathologischen von einem normalen Tränenfilm trennen kann mit einer Treffergenauigkeit von 4—5 $^0/_0$. Norn hat versucht, eine Gradeinteilung zu schaffen, indem die gefärbten Punkte ausgezählt werden; über 100 Punkte sollen dann als pathologisch gelten [5].

Break-up-Time (BUT)

Die Bestimmung der BUT soll vor allem brauchbare Ergebnisse in den relativ frühen Stadien von *Mucinmangelerkrankungen* bringen (Abb. 2). Die Variationsbreite bei diesem Test ist sehr groß, und ich schließe mich der Meinung Vanleys und Marquardts an [6, 7], daß dieser Test einen nur sehr begrenzten Aussagewert hat. Lassen Sie mich von den vielen Fehlerquellen nur einige aufgreifen.

Die Applikation von 10 μl (abgemessen mit Hilfe einer Tuberkulinspritze) einer $1^0/_0$igen Fluoreszeinlösung, wie sie Norn empfohlen hat [8], führt zu einer erheblichen Volumenvermehrung des Tränenfilmes, der nur 6,5 μl Flüssigkeit enthält. Die Abhängigkeit der BUT von dem zeitlichen Abstand der Fluoreszeingabe ist daher sehr groß (Abb. 3). Die ersten Messungen nach Gabe des Farbstoffs sind wegen quantitativer und qualitativer Veränderungen des Tränenfilmes durch relativ große Mengen von Farbstoffen stark verkürzt. Nach einigen Lidschlägen werden die höchsten Werte gemessen, da sich die Flüssigkeitsmenge verringert hat. Außerdem wurde der Farbstoff von nachfließender Tränenflüssigkeit verdünnt. Die darauf folgenden Messungen täuschen dann aber wegen zu schwacher Färbung wieder einen unstabilen Tränenfilm vor.

Die Applikation mittels eines Fluoreszeinpapierstreifens färbt nur ungenügend an, ein Trockenfleck ist nicht sicher zu erkennen (Abb. 4). Die Applikation mit befeuchtetem Fluoreszeinstreifen färbt ebenfalls nicht sicher an, außerdem werden unkontrollierbare Flüssigkeitsmengen in den Tränenfilm eingebracht.

Es soll hier außerdem noch betont werden, daß eine verminderte BUT nicht unbedingt auf einen pathologischen Tränenfilm zurückzuführen ist. Hierzu zwei Beispiele:

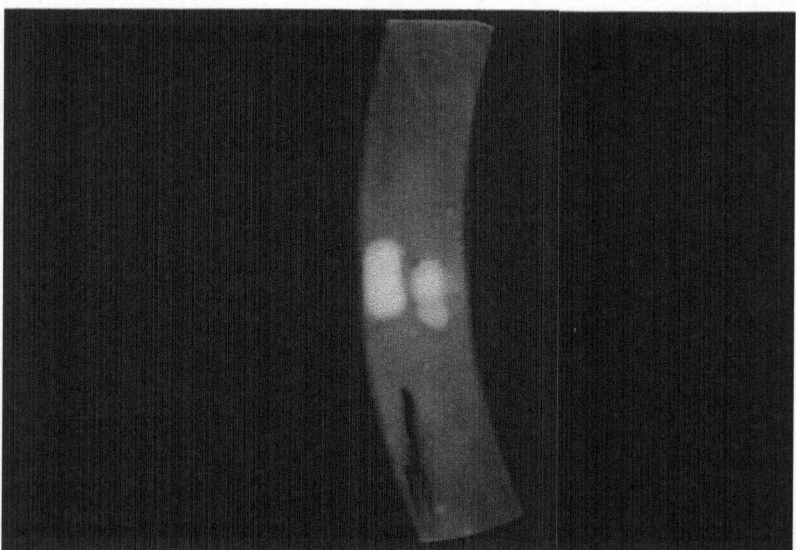

Abb. 2. Aufreißen des Tränenfilmes (Spaltlampenbild, 16fache Vergrößerung). Der angefärbte Tränenfilm reißt oben streifenförmig auf

Abb. 4. Die Entscheidung, ob der Tränenfilm sehr dünn oder unterbrochen
ist, läßt sich bei schwacher Fluoreszeinfärbung nicht immer eindeutig fällen

1. Die Stabilität des Tränenfilmes ist sehr von der Qualität des Lidschlages abhängig [12]. Ein erzwungener, forcierter Lidschlag (Abb. 5), wie er oft nach Aufforderung zum Blinzeln durchgeführt wird, erzeugt einen unstabilen Tränenfilm. Dasselbe tritt ein, wenn der Lidschlag zu langsam ausgeführt wird (Abb. 6).

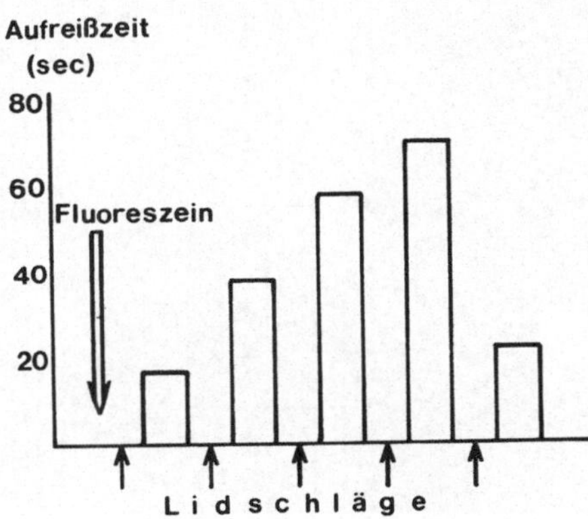

Abb. 3. Abhängigkeit der Aufreißzeit (BUT) von dem zeitlichen Abstand zur Fluoreszeingabe. Nach Gabe von Fluoreszeinlösung verteilen einige Lidschläge den Farbstoff im gesamten Tränenfilm. Dann wird der Lidschlag unterbrochen und die Zeit gemessen, bis die erste Unterbrechung im Tränenfilm zu sehen ist. Bei der ersten Messung werden BUT-Werte von 17 Sekunden gemessen. Nachdem einige Lidschläge den praecornealen Film wieder aufgebaut haben, wird die zweite Messung durchgeführt. Durchschnittswerte 38 Sekunden. Bei der dritten Messung verlängert sich die BUT auf 58 Sekunden, bei der vierten sogar auf 70 Sekunden. Bei der fünften Messung verkürzt sie sich auf nur 22 Sekunden, da während der Meßperiode des Fluoreszein durch den Tränenfluß so verdünnt wurde, daß schwach gefärbte Areale des Tränenfilmes für Unterbrechungen gehalten wurden. Eine sechste Messung ist in der Regel nicht mehr möglich, da das Fluoreszein zu stark verdünnt ist. Für weitere Messungen muß erneut Farbstoff gegeben werden

2. Eine weitere Ursache für eine kurze BUT können Oberflächenregelmäßigkeiten sein; auch hier ist der Tränenfilm an sich normal, ein Mucinmangelsyndrom wird nur vorgetäuscht.

Entoptische Untersuchung

Schlußendlich soll noch die entoptische Methode zur Untersuchung der Tränenfilmstabilität erwähnt werden [9, 10, 11]. Der große Vorteil liegt darin, daß der Tränenfilm direkt, ohne irgendwelche Verände-

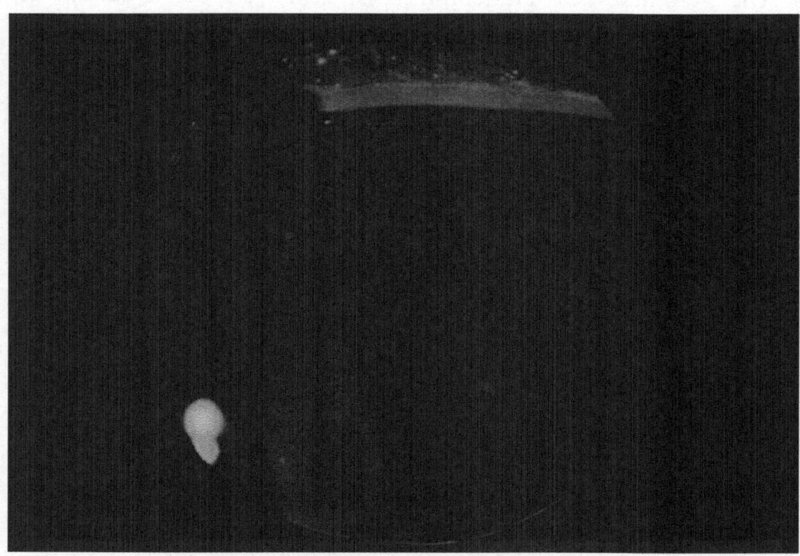

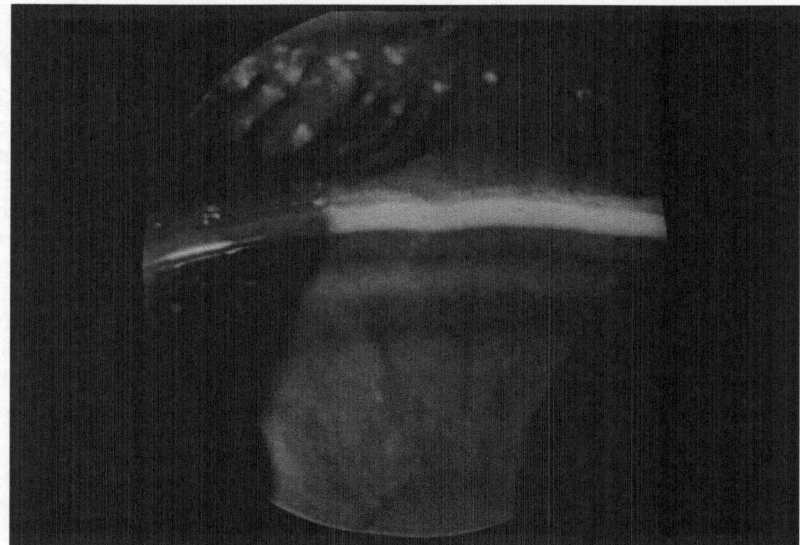

Abb. 5 (oben). Streifenförmiges Autreißen des Tränenfilmes
nach krampfhaftem Lidschlag

Abb. 6 (unten). Ein zu langsamer oder unvollständiger Lidschlag hinterläßt
lidkantenparallele Verdünnungszonen im Tränenfilm. An diesen Stellen
bricht der Tränenfilm häufig vorzeitig auf

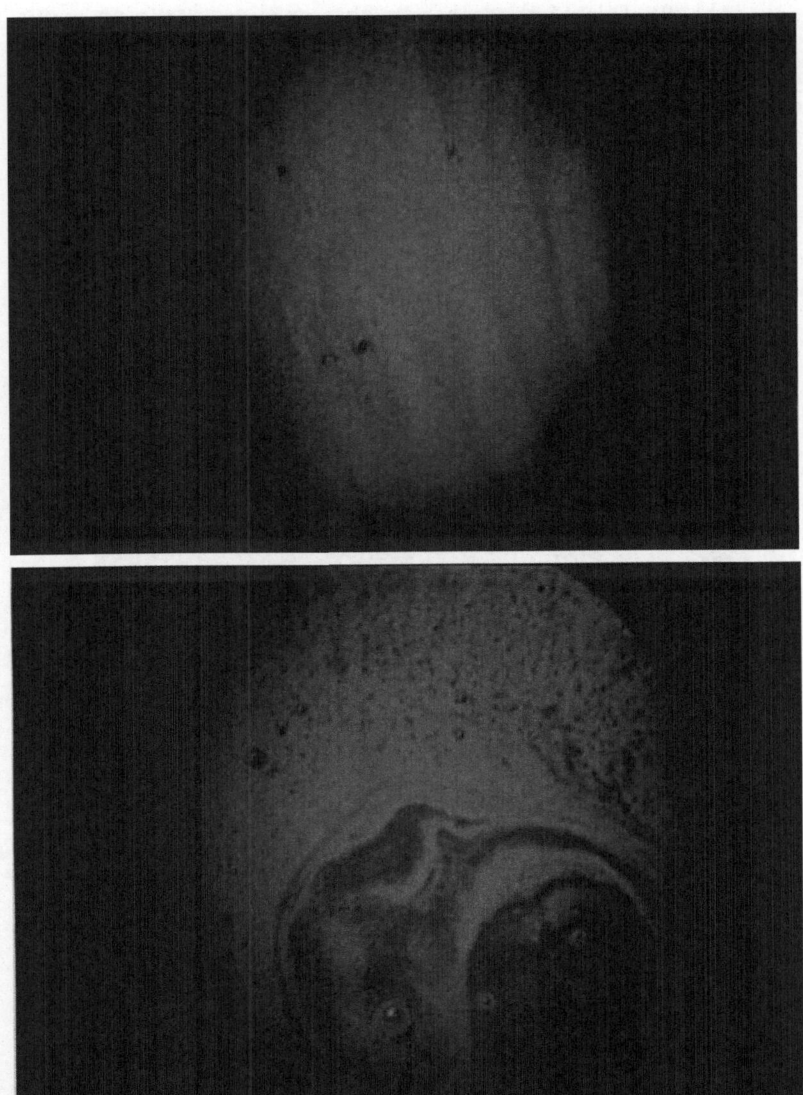

Abb. 7 (oben). Die Lipidschicht stellt sich bei der Untersuchung mit der Interferenzkontrastmethode bei 100facher Vergrößerung als feingranuliertes Netzwerk dar

Abb. 8 (unten). Veränderungen in der Lipidschicht führen zu Interferenzerscheinungen, dargestellt mit der Interferenzkontrastmethode nach Nomarski

rungen (Fremdstoffe) über beliebig lange Zeit beobachtet werden
kann (Abb. 9). Der Methode haften aber zwei Nachteile an. Zum
einen handelt es sich um eine rein subjektive Methode, die Dokumen-
tation kann nur durch Beschreibung oder Zeichnung erfolgen. Zum
anderen kann nicht der gesamte Tränenfilm beurteilt werden, sondern nur ein Ausschnitt in der Größe der Pupille.

Interferenzkontrastmethode

Eine neue Untersuchungstechnik zur Beurteilung der *Lipidschicht*
ist die Interferenzkontrastmethode nach Nomarski [13]. Bei etwa

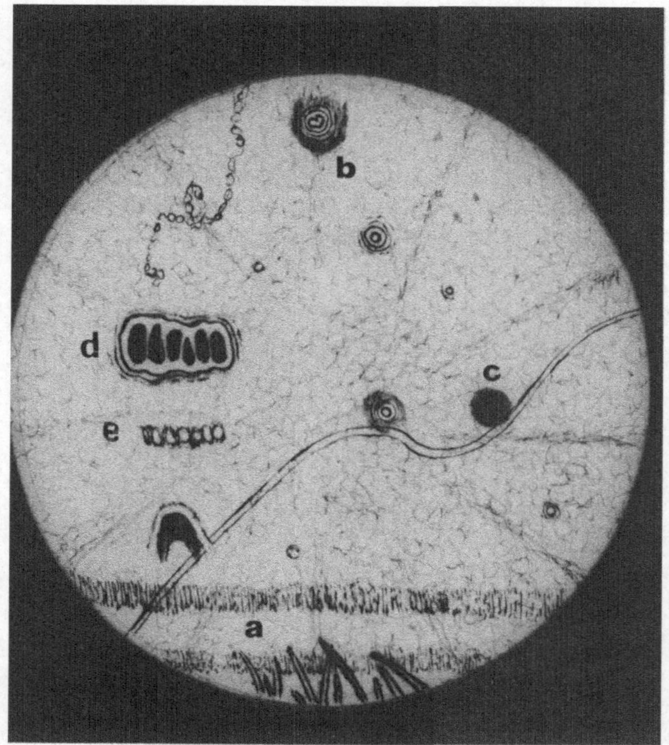

Abb. 9. Entoptisches Bild des normalen praecornealen Tränenfilmes. *a* Beim
langsamen Öffnen der Lider hat der Tränenfilm zwei parallele Verdünnungszonen hinterlassen, die als dunkle Streifen wahrgenommen werden.
b Luftbläschen. *c* Lokale Verdünnung des Tränenfilmes. *d* Unterbrechungen des Tränenfilmes erscheinen entoptisch als schwarze Flecken. *e* Nach
einigen Lidschlägen bleiben graue Areale an den Stellen zurück, die wegen
·eines Trockenflecks längere Zeit nicht benetzt waren

100facher Vergrößerung zeigt sich, daß die Lipidschicht keine Öllache auf dem Tränenfilm ist, sondern ein feingranuliertes Netzwerk (Abb. 7). Die manchmal zu beobachtenden starken Interferenzerscheinungen sind sicher auf eine Veränderung in der Lipidschicht zurück-

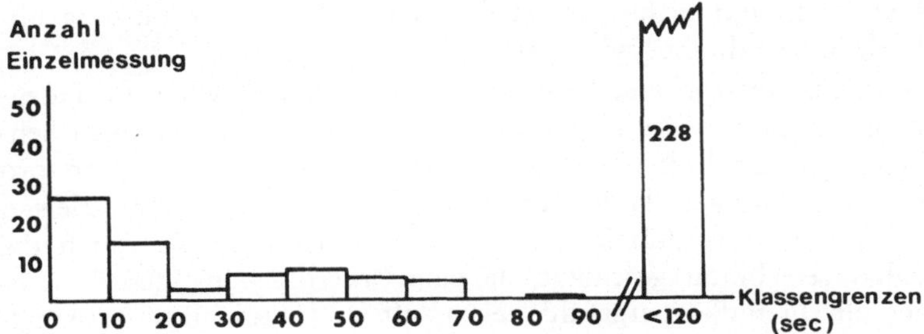

Abb. 10. Entoptische Bestimmung der BUT. Ordinate: Anzahl der Einzelmessungen, Gesamtzahl 300. Abszisse: Zeit in Sekunden, die nach einem vollständigen Lidschlag vergeht, bis ein Aufreißen des Tränenfilmes beobachtet werden kann. Er reißt in den ersten 20 Sekunden am häufigsten auf. In 228 Fällen bleibt der Tränenfilm über 2 Minuten lang stabil

zuführen (Abb. 8). Sichere Rückschlüsse auf den gesamten Tränenfilm sind auch mit dieser Methode nicht zu machen, lediglich die Beurteilung der Lipidschicht gelingt wohl nach vorläufigen Unterschungen sehr gut.

Wenn wir auch keine Untersuchungsmethode haben, die ein zuverlässiges Bild über den gesamten Tränenfilm liefert, so sind wir doch in der Lage, uns mit Hilfe mehrerer Methoden mosaikartig ein Bild zu verschaffen. Voraussetzung ist weiter, daß man den Patienten öfter und auch zu unterschiedlichen Tageszeiten untersucht. Das ist erforderlich, da der normale Tränenfilm ein sehr wechselndes Erscheinungsbild hat. Die Momentaufnahme, die man mit der BUT-Bestimmung und der Bestimmung der Tränenflüssigkeitsmenge (Schirmer) erhält, lassen diese großen Schwankungen nicht nur wegen methodischer Mängel, sondern auch wegen großer physiologischer Streubreiten erkennen. So sind an einer gesunden Versuchsperson BUTs von einer Sekunde bis mehreren Minuten zu beobachten (Abb. 10). Die Ursache hierfür ist, daß die Stabilität des Tränenfilmes von vielen sich ständig ändernden Faktoren abhängt. Selbst wenn man von den vielen exogenen Ursachen absieht, wie Luftfeuchtigkeit, Luftverunreinigung und Lichtverhältnissen, sind endogene Faktoren, die einen Einfluß auf die Stabilität des Tränenfilmes haben, sehr wechselnd. Lidspaltenbreite, Sekretionsrate und Blinkreflex sind von vielen psychischen und hormonellen (Streß, Müdigkeit) Ursachen abhängig. Schon allein aus diesen Überlegungen heraus sind starke Schwankungen der Testergebnisse während eines normalen Tagesablaufs zu erwarten. Daß der Tränenfilm gleich nach dem Lidschlag aufbrechen kann, ist ebenso normal, wie er auch so stabil sein kann, daß er überhaupt nicht aufbricht, sondern durch Verdunstung allmählich immer dünner wird (Abb. 10).

Vor dem Austrocknen bzw. vor Trockenflecken wird die Hornhaut in zweifacher Weise geschützt. Einmal ist unter normalen Sehbedingungen die Lidschlagfrequenz von 10 bis 20 Lidschlägen pro Minute viel häufiger als die durchschnittliche BUT und gewährleistet damit ein beschwerdefreies Sehen. Zum anderen ist sie durch die Hornhautsensibilität geschützt, da eine Unterbrechung des Tränenfilmes ein Fremdkörpergefühl hervorruft und Lidschläge erzwingt. Ein aufmerksamer Beobachter eines spannenden Geschehens unterbricht oft minutenlang den Lidschlag — dieser bedeutet ja eine Unterbrechung des Sehaktes —, bis schließlich ein Fremdkörpergefühl signalisiert, daß die Hornhaut nicht mehr ausreichend befeuchtet ist. Nun folgen in typischer Weise mehrere Lidschläge in kurzen Abständen. Sie befördern einmal ausreichende Mengen Tränenflüssigkeit, die im Lidschlagintervall verdunstet sind, in den marginalen Lidstreifen und verteilen sie gleichmäßig über die Hornhaut und bauen so einen neuen, stabilen Tränenfilm auf.

Die zentrale Bedeutung der normalen Hornhautsensibilität für einen stabilen Tränenfilm erkennt man, wenn experimentell Trockenstellen provoziert wurden. Verursacht durch Epithelzellschäden [14] entstehen Oberflächenunregelmäßigkeiten, die man entoptisch nachweisen kann. Oberflächenunregelmäßigkeiten sind aber wiederum Ursache für ein vorzeitiges Aufbrechen des Tränenfilmes. Ein unangenehmes Brennen in den Augen führt nun zu vermehrtem Tränenfluß und erzwingt Lidschläge so lange, bis die Integrität der Hornhautoberfläche eingetreten und der Circulus vitiosus unterbrochen ist. Ist aufgrund gestörter Hornhautsensibilität dieser Schutzmechanismus nicht vorhanden, kann es zu erheblichen Hornhautschäden kommen. Wie folgenschwer die Störung des Zusammenspiels von Hornhautsensibilität, Basis- und Reizsekretion und Blinkreflex sein kann, ist sehr eindrucksvoll von Turss bei der neuroparalytischen Zosterkeratitis beschrieben worden [15].

Ebenso wie die automatischen Lidschläge von reflektorisch gesteuerten Lidschlägen ergänzt werden, ist die Grenze zwischen einer Basissekretion und Reizsekretion fließend.

Eine Basissekretion von 1,2 μl/min kann sich fast verdoppeln [16], ohne daß ein störender Tränenfluß oder Tränenträufeln hervorgerufen wird. Das ist leicht verständlich, da jeder Lidschlag bis zu 2 μl überschüssige Tränenflüssigkeit über die ableitenden Tränenwege abpumpen kann [17, 18]. Eine Verdunstungsrate von 1 μl/min wird somit von der Basissekretion ausreichend kompensiert. Bei normaler Hornhautsensibilität paßt sich der Tränenfluß den jeweiligen Bedingungen an. Er steigt auf ein Maximum, wenn man sich dem trockenen Wind beim Fahrradfahren aussetzt und sinkt auf ein Minimum ab im Schlaf. Wegen dieses Anpassungsmechanismus bevorzugen viele Untersucher den Schirmer-I-Test, bei dem die Hornhaut nicht anästhesiert wird, da sie sagen: Bei normaler Hornhautsensibilität ist die Basissekretion immer so groß, wie es der Bedarf erfordert, und es ist nur die Frage, ob genügend Nachschub durch einen nicht zu lästigen Fremdkörperreiz möglich ist. Solange die physiologischen Kompensationsmechanismen einen organischen Schaden verhindern können, sind auch therapeutische Maßnahmen von fraglichem Wert. Krank fühlt sich der Patient dann, wenn der Fremdkörperreiz zu stark sein muß, um genügend Flüssigkeit bereitzustellen. Pathologische Befunde werden erst dann erhoben, wenn der Tränenflüssigkeitsnachschub unter den täglichen Bedingungen über einen längeren Zeitraum nicht erbracht werden kann.

Aus diesem Grund kommt gerade der sehr einfachen Rose-bengale-Färbung eine größere Bedeutung zu, da hier nicht eine Momentaufnahme, sondern ein Langzeitergebnis gefunden werden kann. Ein ständig aufbrechender Tränenfilm — ein sicher pathologischer Tränenfilm — führt zu anfärbbaren denaturierten Zellen und Mucinen und spiegelt damit die Situation wieder, die über einen längeren Zeitraum bestanden haben muß.

Da der Tränenfilm ein so unterschiedliches Erscheinungsbild haben kann, ist es gar nicht so wichtig, besonders exakte Untersuchungsdaten zu gewinnen. Unsere derzeitigen Untersuchungstechniken sind dann ausreichend, wenn wir uns mehrerer Techniken bedienen. Um Grenzfälle richtig beurteilen zu können, sind mehrere Untersuchungen erforderlich, denn erst öfter erhobene pathologische Werte deuten auf ein krankhaftes Geschehen hin.

Literatur

1. Holly, F. J., Lemp, M. A.: Tear physiology and dry eyes. Surv. Ophthal. *22*, *69—87* (1977).

2. Kilp, H.: Tränensekretionsstörung. Z. prakt. Augenheilk. *2*, *175—180* (1981).

3. Feldman, F., Wood, M. M.: Evaluation of the Schirmer Tear Test. Canad. J. Ophthal. *14*, *257—259* (1979).

4. Ehrich, W., Ziegler, P.: Der Schirmer-Test als Routinemethode der Wahl. Contactologia *3 D*, 3—8 (1981).

5. Norn, M.: Vitalfärbung des äußeren Auges. Contactologia *3 D*, 29—37 (1981).

6. Vanley, G. T., Leopold, I. H., Gregg, T. H.: Interpretation of tear film breakup. Arch. Ophthal. (Chic.) *95*, 445—448 (1977).

7. Marquardt, R., Wenz, F. H.: Untersuchungen zur Tränenfilmstabilität. Klin. Mbl. Augenheilk. *176*, 879—884 (1980).

8. Norn, M. S.: Desiccation of the precorneal film. I. Corneal wetting-time. Acta Ophthal. (Kbh.) *47*, 865—880 (1969).

9. Jaeger, W., Blassmann, K.: Der präkorneale Film. Sein Aufbau und seine Bedeutung für die Versorgung mit Kontaktlinsen. In: Moderne Probleme der Erkrankungen der Lider und des Tränenapparates (Meyer-Schwickerath, G., Ullerich, K., Hrsg). Stuttgart: Enke. 1978.

10. Jaeger, W.: Der präkorneale Film und seine Bedeutung für die Therapie des „trockenen Auges". In: Neue Erkenntnisse über Erkrankungen der Tränenwege (Hanselmayer, H., Hrsg.). Stuttgart: Enke. 1981.

11. Jaeger, W., Blassmann, K.: Dosierungsprobleme in der medikamentösen Behandlung des sogenannten Trockenen Auges. In: Dosierungsprobleme in der Ophthalmologie (Meyer-Schwickerath, G., Ullerich, K., Hrsg.). Stuttgart: Enke. (Im Druck.)

12. Duane, M. G.: Interaction of eyelids and tears in corneal wetting and the dynamics of the normal human eyeblink. Amer. J. Ophthal. *89*, 507—516 (1980).

13. Lang, W.: Nomarski Differential Intereference-Contrast Mikroscopy. Zeiss, Oberkochen: Collection of Zeiss Informations. 1977.

14. Brewitt, H., Honegger, H.: Tränenfilm und Hornhautepithel. Klinische und morphologische Aspekte. Der Augenarzt *3*, 210—236 (1978).

15. Turß, R.: Diagnostik und Therapie der neuroparalytischen Zosterkeratitis. Klin. Mbl. Augenheilk. *177*, 794—797 (1980).

16. Mishima, S., Gasset, A., Klyce, S. D., Baum, J. L.: Determination of tear volume and tear flow. Invest. Ophthal. *5*, 264—276 (1966).

17. Duane, M. G.: Blinking and the mechanics of the lacrimal drainage system. Ophthalmology *88*, 844—851 (1981).

18. McCord, C. D.: The Lacrimal Drainage System. In: Clinical Ophthalmology (Duane, Th. D., Hrsg.), Vol. IV. Hagerstown, Md.: Harper & Row. 1980.

Anschrift des Verfassers: Doz. Dr. K. Blassmann, Universitäts-Augenklinik, Bergheimer Straße 20, D-6900 Heidelberg, Bundesrepublik Deutschland.

Schirmer-Test und Break-up-time, Basis- und Ruhesekretion. Ihre Bedeutung für die Beurteilung des Tränenfilmaufbaues

M. Zirm

Universitäts-Augenklinik Innsbruck, Österreich

Mit 2 Abbildungen

In der augenärztlichen Routinepraxis ist es wichtig, einfache und verläßliche Methoden zu besitzen, die Auskunft über die Tränensekretion und die Stabilität des Tränenfilmes geben. Der *Schirmer-Test* (manchmal auch Schirmer-Test Nr. 1 bezeichnet) und die *Break-up-time* sind die gebräuchlichsten Verfahren. Beide Testmethoden sind einfach durchzuführen, dennoch ist ihre diagnostische Bedeutung umstritten. Es ist daher das Ziel der vorliegenden Arbeit, Hinweise auf die richtige Durchführung der Untersuchung und auf die Interpretation der Ergebnisse zu geben.

Schirmer-Test

Mit dem Schirmer-Test erfaßt man nicht nur die basale, sondern auch, bedingt durch den mechanischen Reiz des Filterpapierstreifens, die reflektorische Tränenproduktion. Der Anteil beider Komponenten ist individuell verschieden und gegeneinander nicht abgrenzbar. Diese Tatsache erschwert daher die Interpretation des Ergebnisses und erklärt den großen Schwankungsbereich der Normalwerte. Bei Verdacht auf eine verminderte Tränenproduktion sollten daher zur Sicherung der Diagnose zusätzliche Untersuchungsverfahren, wie Break-up-time, Bengal-Rosa-Test oder Fluoreszein-Verdünnungstest, herangezogen werden.

9 Chronische Conjunctivitis

Material

Ein 5 × 30-mm-Filterpapierstreifen (Whatmanfilter Nr. 41) wird 5 mm vor seinem Ende gefaltet.

Durchführung

Keinesfalls darf zuvor eine Anästhesie der Bindehaut durchgeführt werden! Das 5 mm lange gefaltete Ende des Filterpapierstreifens wird am Übergang vom mittleren in das äußere Drittel des Unterlides in den unteren Bindehautsack gehängt. Der Blick des Patienten ist bei mittlerer Beleuchtung auf einen Fixierpunkt gerichtet, der so anzubringen ist, daß beim Blick geradeaus ein Kontakt zwischen Filterpapierstreifen und Hornhaut unmöglich ist. Der Lidschluß des Patienten soll nicht untersagt werden, da ein ständiges Offenhalten der

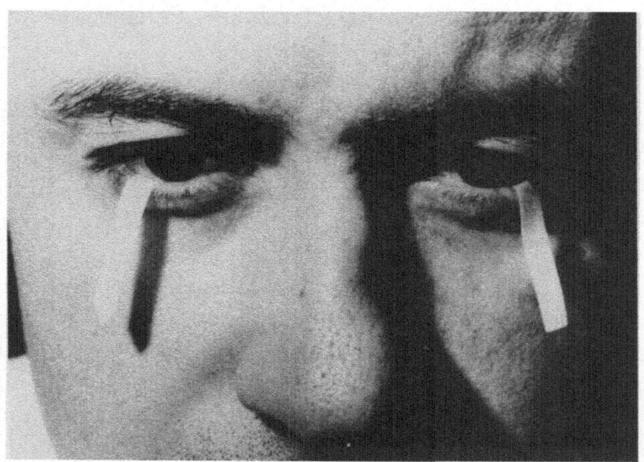

Abb. 1. Richtige Durchführung des Schirmer-Testes. Durch Fixation eines Gegenstandes wird verhindert, daß ein Hornhautkontakt mit dem Filterpapierstreifen entsteht. Die mechanische Reizung wird möglichst minimiert

Lider das Aufreißen des Tränenfilmes bewirkt und zu reflektorischer Tränenproduktion führt. Gemessen wird der in 5 Minuten von den Tränen befeuchtete Filterpapieranteil abzüglich der 5 mm des gefalteten Endteiles (Abb. 1).

Beurteilung

Eine Befeuchtung des Filterpapierstreifens von 10—25 mm Länge wird als normal angesehen. Neben den bereits aufgezeigten individuellen Schwankungen machen tageszeitlich unterschiedliche Meßergebnisse den Schirmer-Test zu einer unsicheren Meßmethode.

Tränenfilmaufreißzeit (Break-up-time)

Die Tränenfilmaufreißzeit oder Break-up-time ist diejenige Zeit-spanne, die zwischen dem letzten vollkommenen Lidschluß und dem

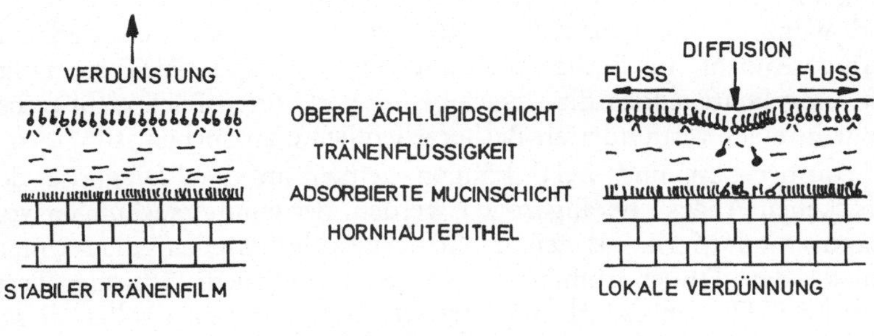

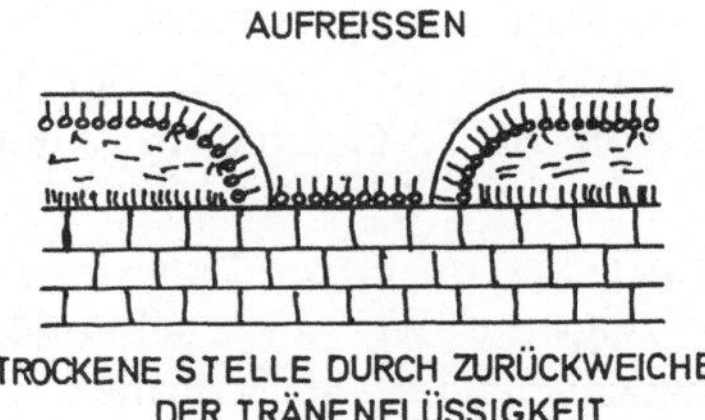

Abb. 2. Schematische Darstellung der Vorgänge beim Aufreißen des praecornealen Tränenfilmes (nach Holly, 1973)

Entstehen von deutlich sichtbaren Austrocknungsstellen auf der Hornhaut liegt.

Material

Fluoreszeinstreifen und eine Spaltlampe mit einem Kobalt-Filter.

Durchführung

Ein etwas angefeuchteter Fluoreszeinstreifen wird in den unteren Bindehautsack gelegt. Nach seiner Entfernung schließt der Patient kurz die Lider, um das Fluoreszein im Tränenfilm zu verteilen. An einer Spaltlampe beobachtet man mit vorgeschaltetem blauen Kobalt-Filter und einer Spaltbreite von 3 mm bei 16facher Vergrößerung das Aufreißen des Tränenfilmes. Während die gesamte Hornhaut unverändert grün erscheint, erkennt man die Stelle des aufgerissenen Tränenfilmes an schwarz schlierigen Flecken (Abb. 2). Es sollen stets mehrere (drei bis fünf) Messungen erfolgen.

9*

Beurteilung

Bei gesunden Augen wird eine Break-up-time (BUT) von durchschnittlich 25—30 Sekunden gemessen. Frauen haben eher eine etwas kürzere BUT. Auch Cocain verändert diese. In welchem Zusammenhang die BUT zur Becherzellendichte steht, wurde von Marquardt und Wenz [3] untersucht. Es zeigte sich, wie zu erwarten, daß eine geringe Anzahl von Becherzellen auch eine verkürzte BUT zur Folge hat, umgekehrt jedoch die Ursache einer verkürzten BUT nicht unbedingt in einer verminderten Becherzellendichte zu suchen ist.

Schirmer-Test und BUT können gemeinsam zur Diagnose des „trockenen Auges" herangezogen werden. Serienuntersuchungen von Shapiro und Merin [4] zeigten keine geschlechtsspezifischen Unterschiede der Tränenproduktion (gemessen mit dem Schirmer-Test) und der BUT. Jahreszeitlich klimatische Schwankungen sollen diesen Untersuchungen zufolge keine Auswirkungen auf die oben genannten Paramter haben. Lemp [2] ist hingegen der Meinung, daß eine deutliche Korrelation von BUT, Geschlecht, Alter und Hornhautsensibilität besteht.

Während der Schirmer-Test in erster Linie eine verminderte Tränenproduktion erfaßt, zeigt die BUT auch sekundäre Veränderungen an. So besteht die Möglichkeit, daß der Schirmer-Test normale Werte aufweist, die BUT jedoch pathologisch ist. Ursache hiefür ist meist ein Mucinmangel in der Tränenflüssigkeit oder eine primäre Störung des Hornhautepithels.

Basis- und Ruhesekretion

Der Definition nach ist die Basissekretion jene Menge der Tränenflüssigkeit, die pro Zeiteinheit von der Tränendrüse aufgrund sekretorischer Innervation abgegeben wird. Die Basissekretion erfolgt unabhängig von äußeren mechanischen, chemischen oder thermischen Reizen.

Unter Ruhesekretion versteht man jene Menge an Tränenflüssigkeit, die unter physiologischen Bedingungen abgegeben wird. Das heißt, daß die Reizung sensibler Nerven in Hornhaut und Bindehaut durch Lidschlag, Bulbusbewegungen, Wind und Staubteilchen zu einer zusätzlichen Stimulation der Tränendrüse führt. Die dem Kliniker zur Verfügung stehenden Abnahmetechniken verursachen während der Tränengewinnung einen zusätzlichen mechanischen Reiz und so die Produktion von Reflex- bzw. Reiztränen. Daher sind alle bisherigen publizierten Ergebnisse über Träneninhaltsstoffe uneinheitlich und schwer zu interpretieren.

Das von uns vorgeschlagene Vorgehen zur Beurteilung von Basis- und Ruhesekretion erfolgt auf folgende Weise:

Eine Mikropipette wird unter das Oberlid vor die Ausführungsgänge der Tränendrüse geschoben und 20 μl Tränenflüssigkeit aufgefangen. Mit einer Stoppuhr wird der dafür benötigte Zeitraum gemessen. Nun erfolgt die Anästhesierung von Binde- und Hornhaut mit einem handelsüblichen Lokalanästhetikum*. Eine Minute danach werden abermals 20 μl Tränenflüssigkeit abgenommen, die nun frei von jeder zusätzlich sensiblen Innervation produziert wurden. Auch bei dem zuletzt beschriebenen Vorgang wird die Zeit bis zur Erlangung von 20 μl Tränen ermittelt.

Tabelle 1. *Albuminkonzentration in Basal- bzw. Reflextränen*

Patient	Albuminkonzentration		Konzentrations-anstieg um Faktor
	ohne Novesin	mit Novesin	
B. F.	10,5 mg/dl	29 mg/dl	2,76
S. L.	31 mg/dl	61 mg/dl	1,96
M. B.	10,5 mg/dl	34,5 mg/dl	3,28

Tabelle 2. *Zeit, die zur Produktion von 20 l Basal- bzw. Reflextränen benötigt wird*

Patient	20 μl Tränen werden produziert in:		Zeitanstieg um Faktor
	ohne Novesin	mit Novesin	
B. F.	25 sec.	63 sec.	2,52
S. L.	62 sec.	120 sec.	1,93
M. B.	43 sec.	162 sec.	3,76

Um unter den verschiedenen Sekretionsbedingungen quantitative Unterschiede der Inhaltsstoffe beurteilen zu können, wurde stellvertretend Albumin mittels radialer Immundiffusion in den Tränen bestimmt. Als Ergebnis dieser Untersuchungen zeigt sich, daß die Tränen nach Novesinbehandlung in allen untersuchten Fällen einen höheren Albumingehalt aufwiesen, als dies von Reflextränen bekannt ist (Tab. 1). Stellt man aber die Albuminkonzentration von Basal-

---

* Z. B. Novesin (Fa. Wander).

und Reflextränen der Zeit gegenüber, welche benötigt wurde, um eine Kapillare mit 20 μl zu füllen (Tab. 2), so fällt auf, daß die pro Zeiteinheit in die Tränen abgegebene Albuminmenge annähernd gleich groß ist (Tab. 3). Die von uns bewußt durchgeführte mecha-

Tabelle 3. *Pro Sekunde produzierte Albuminmenge in Basal-
bzw. Reflextränen*

Patient	Pro Sekunde produzierte Albuminmenge	
	ohne Novesin	mit Novesin
B. F.	84 ng	92 ng
S. L.	100 ng	101 ng
M. B.	48 ng	42 ng

nische Irritation der Bindehaut zeigt also eine Zunahme des Tränenvolumens in der Zeiteinheit und eine gleichzeitig scheinbar verminderte Produktion von Inhaltsstoffen. Unter Novesin verkehrt sich dieser Vorgang ins Gegenteil. Die von uns klar durchgeführte Trennung zwischen Tränenmenge und Träneninhalt ermöglichte uns z.B. den Beweis zu führen, daß das carcino-embryonale Antigen (CEA), welches in den Tränen in einer bisher unbekannt hohen Konzentration vorliegt, nicht aus dem Blutplasma stammt, sondern in der Tränendrüse isoliert produziert werden dürfte.

Die kritischen Überlegungen zur Wertigkeit des Schirmer-Testes, der Breake-up-time, der Abnahmetechnik und des sekretorischen Verhaltens der Tränendrüse führten zu der Beobachtung, daß nach dem Einlegen einer Kapillare in den temporalen Lidwinkel in den ersten Sekunden ungefähr 10 μl Tränenflüssigkeit langsam und konstant produziert werden. Danach kommt es individuell und altersabhängig verschieden stark zu einem Einschießen der Tränen in das Röhrchen. Die dabei auftretenden Konzentrationsveränderungen sind Gegenstand weiterer Untersuchungen. Wir vermuten, daß die Tränen der ersten Sekunden physiologisch produzierte waren und bereits sezerniert wurden, bevor der mechanische Reiz wirksam werden konnte. Es war zu beobachten, daß Patienten mit normalem Schirmer-Test, normaler Break-up-time und normaler spontaner Tränensekretion sehr unterschiedliches Verhalten in der Zeit und Menge bei mechanischer Dauerbelastung der Tränendrüse zeigten. Vor allem Patienten mit beginnendem Sjögren-Syndrom zeigten als einzigen Hinweis auf die Erkrankung eine deutlich verminderte Dauerbelastbarkeit der Tränendrüse.

Diese von uns erstmals diskutierten Überlegungen bedeuten, daß mit dem Schirmer-Test reflektorisch produzierte Tränen gemessen werden, die wegen der mechanischen Reizung durch den Filterpapierstreifen keinen Rückschluß auf die physiologisch produzierten Tränen erlauben. Der Versuch einer Quantifizierung der Tränenproduktion mit Hilfe des Schirmer-Testes erlaubt lediglich die Beurteilung der Sekretionsbereitschaft des wäßrigen Anteils der Tränen.

Literatur

1. Holly, F.: Formation and rupture of the tear film. Exp. Eye Res. *15*, 515 (1973).
2. Lemp, M. A., Hamill, J. R.: Factors affecting tear film break up in normal eyes. Arch. Ophthal. *89*, 103—105 (1979).
3. Marquardt, R., Wenz, F. H.: Untersuchungen zur Tränenfilmstabilität. Klin. Mbl. Augenheilk. *176*, 879—884 (1980).
4. Shapiro, A., Merin, S.: Schirmer test and break-up time of tear film in normal subjects. Amer. J. Ophthal. *88*, 752—757 (1979).

Anschrift des Verfassers: Doz. Dr. M. Zirm, Universitäts-Augenklinik, Anichstraße 35, A-6020 Innsbruck, Österreich.

Der Schirmer-Test zur Prüfung der Tränensekretion*

Mit 2 Abbildungen

Definition

O. Schirmer gab 1903 eine erste klinisch anwendbare Methode zur Prüfung der Tränensekretion an. Mit diesem sogenannten Schirmer-Test wird diejenige Tränenmenge gemessen, die in einer bestimmten Zeit einen, über die Unterlidkante in den Bindehautsack gelegten, Papierstreifen befeuchtet.

Zur Durchführung des Schirmer-Testes geben die Teilnehmer an dem Workshop „chronische Conjunctivitis — trockenes Auge" folgende Empfehlung:

Material

Standardisierte sterile Streifen für den Schirmer-Test (Whatman-Filter Nr. 41) sind von der Firma Cooper Ophthalmica, D-2908 Friesoythe/Oldenburg, im Handel. Die Firma Dr. Mann stellt Augenärzten kostenlos Teststreifen zur Verfügung, die dem Whatman-Filter Nr. 41 entsprechen. Diese enthalten zusätzlich einen Indikator, der sich durch den leicht basischen Charakter der Tränenflüssigkeit blau verfärbt. Wegen der Gefahr des Abfärbens ist bei Kontaktlinsenträgern mit diesen Teststreifen Vorsicht geboten. Teststreifen mit anderem Filtercharakter sollten nicht benützt werden, um zusätzliche Fehlerquellen zu vermeiden.

Durchführung

Der Test wird an beiden Augen gleichzeitig durchgeführt. Am Übergang vom mittleren in das äußere Drittel wird, *ohne vorherige*

---

* Empfehlung der Teilnehmer des Workshop zur Standardisierung des Schirmer-Testes.

Anästhesie der Bindehaut, das 5 mm lange gefaltete Ende des Filterpapierstreifens in den unteren Bindehautsack gehängt (Abb. 1 und 2).

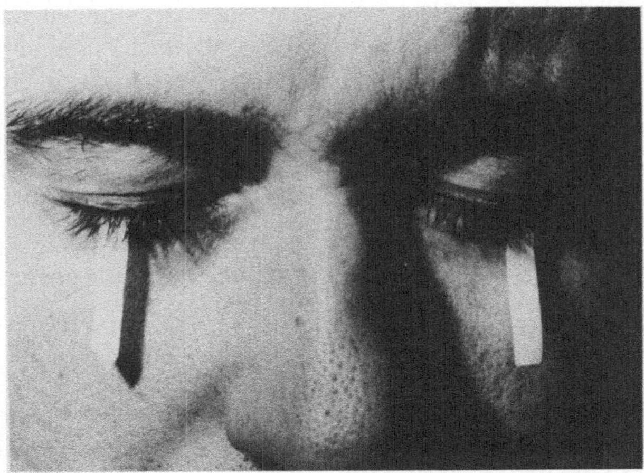

Abb. 1. Falsche Durchführung des Schirmer-Testes. Das Geschlossenhalten
der Lider während der Durchführung des Schirmer-Testes der Blick nach
oben oder die Gabe eines Lokalanästhetikums verfälschen das Ergebnis

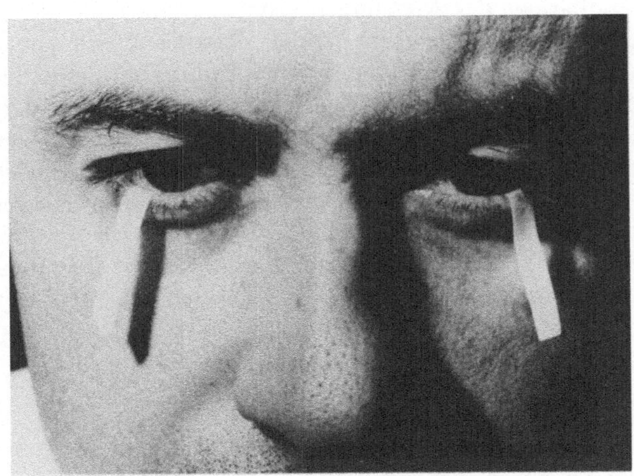

Abb. 2. Richtige Durchführung des Schirmer-Testes. Der Filterpapierstreifen
wird am Übergang vom mittleren zum äußeren Drittel des Unterlides mit
seinem abgeknickten Ende in den unteren Bindehautsack eingelegt. Während des gesamten Untersuchungsvorganges fixiert der Patient einen Gegenstand, so daß ein Kontakt der Hornhaut mit dem Filterpapier vermieden
wird. Lidschläge sind erlaubt, die Gabe eines Lokalanästhetikums jedoch
verboten

Die Prüfung findet bei mittlerer Beleuchtung bei geöffneten Augen statt. Der Blick des Patienten ist auf einen Fixierpunkt gerichtet, der so zu wählen ist, daß beim Blick geradeaus ein Kontakt zwischen Filterpapierstreifen und Hornhaut unmöglich ist. Blinken darf dem Patienten nicht untersagt werden, da das ständige Offenhalten der Lider ein Aufreißen des Tränenfilmes bewirken und außerdem zu reflektorischer Tränenproduktion führen würde. Erfahrungsgemäß soll man dem Patienten gegenüber das Blinken überhaupt nicht erwähnen. Nur der Augenarzt sollte wissen, daß Blinken nicht untersagt werden darf.

Gemessen wird über einen Zeitraum von 5 Minuten. Dabei wird die befeuchtete Strecke minus dem gefalteten Ende gemessen.

Interpretation und Kritik der Methode

Gemessen wird der wäßrige Anteil des Tränenfilmes. Wesentliche Meßfehler können durch unterschiedliche Fließpapierqualität entstehen. Deshalb ist die Verwendung genormter Teststreifen empfehlenswert. Als Normalwerte gelten Befeuchtungen des Fließpapierstreifens von 10—20 mm in einem Zeitraum von 5 Minuten. Unterschiedliche Ergebnisse und tageszeitliche Schwankungen schränken die Verwendbarkeit der Messungen erheblich ein, denn die angegebene Methode erfaßt in nicht vorhersehbarer Weise sowohl die basale als auch die reflektorische Tränenproduktion. Selbst bei niedrigen Werten sind nicht notwendigerweise Veränderungen der Hornhaut und/oder Bindehaut zu erwarten. Es ist daher empfehlenswert, den Schirmer-Test mehrfach zu wiederholen und bei einem Verdacht auf ein trockenes Auge zusätzliche Untersuchungsverfahren, wie Tränenfilmaufreißzeit, Bengal-Rosa-Test, Fluoreszein-Verdünnungstest und Messung der Blinkfrequenz zur weiteren Diagnostik und Bewertung heranzuziehen.

Klinik

Chronische Keratoconjunctivitis — trockenes Auge

H.-J. Thiel

Abteilung I: Allgemeine Augenheilkunde mit Poliklinik,
Universitäts-Augenklinik Tübingen, Bundesrepublik Deutschland

Mit 3 Abbildungen

Einleitung

Das vorgegebene Thema „Chronische Keratoconjunctivitis — trockenes Auge" umfaßt aus klinischer Sicht die Symptomatik, Diagnostik und Therapie der Keratoconjunctivitis sicca.

In den bisherigen Vorträgen ist darauf hingewiesen worden, daß eine gestörte Tränensekretion ebenso wie eine veränderte Zusammensetzung des praecornealen Tränenfilmes zu Erkrankungen der Hornhaut und der Bindehaut führen kann. Dieser Vorgang läuft im allgemeinen als ein langsam fortschreitender Prozeß ab. Vielfältige Ursachen werden diskutiert. Es kommen Systemerkrankungen mit Störungen der Tränensekretion sowie morphologische Veränderungen des vorderen Augensegments oder der Bulbusumgebung in Betracht. Auch ist denkbar, daß das klinische Bild einer chronischen Conjunctivitis in eine Form mündet, die alle Zeichen eines trockenen Auges aufweist.

Nachfolgend wird auf Symptome, Diagnostik und Therapie der Keratoconjunctivitis sicca eingegangen.

Subjektive Symptome

Die Keratoconjunctivitis sicca ist ein häufiges, oft auch verkanntes diagnostisches oder therapeutisches Problem. Die Erkrankung tritt in allen Altersgruppen einschließlich des Kindesalters auf. Die Beschwerden sind häufig recht unterschiedlich (Tab. 1). Die betroffenen Patienten klagen vielfach über Augenbrennen, über ein Reibe- und

Fremdkörpergefühl. Gelegentlich wird über eine leichte Visusbeeinträchtigung oder auch nur über unbestimmbare Augenschmerzen geklagt. Eigenartigerweise sollen Patienten mit ausgeprägten Symptomen einer Keratoconjunctivitis sicca gelegentlich das Gefühl eines verstärkten Tränenflusses empfinden.

Tabelle 1. *Häufige subjektive und objektive Symptome bei der Keratoconjunctivitis sicca*

Subjektive Symptome	Objektive Symptome
Brennende und schmerzende Augen	Klebriges, fadenartiges Sekret
Jucken	Diskrete pericorneale Injektion
Sand- oder Fremdkörpergefühl	Dilatierte Gefäße der Conjunctiva bulbi im Lidspaltenbereich
Trockenheitsgefühl	Rötung der Lidkanten

Die Beschwerden nehmen üblicherweise im Verlaufe eines Tages zu und unterscheiden sich dadurch von den morgendlichen Schmerzen, die auf eine Störung der Epithelbedeckung (rezidivierende Erosion) hinweisen. Besonders in überheizten Räumen mit zirkulierender trockener Luft oder Reizstoffen (Tabakrauch, ungünstiger Arbeitsplatz) werden Klagen in verstärktem Maße geäußert. Schmerzen über den ganzen Tag verteilt sprechen eher für als gegen eine Keratoconjunctivitis sicca. Es ist daher erforderlich, sich sehr sorgfältig über die Schmerzsymptome zu informieren.

Objektive Symptome

Ein matter Glanz der Bindehaut, ein häufiges Blinken, eine zähe weißliche Schleimproduktion oder eine mehr oder weniger ausgeprägte conjunctivale Injektion sind wichtige diagnostische Hinweise (Tab. 1). Aber auch langdauernde und therapieresistente Rötungen der Lidränder, oft Ausdruck einer chronischen Staphylokokkeninfektion (Blepharoconjunctivitis), können vorkommen.

Wenn Beschwerden und äußerlich sichtbare Zeichen den Verdacht auf eine Keratoconjunctivitis sicca lenken, lassen sich an der Spaltlampe meist weitere Symptome der Erkrankung nachweisen. Normalerweise ist der praecorneale Tränenfilm unsichtbar, deshalb können Schleimbestandteile auf der Hornhautoberfläche eine veränderte Zusammensetzung signalisieren. Besondere Aufmerksamkeit sollte dem Tränenfilmmeniskus zwischen Hornhautoberfläche und Unter-

lidkante gewidmet werden, der hier als eine schmale Flüssigkeitssichel erkennbar ist. Diese Flüssigkeitssichel ist je nach Ausprägung
des Sicca-Syndroms vermindert oder fehlt ganz, häufig finden sich
auch Schleimflocken in diesem Bereich. Mit Farbstoffen, die in die
Lidspalte eingebracht werden und sich mit dem Tränenfilm vermischen, sind weitere Hinweise zu gewinnen. So kann man mit

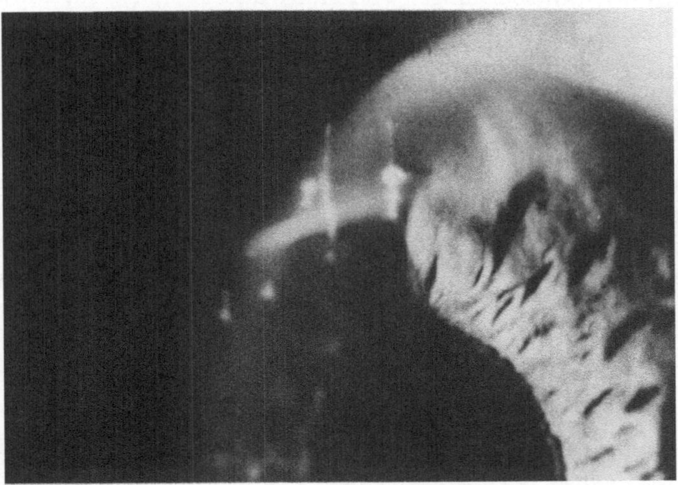

Abb. 1. Unterschiedlich lange „Epithelfäden" bei Keratoconjunctivitis sicca.
Spaltlampenphoto

Bengal-Rot nekrotische Zellen der Hornhaut- und Bindehautober-
fläche sichtbar machen. Eine Anfärbung mit Fluoreszein dagegen
weist auf Defekte der epithelialen Schlußleisten hin und ist diagnostisch bei der Keratoconjunctivitis sicca weniger bedeutsam.

Epithelfäden auf der Hornhautoberfläche werden gerne zur Sicherung der Diagnose einer Keratoconjunctivitis sicca herangezogen.
Man findet diese Fädchen (Abb. 1), die aus abgeschilferten Epithelien und Schleimanteilen zusammengesetzt sind, auf der gesamten
Hornhautoberfläche. Eine Verteilung auf einzelne Sektoren ist eher
zufällig. Die Fädchen haften an umschriebenen Stellen der Epitheloberfläche, den sogenannten trockenen Stellen, die meist durch umschriebene Zellnekrosen gekennzeichnet sind. Diese oberflächlichen
Fädchen sind kürzer, plumper und anders aufgebaut als diejenigen,
die bei den Störungen der Epithelisierung auftreten. In den letzt-
genannten Fällen (z. B. rezidivierende Erosion) wird der Epithelver-
band von der Unterlage abgehoben, durch Lidbewegungen zu einer

Falte geformt und spiralig ausgezogen (Thiel und Mitarb., 1972).
Auch wenn in allen Fällen von einer Fädchen-Keratitis gesprochen
wird, bestehen doch hinsichtlich der Pathogenese eindeutige Unterschiede.

Praecornealer Tränenfilm und Epitheloberfläche

Nach den Untersuchungen von Holly und Lemp [9, 10] sowie von
Dohlman [5] hängt die Funktion der Hornhaut- und Bindehautober-
fläche ganz entscheidend von einem regelrecht zusammengesetzten
Tränenfilm ab. Der praecorneale Tränenfilm besteht anatomisch aus
drei unterschiedlichen Komponenten. Bei einem Defizit eines Bestand-
teiles sind Beziehungen zu spezifischen Krankheitsbildern möglich.

Die Oberfläche des Hornhautepithelverbandes ist von Natur aus
hydrophob. Erst die dünne Schleimschicht, die von den Becherzellen
der Bindehaut gebildet und von den Lidern auf der Hornhautoberfläche ausgebreitet wird, schafft die Voraussetzung für die Haftung

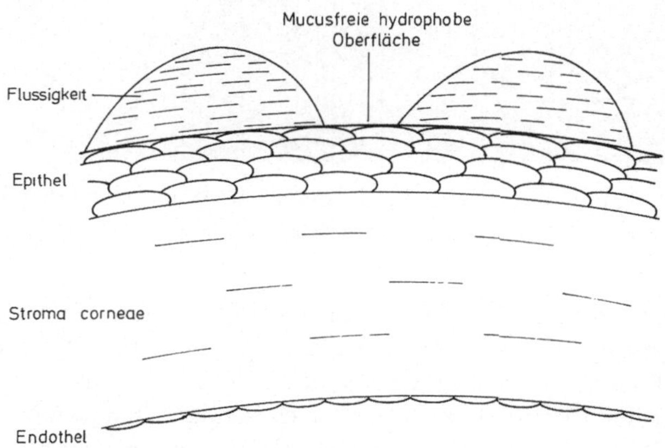

Abb. 2. Bei einem Defizit von Schleimstoffen können mucusfreie hydrophobe Areale der Hornhautoberfläche entstehen, die Flüssigkeitsschicht
wird nicht mehr ausgebreitet

des wäßrigen Anteils des Tränenfilmes [13, 9, 10]. Dieser Anteil
stammt von der Tränendrüse und den sekretorischen Elementen im
Bereich der oberen Bindehautanteile. Nach außen hin deckt ein dünner Fettfilm (Lipidschicht), Sekret der Meibomschen und Talgdrü-
sen der Lidkanten, die inneren Schichten ab. Wie sehr die regelrechte
Zusammensetzung des Tränenfilmes und die ausreichende Bereitstel-
lung der Einzelkomponenten eine Rolle spielen, haben in den letzten

Jahren sorgfältige Analysen spezieller Krankheitsbilder gezeigt. Sowohl ein Fehlen der Mucinschicht als auch ein Defizit des wäßrigen Anteils können zum Bild des trockenen Auges führen.

Beispielsweise ist bei einem Defizit von Schleimstoffen eine reguläre Ausbreitung der Mucinschicht nicht mehr gewährleistet. Es verbleiben umschriebene Bezirke, die keinen Mucusfilm tragen und deshalb hydrophob sind (Abb. 2). An diesen Stellen wird keine Benetzung mit dem wäßrigen Anteil des Tränenfilmes erfolgen; es entstehen kleine Flüssigkeitstropfen sowie umschriebene Nekrosen des

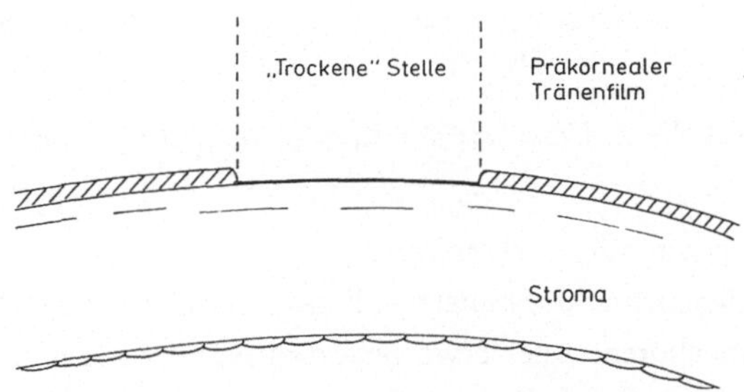

Abb. 3. Bei einem verminderten wäßrigen Anteil des praecornealen Tränenfilmes bilden sich trockene Stellen

oberflächlichen Epithelverbandes. Eine vergleichbare Situation kann dann entstehen, wenn bei Erkrankungen oder Verletzungen der Lider oder der Bindehaut die Schleimschicht bei normalem Angebot nicht in üblicher Weise ausgebreitet werden kann. Wir sehen dieses Phänomen meist am Hornhautrand als Fuchssche Dellen, vorwiegend nach operativen Eingriffen an der Bindehaut. Wenn der wäßrige Anteil des praecornealen Tränenfilmes reduziert ist oder fehlt, bricht der Tränenfilm leicht auf (Abb. 3). Es bilden sich Schleimfäden auf der Hornhautoberfläche, zum Teil mit nekrotischen Epithelzellen bedeckt, die an oberflächlichen Epithelaufbrüchen haften und das klinische Bild der Fädchenkeratitis vermitteln.

Die Keratoconjunctivitis sicca

kommt als eigenständiges Krankheitsbild, als Teil einer Systemerkrankung, als Folge von Lidanomalien (angeboren, verletzungs- oder operationsbedingt) oder nach Einwirkung chemischer bzw. physikalischer Noxen auf die Bindehaut vor (Tab. 2). In den meisten Fällen gelingt es, die Augensymptome einer der genannten Katego-

rien, die keineswegs alle ätiologischen Möglichkeiten einschließen,
zuzuordnen. Eine verminderte Tränensekretion, festgestellt mit dem
Schirmer-Test, bedeutet keineswegs, daß eine Hyposekretion mit
einer Keratoconjunctivitis gleichzusetzen ist und deshalb pathologisch sein muß. Ein entsprechender Hinweis ist bei den Richtlinien
zur Durchführung des Schirmer-Testes enthalten. Es ist sicherlich
notwendig, die quantitative Prüfung im Verdachtsfalle mehrfach zu
wiederholen. Denn in der täglichen Praxis oder auch im studen-
tischen Unterricht fallen immer wieder zumeist jüngere Personen
auf, die nach Auswertung des Schirmer-Testes eine verminderte Tränenmenge (Hyposekretion) aufweisen, aber nicht über Beschwerden
klagen. Diese Beobachtung stimmt mit der Ansicht von Sjögren und

Tabelle 2. *Ursachen der Keratoconjunctivitis sicca*

1. Eigenständige Erkrankung
2. Allgemeinerkrankungen mit den Zeichen des trockenen Auges
3. Angeborene oder erworbene Lidveränderungen
4. Folgen physikalischer oder chemischer Einwirkungen

Bloch [18] überein, daß ältere Patienten mit einer Hyposekretion
oder einer Keratoconjunctivitis sicca eher über Augenbeschwerden
klagen als jüngere Personen.

Keratoconjunctivitis sicca als altersbedingtes Krankheitsbild

Die senile Involution und Atrophie der Tränendrüse einschließlich
der serösen sekretorischen Anteile der Bindehaut können Ursache
einer langsam fortschreitenden Reduzierung der Tränensekretion
sein. Sie ist wohl die häufigste Veränderung des äußeren Auges im
Alter, wobei die Beschwerden einer Keratoconjunctivitis sicca zwar
geklagt werden, die objektiven Symptome — außer einer Hyposekretion — aber meist fehlen. Bei einem Drittel aller Patienten über
40 Jahren soll eine verminderte Sekretion vorliegen [17]. Diese Hyposekretion ist noch nicht mit einem trockenen Auge gleichzusetzen.
Gleichwohl kann bei vorhandener verdünnter Bindehaut, vermindert-
tem Tonus der Lider oder bei reduzierter Hornhautsensibilität eine
Keratoconjunctivitis sicca manifest werden [20]. Dennoch sollte man
auch bei alten Patienten nicht auf eine Allgemeinuntersuchung ver-
zichten, um eine eventuelle Grunderkrankung nicht zu übersehen.

Systemerkrankungen mit Störungen der Tränensekretion

1. Das *Sjögren-Syndrom,* eine Erkrankung mit Beteiligung verschiedener Organe, kommt in allen Altersgruppen vor. Betroffen sind vorwiegend Frauen (ca. 90 % der Patienten) im mittleren Lebensalter [3]. Das Leiden ist dann wahrscheinlich, wenn zwei der drei Hauptsymptome — Keratoconjunctivitis sicca, Xerostomie, Beteiligung des Bindegewebssystems — nachgewiesen werden können [6, 4]. Eine Beteiligung des Bindegewebes liegt bei ca. 60 % der Patienten vor, meist in Form einer rheumatoiden Arthritis. Die Symptomenkombination Keratoconjunctivitis sicca und Xerostomie kann allerdings auch bei anderen Allgemeinerkrankungen vorkommen, z.B. bei der Sarkoidose oder bei Erkrankungen des erythropoetischen Systems.

Wenn bei einem Sjögren-Syndrom eine Keratoconjunctivitis sicca und eine Xerostomie das klinische Bild bestimmen, spricht man auch von einem Sicca-Komplex oder Sicca-Syndrom. Häufig sind auch andere Schleimhäute betroffen. Bei Beteiligung des Rachens kann es zu ständigen Entzündungszuständen, zu Heiserkeit, bei Beteiligung der Nase zu Störungen des Geruchssinnes, zu Nasenblutungen und Krustenbildung auf der Schleimhaut kommen (Tab. 3 a—d).

Die Ursache der Erkrankung ist bisher nicht bekannt. Eine Autoimmunkrankheit bei nachweisbaren Autoimmunantikörpern wird diskutiert. Es ist aber noch unklar, ob diese laborchemischen Autoimmunphänomene mit der Pathogenese der Erkrankung ursächlich zusammenhängen oder ob sie zumindest teilweise lediglich Folgezustände der allgemeinen Gewebsbeteiligung sind. Wahrscheinlich spielen zahlreiche immunologische Mechanismen eine Rolle. Häufig ist beispielsweise der Rheumafaktor positiv, Antinuklearantikörper sind bei einem Teil der Patienten nachweisbar, selbst zirkulierende Immunkomplexe, deren Behandlung noch umstritten ist, können vorkommen [12]. Zu Autoimmunerkrankungen kommt es dann, wenn aus irgendeinem Grunde Immunmechanismen gegen körpereigene Zellbestandteile aktiviert werden. Ob zudem ein Virus krankheitsauslösend wirkt, ist noch offen [1]. Möglicherweise ist sogar ein Zusammenwirken von immunologischen, viralen und bisher nicht bekannten Umweltfaktoren bei einem besonders empfänglichen Individuum ursächlich verantwortlich zu machen [22].

Histopathologisch bietet sich das Bild einer lymphoiden Infiltration der Tränen- und Speicheldrüsen; es kommt zu einer Zerstörung von Drüsengewebe sowie nachfolgend zu einer Vernarbung und

10*

Fibrose. In den lymphoiden Infiltraten sind sowohl T- als auch B-Lymphozyten gefunden worden [7].

Patienten mit einem Sjögren-Syndrom klagen über eine Rötung der Augen mit Fremdkörpergefühl, über Brennen und Photophobie. Die Tränensekretion kann selbst bei emotionalen Stimuli fehlen. Bei der klinischen Untersuchung ist die meßbare Tränensekretion meist auf ein Minimum reduziert (Schirmer-Test); der Tränenfilm ist in-

Tabelle 3 a. *Symptome des Sjögren-Syndroms*

1. Störungen exokriner Systeme
2. Andere Organbeteiligungen
3. Humorale Veränderungen

Tabelle 3 b. *Störungen exokriner Systeme und Folgezustände*

Keratoconjunctivitis sicca
Xerostomie
Vergrößerte Tränen- und Speicheldrüsen
Pharyngo-Laryngo-Rhinitis sicca
Tracheo-Bronchitis
Vaginitis
Anacidität

Tabelle 3 c. *Andere Organbeteiligungen*

Chronische Polyarthritis
Splenomegalie
Hepatomegalie
Raynaudsche Erkrankung
Purpurea
Arteriitis
Myositis
Neuropathie
Alopecie

Tabelle 3 d. *Humorale Veränderungen*

Eosinophile Leukopenie
Thrombozytopenie
Hyperglobulinämie
Gewebsantikörper
Rheumafaktoren

stabil und bricht nach wenigen Sekunden auf. Die Hornhautoberfläche läßt sich mit Fluoreszein punktförmig anfärben. Oft besteht eine conjunctivale Injektion, eine Rötung der Lidränder und gelegentlich sogar eine leichte Chemosis. Fädchen der Hornhautoberfläche sind ebenfalls ein häufiges Symptom. Im Tränenfilm, falls eine Untersuchung gelingt, sind keine Lysozyme nachweisbar. Keratinisation der Hornhautepithelzellen läßt sich im Abstrich mit der Giemsa-Färbung leicht darstellen. Komplikationen der Hornhautveränderungen sind nicht ungewöhnlich; beschrieben sind Vaskularisationen, hartnäckige Epitheldefekte, Ulcerationen und in seltenen Fällen auch Perforationen.

Charakteristischerweise verläuft die Erkrankung langsam progredient mit einem schleichenden Beginn. Entscheidende diagnostische Kriterien sind das trockene Auge, Trockenheit im Mund- bzw. Nasen-Rachenraum und der biotope Nachweis einer lymphoiden Infiltration der akzessorischen Speicheldrüsen (Mundschleimhautbiopsie). Immunpathologisch bemerkenswert sind eine Hypergammaglobulinämie sowie IgG- und IgM-Antikörper (ausnahmsweise auch IgA-Antikörper) gegen Zellen des Ductus salivatorius [7]. Anscheinend sind Patienten mit einem Sjögren-Syndrom zu Lymphomen bzw. lymphoproliferativen Erkrankungen, wie Retikulumzellsarkom oder Makroglobulinämie vom Typ Waldenström, disponiert [4].

Die Therapie des Sjögren-Syndroms ist äußerst problematisch. In den Frühstadien der Erkrankung kann eine Keratoconjunctivitis sicca vielfach mit Tränen-Ersatzmitteln erfolgreich angegangen werden. Diese Medikamente enthalten als wirksamen therapeutischen Anteil Methylzellulose, der die Hornhaut vor übermäßiger Austrocknung bewahren kann. Ob und in welchem Ausmaß die zugesetzten und laut Arzneimittelgesetz auch erforderlichen Desinfizientien, wie Thiomersal oder Benzalkoniumchlorid, eine weitere Schädigung der Hornhautoberfläche bewirken, ist noch nicht klar erwiesen. Zumindest sollte man diesen Aspekt nicht außer acht lassen, da tierexperimentell bei den gebräuchlichen Konzentrationen doch deutliche oberflächliche Hornhautveränderungen nachgewiesen werden konnten [16]. Präparate mit Polyvinyl-Alkohol als Grundsubstanz sind ebenfalls gebräuchlich; bei der Verordnung sollte man sich von der individuellen Verträglichkeit und vom klinischen Befund leiten lassen. Brillen mit Seitenschutz oder auch eine feuchte Kammer stellen weitere Möglichkeiten dar, eine übermäßige Austrocknung der Hornhautoberfläche zu vermeiden. Nicht selten wird damit jedoch eine verminderte Sehfähigkeit eingehandelt. Ein Verschluß der Tränenpünktchen ist genau zu überdenken, da es nicht selten zu einem Stillstand oder zu einer Besserung des Krankheitsbildes kommen kann. In einem solchen Falle wäre dann ein lästiges Tränen die Folge. Aus diesem Grunde wird auch der temporäre Verschluß der Tränenwege durch eingelegte Silikonschläuche empfohlen. Schließlich sind Überlegungen angestellt worden, mit einer systematischen langfristigen Steroidtherapie den infiltrativen und fibrosierenden Prozeß in den Tränen- und in den Speicheldrüsen günstig zu beeinflussen. Ob man jedoch in den Spätstadien die Erkrankung entscheidend bessern kann, ist fraglich. Auf jeden Fall sollte dieser therapeutische Ansatz weiter verfolgt werden.

2. *Die essentielle Bindehautschrumpfung (Synonyma: oculäres Pemphigoid, benigner Schleimhautpemphigus)*, eine chronische blasenbildende Erkrankung von Haut und Schleimhäuten, ist eine Krankheit des höheren Lebensalters mit überwiegender Beteiligung des weiblichen Geschlechts [21, 18]. In 25 % der Erkrankungsfälle liegen Hautveränderungen vor. Die Beteiligung der Augen umfaßt eine progressive Schrumpfung der Conjunctiva, ein Entropium mit Trichiasis, eine Xerosis conjunctivae und im Spätstadium eine Hornhauttrübung mit Vaskularisation. Gewöhnlich sind auch andere Schleimhautbereiche beteiligt (z. B. Mund, Pharynx, Ösophagus, Rektum), in 75 % der Fälle sind nur die Mundschleimhaut und die Conjunctiven betroffen.

Eine chronische Conjunctivitis ist meist das erste Symptom der Erkrankung. Bei subjektiven Beschwerden, wie Brennen der Augen, gelegentlich Tränenfluß und fortwährender Irritation, stellt sich im weiteren Verlauf eine Schrumpfung der Bindehaut mit Entropium und Trichiasis ein. Die Hornhautbeteiligung ist durch die mechanische Reizung zwanglos zu erklären, die Folgen sind Erosionen sowie Trübungen des Hornhautstromas mit nachfolgender Gefäßeinsprossung. Die Schrumpfung der Bindehaut beginnt meist im Bereich der Übergangsfalten (vorwiegend im unteren Fornixbereich), der Bulbus wird zunehmend immobil.

Histopathologisch sind subepitheliale Blasenbildungen der Haut und Schleimhäute charakteristisch. Das Epithel zeigt metaplastische Veränderungen; Becherzellen sind meist kaum noch zu finden oder fehlen ganz. Entscheidend für den weiteren deletären Verlauf sind die subepithelialen Infiltrationen und Fibrosierungen, die den Schrumpfungsprozeß einleiten und unterhalten. Es kommt zu Obliterationen der Übergangsfalten, zur Zerstörung der schleimproduzierenden Becherzellen, daraus resultiert ein instabiler Tränenfilm. Schließlich obliterieren die Tränendrüsenausführungsgänge.

Verschiedene Untersuchungsergebnisse scheinen dafür zu sprechen, daß die desmosomalen Verbindungen zwischen Basalzellschicht und der dazugehörigen Basallamelle der Conjunctiva durch einen immunologischen Prozeß unterbrochen sind [19]. In 20—67 % der untersuchten Patienten ließen sich mit der direkten Immunfluoreszenz Bindungen von Immunglobulinen an die Basallamelle nachweisen [2, 14, 15]. Dieser Befund gilt als charakteristisch für das oculäre Pemphigoid. Weitere immunpathologische Ergebnisse lassen sich bisher nur bedingt interpretieren.

Die Therapie des oculären Pemphigoids hat verschiedene Aspekte zu berücksichtigen. Die handelsüblichen Tränenersatzmittel auf Methylcellulosebasis sind als wichtige Grundmedikation zu betrachten. Zusätzlich sollten je nach Befund Lokalantibiotika angewandt werden, um Superinfektionen der Bindehaut, Hornhaut und der Lidkanten zu vermeiden. Auch sollte verhindert werden, daß fehlgestellte Wimpern zu Erosionen der Hornhaut führen (Gefahr der Infiltration, Ulceration und Superinfektion). Eine Wimpernepilation ist nicht ganz unproblematisch. Zwar vermeidet man wahrscheinlich mit der Pinzettenepilation eine weitere Narbenbildung der Bindehaut und Lider, andererseits sind aber Epilationen in regelmäßigen Abständen erforderlich, um nicht durch kurze, neugebildete Wimpern die Bindehaut und Hornhaut zu gefährden. Die Elektroepilation könnte dagegen eine Vernarbung mit unerwünschter zusätzlicher Verhärtung der Lider und verstärkter Schrumpfung der Conjunctiva herbeiführen. Hier scheint die Kryo-Epilation (Durchfrierung der Lider von der Tarsusseite her) günstiger zu sein, was die Durchführung und auch den Effekt betrifft. Bei diesem Vorgehen fallen die Wimpern erfahrungsgemäß nach etwa einer Woche aus; sollte sich der erwünschte Erfolg nicht eingestellt haben, kann der Eingriff ohne Bedenken wiederholt werden. Hornhautkontaktlinsen sind als weitere Maßnahme dann in Erwägung zu ziehen, wenn durch narbige Veränderungen der Lider bzw. Lidkanten ein mechanischer Reiz ausgeübt und unterhalten wird. Andererseits sind immunologische Reaktionen gegen das Kontaktlinsenmaterial und zunehmende Vaskularisationen der Hornhaut nicht auszuschließen, weshalb die Indikation zur Anwendung von Hornhautkontaktlinsen sehr sorgfältig gestellt werden muß. Eine Überwachung der Patienten in kurzfristigen Abständen ist aus den genannten Gründen dringend erforderlich. Auch die Anwendung von Kortikosteroiden lokal zusätzlich zu den Tränenersatzflüssigkeiten bedarf einer ständigen Kontrolle. Es ist vereinzelt über günstige Erfolge berichtet worden, besonders in den Frühstadien der Erkrankung und bei subconjunctivaler Injektion. Der Wert einer systemischen Steroidmedikation wird wohl auf solche Fälle beschränkt bleiben, die einen mehr akuten und dramatischen Verlauf nehmen. Aber auch hier ist in prognostischer Hinsicht Zurückhaltung geboten. Die Zukunft wird zeigen, ob die Anwendung von Immunsuppressiva (z. B. Cyclophosphamid) den Verlauf dieses meist nur schwer therapierbaren Prozesses günstig beeinflussen kann.

3. Das *Stevens-Johnson-Syndrom* gehört zur Gruppe der okulo-muko-kutanen Erkrankungen. Betroffen sind vor allem Kinder und junge Männer. Ursächlich scheint eine Allgemeinreaktion auf Infektionen, Pharmaka oder immunisierende Seren vorzuliegen. Der Beginn ist meist durch Fieber und ein allgemeines Krankheitsgefühl gekennzeichnet. An den eruptiven Prozessen sind praktisch alle Schleimhautbereiche beteiligt, vorzugsweise jedoch die Conjunctiven, die häufig die ersten Krankheitssymptome stellen. Schwere Verläufe bieten das Bild einer membranösen Conjunctivitis, wobei diese Membranen sowohl Fibrinbeläge als auch großflächige Nekrosen darstellen können. Diese conjunctivale Desquamation führt schließlich zu einer subepithelialen Fibrose, die wiederum für die Symblepharonbildung mit Verminderung des wäßrigen und mukösen Tränenanteils verantwortlich ist. Die Mitbeteiligung des Auges bei dem Stevens-Johnson-Syndrom umfaßt eine Trichiasis, eventuell mit Behinderung des Lidschlusses als Folge der Vernarbung, Keratinisation der Lidränder, oft mit mechanischer Alteration der Hornhautoberfläche, sowie eine reduzierte Tränenmenge mit veränderter Zusammensetzung. Weitere Komplikationen, wie Veränderungen der Oberfläche der Hornhaut, Infektionsgefahr als Folge von Erosionen, Verschluß der Tränenpünktchen, lassen sich aus dem geschilderten pathogenetischen Ablauf leicht erklären.

Der immunpathologische Hintergrund der Erkrankung ist noch nicht geklärt, so daß sich zum jetzigen Zeitpunkt weder in diagnostischer noch in spezieller therapeutischer Hinsicht geeignete Ansatzpunkte ergeben. Bezüglich der Therapie wäre für eine Tränensubstitution zu sorgen, wobei in erster Linie die bekannten Präparate auf Methylcellulosebasis in Betracht kommen. Des weiteren würde man auf jeden Fall versuchen, die aus dem Krankheitsablauf verständlichen Komplikationen zu verhindern.

4. Auch die *neuroparalytische Keratitis* kann zu einer verminderten Tränenmenge durch Reduzierung des wäßrigen Anteils führen und ebenfalls das Symptom „trockenes Auge" hervorrufen. Die Ursachen der Erkrankung sind meist neurologischer Art (Ausschaltung des Ganglion Gasseri, Hirnstammtumoren usw.).

Im Vordergrund stehen Veränderungen der Hornhautoberfläche mit punktförmigen anfärbbaren Schlußleistendefekten. Meistens besteht gleichzeitig eine conjunctivale Gefäßinjektion. Weitergehende Schäden des Hornhautepithels mit Blasenbildungen und Aufbrüchen der Oberfläche sind nicht ungewöhnlich; sie komplizieren das klinische Bild.

In therapeutischer Hinsicht kann nur eine regelmäßige Befeuchtung helfen; günstige Einflüsse hat man auch von Brillen mit Seitenschutz (Effekt einer feuchten Kammer) beobachtet. Eine Tarsorrhaphie als therapeutische Maßnahme mutet ungewöhnlich an, kann aber schwere Komplikationen der Hornhautoberfläche, wie therapieresistente Erosionen, Stromadefekte mit Descemetozele, anscheinend beeinflussen.

5. Die *Zoster-Keratitis* kann nach wie vor erhebliche Probleme aufwerfen. Eine Hornhautbeteiligung wird in etwa 40 % der Fälle beobachtet, ihre klinischen Erscheinungsformen sind oft vielfältig. Häufigste Veränderungen finden sich in Form einer Keratitis superficialis punctata, die gelegentlich in eine Stromakeratitis vom nummulären Typ übergehen kann.

Im Vordergrund des Geschehens steht die mangelhafte Befeuchtung der Hornhautoberfläche, die ihre Ursache einerseits in einer Instabilität des Tränenfilmes, andererseits in einer übergroßen Austrocknung der Hornhautoberfläche durch eine erheblich verminderte Blinkfrequenz hat. Diese Austrocknung mit ihren Folgen kann erhebliche Ausmaße annehmen. Jedoch können die cornealen Symptome beseitigt werden, sobald und solange eine ausreichende Befeuchtung gewährleistet ist. Es ist zu vermuten, daß der wäßrige Anteil des Tränenfilmes vermindert ist, was auch in zahlreichen Fällen belegt werden konnte. Trotzdem scheint die verminderte Blinkfrequenz und dadurch hervorgerufen die Instabilität des Tränenfilmes eines der Hauptprobleme zu sein.

Therapeutisch würde man auch hier für eine ausreichende Befeuchtung sorgen, wobei wegen der übermäßigen Austrocknung sicherlich in erster Linie an eine Brille mit Seitenschutz gedacht werden sollte. Medikamentös kommen wiederum Präparate auf Methylcellulosebasis zur Stabilisierung des Tränenfilmes in Betracht.

Morphologische Veränderungen des vorderen Augensegments oder der Bulbusumgebung

können durch Austrocknung der Hornhautoberfläche oder durch Instabilität des Tränenfilmes zu erheblichen Komplikationen führen. Je nachdem, welche Anteile des Tränenfilmes besonders betroffen sind, lassen sich bestimmte Symptome ableiten.

Die Therapie richtet sich nach den jeweiligen Veränderungen; meistens sind chirurgische Maßnahmen zur Beseitigung angeborener Anomalien oder auch Medikamente bei postoperativen Zuständen angezeigt.

Fehlerhafte Zusammensetzung des Tränenfilmes

Erkrankungen des vorderen Augenabschnitts, die durch eine fehlerhafte Zusammensetzung des Tränenfilmes ausgelöst werden, kann man nach Holly und Lemp [9, 10] wie folgt klassifizieren:

1. Verminderter wäßriger Anteil (Keratoconjunctivitis sicca, Riley-Day-Syndrom, kongenitale Alakrimie, Hyposekretion mit und ohne Systemerkrankung).
2. Mucin-Defizit (A-Hypovitaminose, oculäres Pemphigoid, Stevens-Johnson-Syndrom, akutes Arzneimittelexanthem, Verbrennungen bzw. Verätzungen der Bindehäute).
3. Verminderter Lipidanteil (chronische Blepharitis).
4. Behinderungen der Lidfunktion (Austrocknungs-Keratitis, Fuchssche Dellen).
5. Erkrankungen der Epitheloberfläche (Anästhesieschaden, chronische Medikamenteneinwirkung, Schlußleistendefekte nach operativen Eingriffen).

Die Pathogenese der vorgenannten Erkrankungen ist zum Teil erst in den vergangenen Jahren erkannt worden; daraus ergaben sich für die Therapie zum Teil neue Möglichkeiten. Selbstverständlich sind Komplikationen nicht immer zu verhindern. In vielen Fällen gelingt es aber, mit der entsprechenden Behandlung eine Stabilisierung des Tränenfilmes zu erreichen.

Therapeutische Überlegungen

Die wichtigste Maßnahme bei allen Erkrankungen mit verminderter Tränenmenge ist die ausreichende Zufuhr von sogenannten Tränenersatzmitteln. Diese Medikamente enthalten Polymere, wie Methylcellulose, Hydroxypropyl-Methylcellulose, Hydroxyaethylcellulose oder auch Polyvinylalkohol. Damit gelingt es oft, einen viskösen Film auf der Hornhautoberfläche zu schaffen. Das Hauptproblem liegt wohl darin, eine Substanz zu finden, die eine hohe Oberflächenstabilität und damit eine lange Verweildauer besitzt, andererseits den Visus nicht übermäßig beeinträchtigt. In besonders schwerwiegenden Fällen scheint sich Healon® als 0,1-%-Lösung anzubieten. Auch Eledoisin wird in derartigen Problemfällen als Therapieempfehlung genannt. Über Präparate mit Hydroxypropylcellulose als Insert liegen in Deutschland noch keine Erfahrungen vor; es ist hierzulande (als Insert) nicht im Handel. Aufgrund der Erfahrungen ausländischer Kollegen mit diesem Medikament scheint ein gewisser Optimismus berechtigt zu sein. In den folgenden Vorträgen wird auf diese speziellen Probleme noch näher eingegangen.

Einige Aspekte seien aber noch kurz angesprochen. Es gibt Empfehlungen, die Tränenpünktchen zu veröden, um die spärlichen Tränenmengen länger im Bindehautsack zu erhalten. Es scheint vorteilhafter zu sein, wenn überhaupt, dann temporäre Verschlüsse der Tränenpünktchen vorzunehmen. Dies läßt sich durch Einlegen von Kunststoffröhrchen für eine begrenzte Zeit erreichen. Eine andere Frage ist, ob sich eine Stimulation der Tränendrüsen medikamentös erreichen läßt. Es wird in der Literatur berichtet, daß bestimmte Substanzen, wie Bromhexin, einen solchen Stimulus darstellen. Bisher ist aber ein schlüssiger Beweis für eine solche Wirkung nicht erbracht worden.

Erkrankungen, die zu einer Infiltration des Tränendrüsengewebes, zu einer Vernarbung des Gewebes und zum Verlust der Funktion führen, könnten den Einsatz von antiinflammatorischen Substanzen, speziell von Kortikosteroiden, rechtfertigen. Diese Maßnahme dürfte aber nur dann sinnvoll sein, wenn nachweislich eine derartige Erkrankung vorliegt (z. B. oculäres Pemphigoid, Stevens-Johnson-Syndrom) und man die Risiken und Folgen einer solchen Langzeitbehandlung kritisch abwägt.

Eine feuchte Kammer vermag die Befeuchtung der Hornhautoberfläche wesentlich zu verbessern. Diese Forderung kann eine Brille mit Seitenschutz in hervorragender Weise erfüllen. Aus eigener Erfahrung wissen wir, daß derartige Patienten weniger Komplikationen zeigen, weniger Beschwerden haben und auch günstigere Behandlungsergebnisse aufweisen.

Literatur

1. Baum, J. L.: Systemic disease associated with tear deficiencies. Int. Ophthal. Clin. *13*, 157 (1973).
2. Bean, S. F., Furey, N., West, C. E., Andrews, T., Esterley, N. B.: Ocular cicatricial pemphigoid. Trans. Amer. Acad. Ophthal. Otolaryngol. *81*, 806 (1976).
3. Bloch, K. J.: Sjögren's syndrome. Medicine *44*, 187 (1965).
4. Cummings, N. A., Schall, G. L., Asofsky, R., Anderson, L. G., Talal, N.: Sjögren's syndrome: Newer aspects of research, diagnosis and therapy. Amer. Int. Med. *75*, 937 (1971).
5. Dohlman, C. H.: New concepts in ocular xerosis. Trans. Ophthal. Soc. U. K. *91*, 105 (1971).
6. Feltkamp, T. E. W., van Rossun, A. L.: Antibodies to salivary duct cells, and other autoantibodies in patients with Sjögren's syndrome and other idiopathic autoimmune diseases. Clin. Exp. Immunol. *3*, 1 (1968).
7. Friedlaender, M. H.: Allergy and immunology of the eye. Hagerstown: Harper and Row. 1979.

8. Hardy, U. M., Perry, H. O., Pingree, G. C., Kirby, T. J.: Benign mucous membrane pemphigoid. Arch. Dermatol. *104*, 467 (1971).

9. Holly, F. J., Lemp, M. A.: Surface chemistry of the tear film: Implications for dry eye syndromes, contact lenses, and ophthalmic polymers. Cont. Lens Soc. Amer. *5*, 12 (1971).

10. Holly, F. J., Lemp, M. A.: Wettability and wetting of corneal epithelium. Exp. Eye Res. *11*, 239 (1971).

11. Jones, B. R.: Lacrimal and salivary precipitating antibodies in Sjögren's syndrome. Lancet *2*, 773 (1958).

12. Lawley, T. J., Moutsopoulos, H. M., Katz, St. I., Theofilopoulos, A. N., Chused, Th. M., Frank, M. M.: Demonstration of circulating immune complexes in Sjögren's disease. The J. Immunol. *123*, 1382 (1979).

13. Lemp, M. A., Holly, F. J., Iwata, Shuzo, Dohlman, C. H.: The precorneal tear film. Arch. Ophthal. (Chicago) *83*, 89 (1970).

14. Mondino, B. J., Ross, A. N., Rabin, B. S., Brown, S. I.: Autoimmune phenomena in ocular cicatricial pemphigoid. Amer. J. Ophthal. *83*, 443 (1977).

15. Mondino, B. J., Brown, S. I., Rabin, B. S.: Autoimmune phenomena of the external eye. Ophthalmol. *85*, 801 (1978).

16. Pfister, R. R., Burstein, N.: The effects of ophthalmic drugs, vehicles, and preservatives on corneal epithelium: A scanning electron study. Invest. Ophthal. *15*, 246 (1976).

17. de Roeth, A.: On the hypofunction of the lacrimal gland. Amer. J. Ophthal. *24*, 20 (1941).

18. Rook, A., Wilkinson, D. S., Ebling, F. J. G.: Textbook of dermatology, Vol. II. Oxford—Edinburgh: Blackwell. 1968.

19. Sams, W. M., Logan, W. S.: The skin as reflectus of immunologic diseases. In: Oculocutaneous manifestations of rheumatic diseases (Ehrlich, G. E., Hrsg.). Basel: Karger. 1973.

20. Sjögren, H., Bloch, K. J.: Keratoconjunctivitis sicca and the Sjögren syndrome. Surv. Ophthal. *16*, 145 (1971).

21. Smith, R. C., Myers, E. A., Lamb, H. D.: Ocular and oral pemphigus. Arch. Ophthal. *11*, 635 (1934).

22. Tabbara, K. F.: Sjögren's syndrome: a correlation between the ocular findings and labial salivary gland histology. Trans. Amer. Acad. Ophthal. Otolaryngol. *78*, 467 (1974).

23. Thiel, H.-J., Blümcke, S., Kessler, W.-D.: Zur Pathogenese der Keratopathia filamentosa (Keratitis filiformis). Albrecht v. Graefes Arch. Ophthal. *184*, 330 (1972).

Anschrift des Verfassers: Prof. Dr. H.-J. Thiel, Abteilung I: Allgemeine Augenheilkunde mit Poliklinik, Universitäts-Augenklinik Tübingen, Schleichstraße 12, D-7400 Tübingen, Bundesrepublik Deutschland.

Conjunctivitis allergischer und nichtallergischer Genese. Differenzierung und Nachweis natürlicher, medikamentöser und kosmetischer Allergene

F. Klaschka

Hautklinik im Klinikum Steglitz, Freie Universität Berlin

1. Einleitung

Bevorzugter Schauplatz von allergischen Reaktionen und Erkrankungen des Auges ist die für äußerliche Stoffkontakte unmittelbar zugängliche Oberflächenstruktur des Augapfels und seiner Schutzorgane, der Conjunctiva, Cornea und Lidhaut. Es können hier nahezu alle Formen einer Immunreaktion vom Sofort- und Spättyp auftreten (siehe Tab. 1). Doch sind diese im einzelnen oft stark geprägt von den strukturellen und funktionellen Eigenheiten des Auges.

Die enge Nachbarschaft von Haut- und Schleimhautgewebe an Lid- und Bindehaut, im Verein mit spezialisierten Drüsen- und Haarformen, ermöglicht und begrenzt auch die Entwicklung der klinisch sehr unterschiedlichen Reaktionsbilder. Ihre diagnostische Abgrenzung ist zuweilen erschwert. Und dies betrifft sowohl die Differenzierung allergischer Reaktionsformen und -ursachen an sich, darüber hinaus aber auch die Unterscheidung von allergischen und nichtallergischen Entzündungsreaktionen in akuten bis chronischen Krankheitsstadien mit zweilen ausgeprägter Rezidivneigung.

Bei dem Versuch, eine Differenzierung der allergischen und nichtallergischen Lid- und vornehmlich Bindehautentzündungen herbeizuführen, werden im folgenden neben klinisch-anamnestischen Erhebungen schwerpunktmäßig allergologische Testmethoden und ihre Ergebnisse in bezug auf die klinische Relevanz herangezogen. Dabei stehen Hauttestmethoden im Vordergrund, soweit wie möglich ergänzt durch In-vitro-Tests.

2. Allergische Conjunctivitis

2.1 Pathogenese und Klinik

Reaktionen vom anaphylaktischen Typ treten am Auge 10 bis 15 Minuten nach Auslösung in erster Linie unter dem Bild der akuten allergischen Conjunctivitis auf. Ihnen liegt eine Sensibilisierung zumeist gegen Pollen, Tierhaare oder Hausstaub zugrunde. Nach Ausbildung antigen-spezifischer Antikörper der Immunglobulin-E-Klasse

Tabelle 1. *Immunreaktionen nach Gell und Coombs [8] mit besonderer Berücksichtigung der Pollinosis*

Soforttyp-Reaktionen (R.) Antikörper-vermittelt	Typ I Anaphylaktische Reaktion	Auftreten der Reaktionen nach 10—15 min	Anaphylakt. Schock, Pollinosis durch Pollen-, Tierhaar-, Staub-allergene, allerg. Urticaria durch Nahrungsstoffe
	Typ II Zytotoxische Reaktion		Arzneimittelallergie und Haemolyse Granulozyto-, Thrombopenie
	Typ III Arthus-Typ-Reaktion	6—8 Std.	Serumkrankheit, Arzneimittelexantheme, Glomerulonephritis
Spättyp-Reaktionen zellvermittelt	Typ IV Spättyp-Reaktionen	1—3 Tagen	Kontaktallergie, Infektallergie, Transplantations-allergie

und nach deren Verankerung an Rezeptoren der Mastzellenoberfläche erfolgt beim Auftreffen der spezifischen Determinanten eines Antigens auf die IgE-Antikörper-Rezeptoren, ausgelöst durch Signale dieser Antigen-Antikörper-Reaktion, eine Degranulation der Mastzellen mit Freisetzung und Ausschüttung von Histamin- und anderen Mediatorsubstanzen, die zur Ausbildung der klinischen, entzündlichen Reaktionssymptomatik im Zuge der anaphylaktischen Soforttyp-Reaktion führen. An der Haut entsteht in wenigen Minuten eine urtikarielle Reaktion, an der Schleimhaut wird, abhängig von ihrer örtlichen Struktur und Funktion, innerhalb von Minuten eine Rötung, Schwellung und Hypersekretion beobachtet.

Das *Vollbild der allergischen Conjunctivitis* bei Pollinosis ist gekennzeichnet von Irritation, Sekretion und Ödem. Es bereitet, bei Berücksichtigung der speziellen Anamnese, diagnostisch kaum Schwierigkeiten. Klinisch besteht bei klarer Ausprägung der Symptome eine Bindehautreizung und -rötung, verstärkte Gefäßinjektion, Tränensekretion mit Neigung zu morgendlichem Verkleben der Augenlider, Bindehaut- und Lidschwellung sowie periorbitales Ödem und Chemosis bulbi. Subjektiv werden Juckreiz, Brennen, Stechen, Fremdkörpergefühl angegeben. In der Regel liegt eine mehr oder weniger ausgeprägte Lichtempfindlichkeit vor.

Im Sekretausstrich sind regelhaft Eosinophile nachzuweisen. Bei der *Pollinosis* wird die akute Conjunctivitis allerdings kaum monosymptomatisch, sondern in aller Regel begleitet von analogen Krankheitserscheinungen der Nasen-, Rachen-, Bronchien-, Bronchiolen- und Lungenschleimhaut angetroffen. Neben den in Tab. 2 aufgezeigten klinischen Symptomen können allgemeine Krankheitserscheinungen, wie Abgeschlagenheit, Leistungsminderung, Nervosität, Schlaflosigkeit, Kopfdruck, erhöhte Temperatur, Appetitminderung, vorliegen. Eine angemessene Allergietestung wird in solchen Fällen rasch zur Aufklärung reaktionsauslösender Allergene führen können.

Problematischer ist die diagnostische Aufhellung von Reaktions- oder Krankheitsursachen bei lediglich subjektiven Beschwerden, wie Brennen, Jucken, Kratzen, Reiben, Tränensekretion, bei Fehlen von entzündlichen Haut- oder Bindehautreaktionen und bei negativem Ausfall einer Allergietestung. In diesen Fällen und vornehmlich auch solchen, bei denen Blinzeln, Blinkern, beschleunigter und/oder verstärkter Lidschlag besteht, ist eine diagnostische Abklärung nicht ohne weiteres möglich. Es kommen hier neben psychogenen Ursachen, insbesondere familiären, schulischen und anderen Problemen, allfällige passagere exogene Reizwirkungen in Betracht. Darüber hinaus können hier bereits initiale Symptome einer sich entwickelnden, vom Patienten selbst bislang nicht wahrgenommenen allergischen oder nicht-allergischen Conjunctivitis vorliegen. Nach gründlicher Anamnese sind in jedem Falle rationelle Hauttestungen zur möglichst frühzeitigen Aufklärung allergischer Reaktionsursachen durchzuführen.

Hinweisend auf eine erhöhte Sensibilisierungsbereitschaft mit Ausbildung von IgE-Antikörpern ist eine in der Familien- und/oder Eigenanamnese eruierbare *Atopie-Erkrankung.* Dazu gehören neben Rhino-Conjunctivitis und Bronchialasthma auch endogene Ekzemerkrankungen, bereits im Säuglingsalter auftretende ekzematöse und/oder infektiöse Hautprozesse, späterhin im Kleinkind- und Schulalter jahreszeitlich, zuweilen periodenhaft verstärkte „Beugen-

Tabelle 2. *Voll-Bild der Pollinosis am Auge (A) und an anderen Organen (B)
mit selteneren Sonderformen (C)*

A. *Allergische Conjunctivitis*	*Symptomatik*
Irritation	Reizung und Rötung der Bindehaut, Gefäßinjektion, Juckreiz, Brennen, Photophobie
Sekretion	Tränenfluß, morgendliches Verklebtsein der Augenlider, Sekreteosinophilie
Oedem	Bindehaut- und Lidschwellung, periorbitales Oedem, Chemosis bulbi
B. *Begleit-Erkrankungen*	*Symptom-Beispiele*
Ohren	Juckreiz im Gehörgang
Nase	Nießattacken, Fließschnupfen, Behinderung der Nasenatmung, Atmung mit offenem Mund
Nasenspitze	„Allergischer Tic": Grimassieren, Schnüffeln infolge Juckreiz an der Nase, gleichzeitige und fortgesetzte Reibebewegungen mit der Hand an der Nase = „allergischer Gruß", meist bei Kindern
Nasennebenhöhlen	Sinusitis, polypöse Wucherungen
Rachen, Trachea, Bronchien, Bronchiolen	Pharyngitis, Tracheitis, Bronchitis, Bronchiolitis
Lunge	Allergisches Asthma: Bronchospasmus, Schleimhautoedem, muköse Dyskrinie
Gesamtorganismus	Abgeschlagenheit, Müdigkeit, Leistungsminderung, Konzentrationsschwäche, Nervosität, Kopfdruck, Inappetenz, Depression, Schlafstörungen, Temperatur-Erhöhung in ca. 3% der Fälle
C. *Sonderformen der Pollinosis*	*Erscheinungsbilder*
Magen-Darm-Trakt	Enteritis mit Durchfall, Obstipation, Spasmen, nach oraler Pollenallergen-Zufuhr, z. B. mit Honig
Genitalregion	Vulvovaginitis junger Mädchen, nach Pollenallergen-Kontakt, z. B. beim Sitzen auf der Wiese
Haut	Urticarielle Reaktionen, nach Pollen-Kontakt im Freien, in Feld und Wiese
Trachea	Tracheitis bei Kleinkindern, Pseudo-Krupp, nach Pollenallergen-Inhalation

ekzeme" im Handgelenk-, Ellenbeugen-, Kniebeugen-, Oberschenkel-
und Gesäßbereich, in vielen Fällen erkennbar allein unter dem
Bild einer trockenen, vorzugsweise nach dem Baden fettbehandlungs-
bedürftigen Haut.

Bei Atopikern, grundsätzlich aber auch bei Patienten ohne Hinweis
auf eigene oder familiäre Atopiezeichen, stellt die allergische Conjunctivitis oft das Frühstadium einer Pollinosis oder einer entsprechenden allergischen Erkrankung dar, in deren Verlauf eine fort-
schreitende Intensivierung und Ausweitung der Sensibilisierung gegen

Tabelle 3. *Komplikationen der Pollinosis: Stadien und Schweregrade beim
Fortschreiten der Erkrankung*

Zunahme der Sensibilisierung	Ausweitung des Allergenspektrums	Etagenwechsel	Reaktionen (R.), Komplikationen
Leichte Sensibilis.	Gramineen-Pollen	Augen	Allergische Reaktion
Mittelgradige Sensibilis.	Andere Pollen	Nase	Sekundäre pathogenetische Faktoren, Infektionen
Starke Sensibilis.	Sonstige Allergene	Lunge	Organfixation, Folgeschäden

einzelne Allergene oder gegen ein Allergenspektrum und damit verbunden auch ein Etagenwechsel der Erkrankung vom Auge auf Nase
und schließlich Atmungstrakt eintreten kann (s. Tab. 3). Begleitet
werden primär allergische Prozesse dann zunehmend von sekundären, vornehmlich infektiösen Komplikationen, sei es durch indirekte
Besiedlung der entzündlich veränderten Schleimhautoberflächen, sei
es durch Ausweitung des Antikörperspektrums infolge Sensibilisierung gegen mikrobielle Allergene. Aus einer primär allergischen,
sekundär mikrobiell überlagerten Erkrankung von Haut und Schleimhaut, auch der des Auges, kann bei chronischem Verlauf eine Ver-
selbständigung des Krankheitsgeschehens resultieren, das — bei un-
genügender Behandlung — durch unspezifische physikalische oder
chemische Mikroreize oft langfristig unterhalten wird.

2.2 Diagnostik und Therapie

Für die Therapie ist die Aufklärung der allergischen Ursachen aus-
schlaggebend. Durch eine rationelle Testdiagnostik, in erster Linie

durch Hauttestung, erforderlichenfalls in Verbindung mit zielgerecht durchgeführten RAST-Untersuchungen [9], lassen sich heute zahlreiche ursächliche Allergene und Allergengruppen nachweisen. Dabei ist die Kenntnis der jeweils optimal einzusetzenden Testmethoden ebenso wichtig wie die Berücksichtigung des im Einzelfall wirksamen und nachweisbaren Allergenspektrums. Hingewiesen sei auf die Vielfalt der *Pollenallergene*. Im Vordergrund stehen die windbestäubenden Gramineenpollen, insbesondere von Gräsern und Roggen, mit einem Maximum im Juni. Ihnen gegenüberzustellen sind selbstbestäubende Baumpollen als Frühblüher mit Pollenhäufung im Vorfrühling und Frühling, andererseits die Pollen der im Spätsommer und Herbst blühenden, zumeist von Insekten bestäubten Kräuter. Im jahreszeitlichen Ablauf der Pollinosis unterscheidet man erstens den *Frühlingskatarrh* durch zumeist im Februar, März, April verbreitete Baumpollen, zweitens die normale *Sommerpollinosis* im Mai, Juni, Juli, verursacht durch Gräserpollen, und drittens den *Herbstkatarrh* im August und September, vorwiegend durch Kräuterpollen und Pollen der zweiten Gräserblüte. Neben Pollenallergenen können im Frühjahr und Herbst, vornehmlich bei feuchter Witterung, auch Schimmelpilze und ähnliche Allergensubstanzen wirksam werden. Den saisonal ablaufenden Pollinosisformen sind perennal auftretende Reaktionen bei Sensibilisierung gegen ganzjährig einwirkende Allergenzsubstanzen gegenüberzustellen. In bezug auf die Pollenallergene kann die regional, jahreszeitlich und tageszeitlich oft sehr unterschiedliche Belastung des Patienten große diagnostische Bedeutung erlangen. Und spezielle Kenntnisse von der Größe, Struktur und Flugeigenschaft allergener Pollen, in Abhängigkeit von der geographischen Verteilung pollenspendender Pflanzen, können therapeutisch hilfreich sein. Inwieweit besondere Allergen-Strukturen und -Aktivitäten der verschiedenen Pollen, Tier- oder Mikrobenallergene verantwortlich sein können für die Ausbildung verschiedenartiger Reaktionsformen an der Conjunctiva, mit Betonung beispielsweise follikulärer, papillomatöser, membranöser und anderer reaktiver Charakteristika, muß einer weiteren allergologisch-klinischen Differenzierung vorbehalten bleiben. Die Begriffe der allergischen, atopischen und/oder vernalen Conjunctivitis überschneiden sich weithin und bedürfen einer klaren Definition anhand neuerer allergologischer und klinischer Befunde.

Mit dem Nachweis krankheitsauslösender Allergene ergeben sich klare therapeutische Konsequenzen: 1. Notwendigkeit der Elimination von Allergenkontakten, beispielsweise bei Sensibilisierung gegen Tierepithel. 2. Durchführung einer Hyposensibilisierungsbehandlung bei Pollinosis [7] mit jeweils nachgewiesenen Pollenallergenen. 3. Symptomatische antiphlogistische Lokal- und/oder Allgemeinbehandlung.

3. Differenzierung der Conjunctivitis

Der saisonalen wie auch der periennalen allergischen Conjunctivitis liegt in aller Regel eine Reaktion vom Sofort-Typ zugrunde, die ausgelöst wird zumeist durch Pollen, Tierepithel, ferner Schimmelsporen und andere Allergene. Ist das Reaktionsbild der allergischen Conjunctivitis hervorgerufen und/oder unterhalten durch exogene kleinmolekulare Kontaktstoffe, vorzugsweise chemische Verbindungen in Externa, Therapeutika und Kosmetika, ferner durch mikrobielle Substanzen, so wird hier eine allergische Reaktion vom Spät-Typ anzunehmen sein. Bei Annahme einer mikrobiell-allergischen Conjunctivitis muß durch Erregernachweis zunächst eine primär infektiöse Bakterien- oder Virus-Conjunctivitis ausgeschlossen werden. Ihre diagnostische Bestätigung ist mit Hilfe von Testmethoden zum Nachweis von Mikroben-Antikörpern in vivo oder in vitro nicht ohne weiteres möglich. Selbst bei einer positiven Hauttestreaktion gegen vermutete Mikrobenallergene kann, ähnlich wie bei einer positiven Tuberkulinreaktion, vom Vorliegen reaktiver Antikörper nicht auf deren Relevanz für das bestehende Krankheitsbild einer Conjunctivitis geschlossen werden [15, 19].

Den eindeutig allergischen wie auch den mikrobiell bedingten Conjunctivitisprozessen sind alle nicht-allergischen Conjunctivitisformen, hervorgerufen durch direkte mechanische, chemische, physikalische Einwirkungen klar gegenüberzustellen. Allerdings können diese irritativen Schädigungen zur Initialphase von sekundär allergischen, allergischen und mikrobiellen Prozessen werden. Neben der allergischen Conjunctivitis, der chronischen Kerato-Conjunctivitis, der epidemischen, mikrobiellen, Virus-Conjunctivitis verdienen konstitutionell bedingte Reaktionsformen im Sinne der seborrhoischen und dysseborrhoischen Konstitution mit entsprechenden Ekzemreaktionen, ferner auch die Augenveränderungen bei Rosacea, besondere Erwähnung.

Zytotoxische und Arthus-Reaktionen gemäß Typ II und III der Immunreaktionen nach Gell und Coombs [8] spielen am Auge zahlenmäßig eine eher untergeordnete Rolle, doch steht ihre Manifestation meist in Verbindung mit Arzneimittelreaktionen und kann dann eine vielgestaltige Ausprägung erfahren, die von urticariell-ödematösen und ekzematösen Bildern bis hin zu hämorrhagischen Phänomenen reicht. Bei der Aufklärung arzneimittelbedingter Reaktionen

11*

im Lid- und Augenbereich sind Hauttests in der Regel wenig aufschlußreich. Hier muß, wie auch bei den neuerdings stärker beachteten sogenannten pseudoallergischen Reaktionen, vornehmlich gegen Acetylsalicylsäure-haltige Präparate, die anamnestische Aufklärung und, falls gerechtfertigt, die stets riskante Expositions- bzw. Provokationstestung in den Vordergrund treten.

Immunologische In-vitro-Testmethoden, einschließlich Immunfluoreszenz-Untersuchungen und Immunelektrophorese, erweisen sich bei Autoaggressionskrankheiten, zumal bei Pemphigus- und Pemphigoid-Erkrankungen, differentialdiagnostisch als unentbehrlich. Darauf soll, mit Blick auf das „trockene Auge", nicht weiter eingegangen werden. Gleichwohl sind Reaktionen im Augenbereich beim idiopathischen oder symptomatischen Stevens-Johnson-Syndrom, Erythema exsudativum multiforme, Lyell-Syndrom, dem benignen Schleimhautpemphigoid mit nachfolgenden narbigen Lidveränderungen als Ursache einer späterhin aufkommenden Trockenheit des Auges von ätiologischer und pathogenetischer Bedeutung.

4. Allergische Kontaktdermatitis. Lidekzeme

Von der allergischen Conjunctivitis, die als Reaktion vom Typ I oder IV vorliegen kann, ist — auch aus klinisch-praktischer Sicht — vor allem die allergische Lid-Dermatitis abzugrenzen.

Die *allergische Ekzemgenese* ist geradezu Leitbild der Immunreaktion vom Typ IV [13] und als solche heute bevorzugter Gegenstand der Immunforschung. Durch experimentelle und klinische Untersuchungen hat die allergische Ekzemgenese eine weithin überzeugende Aufklärung erfahren [14]. Zur Sensibilisierung kommt es in aller Regel durch exogenen Hautkontakt mit kleinmolekularen chemischen Verbindungen. Bei Sensibilisierten führt der wiederholte Allergenkontakt dann innerhalb von 24 bis 72 Stunden zur entzündlichen Hautreaktion unter dem Bild der allergischen Kontaktdermatitis. Vermittelt wird diese allergische Reaktion durch spezifisch sensibilisierte T-Lymphozyten.

Das *klinische Erscheinungsbild* entspricht der von G. Miescher [12] charakterisierten Ekzemreaktion und läßt diagnostische Rückschlüsse auf die Auslösungsursache nur mit Einschränkung zu. Als ursächliche Kontaktallergene bei Liddermatitis kommen in Übereinstimmung mit den Beobachtungen bekannter Autoren [10, 18, 20] in rund drei Fünftel der Fälle Gesichts- und Augenkosmetika, vornehmlich Farbstoffe, Konservierungszusätze, Grundlagenstoffe in Betracht, bei den übrigen zwei Fünfteln der Fälle handelt es sich vorwiegend um Therapeutika, und zwar Dermato-Externa sowie Augentherapeutika.

Der *Nachweis ursächlicher Kontaktallergene* erfolgt im *Epikutantest* [18, 21]. Es werden dabei Fertigpräparate, Therapeutika und Kosmetika als solche und/oder deren Inhaltsstoffe, in subtoxischen Konzentrationen in flüssigen oder Salbenvehikeln für 24 oder 48 Stunden auf die Testhaut an der seitlichen Rückenpartie gebracht.

Tabelle 4. *Allergische Lid-Kontakt-Dermatitis*
Ursachen-Übersicht

Kosmetika 58%	*Therapeutika 42%*
Farbstoffe	*Augentropfen 2/3*
Grundlagen	*Salben* und andere
Zusätze	*Externa 1/3*
Kontaktallergene:	*Einzelbeispiele*
Externa:	Grundlagen-, Wirk- und Zusatzstoffe
Konservantien:	*p*-Hydroxybenzoesäure-Ester, Sorbinsäure, quaternäre Ammonium-Verbindungen
Farbstoffe:	*p*-Aminophenol-Verbindungen
Lokalanästhetika:	Benzocain, Novocain
Antibiotika:	Penicilline, Streptomycin, Neomycin, Chloramphenicol, Tetramycin
Sulfonamide:	Gantrisin, Parabenzamin
Antispektika:	Quecksilber-, Jod-haltige Verbindungen
Gummi-, Plastik-	Inhaltsstoffe
Arzneimittel-	und andere Allergene mit äußerlicher und innerlicher Wirksamkeit

Abhängig von der Sensibilisierungsstärke, der Testkonzentration, der Freigabe der Teststoffe aus den verwendeten Vehikeln, tritt bei methodisch sachgerechter Durchführung eine allergische Kontaktreaktion unter dem Bild eines Miniekzems im jeweiligen Testareal auf. Tab. 4 gibt einen Überblick über erfahrungsgemäß häufige Kontaktallergene in Kosmetika und Therapeutika. Neben Grundlagen, Wirk- und Zusatzstoffen, insbesondere Konservantien und Farbstoffen in Kosmetika, kommen vorzugsweise Lokalanästhetika, Antibiotika, Sulfonamide, Antiseptika, ferner Gummi- oder Plastikinhaltsstoffe und Arzneimittel in Betracht. Letztere können in seltenen Fällen bei oraler oder parenteraler Applikation auch eine Ekzemreaktion „von innen her" auslösen [11]. Aus der großen Reihe der selteneren Allergene, die allergische Conjunctivitis- wie auch Lidekzemreaktionen auslösen können, seien Mascara-Inhaltstoffe, Kolophonium [5], Betamethason-Valerat und Hydrocortison [2], Epinephrin-HCl [1], ferner arbeitsmedizinisch relevante Stoffe, wie Dimethylharnstoff als Additiv in Diazo-Kopierpapieren [6], Cyanoakrylat-Verbindungen in Klebemitteln der Elektronik-Industrie [4], sowie pflanzliche Allergene aus Primula-Arten, *Euphorbia plepus* L. [3], beispielhaft erwähnt. Demgegenüber zeigen Pflanzeninhaltsstoffe, insbesondere solche aus Dieffenbachia-Arten, eine zuweilen starke toxische Wirksamkeit am Auge. Roggenkämper [17] beschreibt eine Keratoconjunctivitis durch nadelförmige Raphiden aus dem Saft einer Dieffenbachia-Pflanze. Neuerdings wird bei längerfristiger therapeutischer Anwendung von Retinoiden, erfahrungsgemäß bei oraler Gabe von 50 mg/die und darüber, zuweilen als Nebenreaktion eine Cheilitis und auch eine Conjunctivitis beobachtet. Diese geht erfahrungsgemäß einher mit Exsikkationserscheinungen der Bindehaut und Entzündungserscheinungen auch am Lid. Subjektiv werden Brennen, Jucken, Stechen und Schleierbildung vor den Augen angegeben. Im Zuge einer breiteren therapeutischen Anwendung der bei uns im Prüfstadium befindlichen Retinoide [16], beispielsweise als Psoriasistherapeutikum, wird der Augenarzt diesem nicht-allergischen Reaktionsbild zukünftig Rechnung tragen müssen.

Bei der Entstehung einer Conjunctivitis und/oder Dermatitis im Augenbereich spielen erfahrungsgemäß auch konstitutionelle Faktoren, wie Seborrhoe, Dysseborrhoe, atopische Konstitution, eine zuweilen reaktionsbegünstigende Rolle. Inwieweit nun eine an der Humanhaut nachzuweisende strukturelle und funktionelle Individualausprägung, wie sie insbesondere bei Atopikern festgestellt werden kann, auch eine veränderte Reaktionsbereitschaft an der Haut und Schleimhaut des Auges mit sich bringt, bleibt der weiteren Klärung anheimgestellt.

5. Schlußbetrachtung

Im vorliegenden Beitrag werden, gestützt auf klinische und immunologische Erfahrungen sowie diagnostisch relevante Testmethoden, die Reaktionsformen bei der allergischen Conjunctivitis — ohne Anspruch auf Vollständigkeit — aufgezeigt und nach Möglichkeit abgegrenzt von nicht-allergischen Bindehauterkrankungen. Andererseits werden die Prozesse im keratoconjunctivalen Bereich, vor allem die Reaktionsbilder der Conjunctivitis und Keratoconjunctivitis, den ekzematösen Reaktionen, vornehmlich an der äußeren Lidhaut, gegenübergestellt. Da an dem hier benachbarten Haut- und Schleimhautgewebe unterschiedliche Immunreaktionen vom Typ I und IV [8] auftreten und ineinander übergehen können, andererseits die Reaktionsphase vom Zeitpunkt der Allergeneinwirkung bis zur Ausbildung des klinischen Reaktionsbildes bei Soforttyp-Reaktion der Lidhaut und der Spättyp-Reaktionen an der Bindehaut weder zeitlich noch klinisch eindeutige Unterschiede aufweisen müssen, kann bereits die Differenzierung unter den nachweislich allergischen Reaktionen erhebliche diagnostische Probleme mit sich bringen. Eine klare Definition und Differenzierung der allergischen Conjunctivitisformen ist anzustreben. In die Betrachtung nicht-allergischer Haut- und Schleimhautreaktionen am Auge sind neben irritativ-toxischen Auslösungsursachen auch konstitutionelle Faktoren einzubeziehen.

Literatur

1. Alani, S. D., Alani, M. D.: Allergic contact dermatitis and conjunctivitis from epinephrine. Cont. Derm. *2*, 147—150 (1976).

2. Alani, S. D., Alani, M. D.: Allergic contact dermatitis and conjunctivitis to corticosteroids. Cont. Derm. *2*, 301—304 (1976).

3. Calnan, C. D.: Petty spurge (*Euphorbia peplus* L.). Cont. Derm. *5*, 128 (1979).

4. Calnan, C. D.: Cyanoacrylate determatitis. Cont. Derm. *5*, 165—167 (1979).

5. Dooms-Goosens, A., Degreef, H., Luytens, E.: Dihydroabietyl alcohol (Abitol®). A sensitizer in mascara. Cont. Derm. *5*, 350—353 (1979).

6. Dooms-Goosens, A., Boyden, B., Centerick, A., Degreef, H.: Dimethylthiourea, an unexpected hazard for textile workers. Cont. Derm. *5*, 367—370 (1979).

7. Frostad, A. B.: Hyposensitization treatment of grass pollinosis with purified and crude extracts: clinical data. In: Diagnosis and Treatment of IgE-Mediated Diseases. (Internat. Allergy Symposium, Uppsala, 24. bis 26. September 1980.) Excerpta medica. 1981.

8. Gell, P. G., Coombs, R. R. A.: Clinical Aspects of Immunology, S. 317—337. London: Blackwell. 1963.

9. Johansson, S. G. O.: IgE and the new understanding of allergy. In: Diagnosis and Treatment of IgE-Mediated Diseases. (Internat. Allergy Symposium, Uppsala, 24. bis 26. September 1980.) Excerpta medica. 1981.

10. Jones, B. R.: Allergic disease of the outer eye. (Symposium on allergic diseases of the outer eye.) Trans. Ophth. Soc. U. K. *91*, 441 (1971).

11. Klaschka, F.: Ekzemreaktionen „von innen her". Allergologie *2*, 267—274 (1979).

12. Miescher, G.: Ekzem. Histopathologie, Morphologie, Nosologie. In: Handb. Haut- u. Geschl.krkh., Erg.-Werk, Bd. II/1, S. 1—113. Berlin—Göttingen—Heidelberg: Springer. 1962.

13. Polak, L.: Experimentelle Modelle der zellvermittelten Reaktionen (Typ IV). Immunität u. Infektion *8*, 19—21 (1980).

14. Polak, L.: Neue Erkenntnisse über die Pathogenese des allergischen Kontaktekzems. Zbl. Haut- u. Geschl.krkh. *145*, 85—91 (1981).

15. Rajka, E., Korossy, S., Gozony, M.: Das mikrobielle Ekzem. Budapest: Akadémiai kiadó. 1962.

16. Retinoid-Symposium (Orfanos, C. E., Hrsg.). Berlin—Heidelberg—New York: Springer. 1981.

17. Roggenkämper, P.: Keratopathia, hervorgerufen durch Pflanzensaft. Klin. Monatsbl. Augenheilk. *164*, 421—423 (1974).

18. Sidi, E.: Etude de tests épicutanés vue sous l'angle de la recherche dans la domaine de l'allergie cutanée. Dermatologica (Basel) *115*, 387—405 (1957).

19. Storck, H.: Experimentelle Untersuchungen zur Frage der Bedeutung von Mikroben in der Ekzemgenese. Dermatologica (Basel) *96*, 117—184 (1948).

20. Theodore, F. H., Schlossman, A.: Ocular Allergy. Baltimore: Williams & Wilkins. 1958.

21. Van Ketel, W. G.: Patch testing with eye cosmetics. Cont. Derm. *5*, 402 (1979).

Anschrift des Verfassers: Prof. Dr. F. Klaschka, Hautklinik im Klinikum Steglitz, Freie Universität Berlin, Hindenburgdamm 30, D-1000 Berlin 45.

Die Anwendung klinischer Untersuchungsverfahren bei der differentialdiagnostischen Abklärung der chronischen Conjunctivitis

K. W. Ruprecht

Augenklinik mit Poliklinik
(Vorstand: Prof. Dr. G. O. H. Naumann)
Universität Erlangen, Bundesrepublik Deutschland

Mit 12 Abbildungen

I. Einleitung

Die Erhebung einer gezielten Anamnese, die Kenntnis der Physiologie, die Diagnostik von Tränenfilmstörungen, die Spaltlampenmikroskopie sowie letztendlich der Einsatz von zytologischen und histologischen Untersuchungsmethoden bei chronischen Erkrankungen der Bindehaut gestatten in der Mehrzahl deren Diagnostik und Therapie.

Im nachfolgenden soll exemplarisch skizziert werden, auf welche Weise diagnostische Verfahren richtungweisend eine klinische Einordnung des chronisch entzündlichen conjunctivalen Prozesses erlauben. Hierbei wird bewußt keine Lehrbuchsystematik angestrebt [28], stattdessen soll unter Würdigung aller zur Verfügung stehenden Untersuchungsverfahren zum „kritischen Detail" hingeführt werden, aus dessen Analyse sich zwanglos die Einordnung des Krankheitsbildes ableiten läßt.

II. Anamnese

1. Statistisches

Etwa 11 % der Männer zwischen 45 und 49 Jahren klagen über „Sandgefühl" im Bereich der Augen, jedoch mehr als doppelt soviel der Frauen, nämlich 23 % zwischen 55 und 59 Jahren, haben entsprechende Klagen [19] (Abb. 1, 2).

Dagegen ist das oculäre Pemphigoid eine Erkrankung meistens jenseits des siebzigsten Jahres, während eine Chlamydien-Conjunctivitis in der Regel bei jüngeren Erwachsenen auftritt. Hinsichtlich der Geschlechtswendigkeit ist daran zu erinnern, daß das Sjögren-

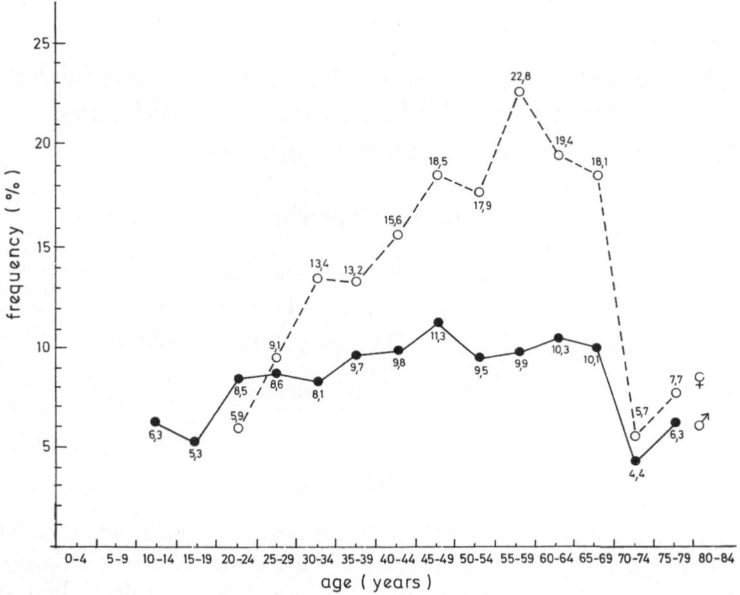

Abb. 1. Häufigkeit der Beschwerde „Sandgefühl" im Bereich der Augen aufgrund einer Fragebogenaktion bei 5833 Patienten. Aus Ruprecht, 1978

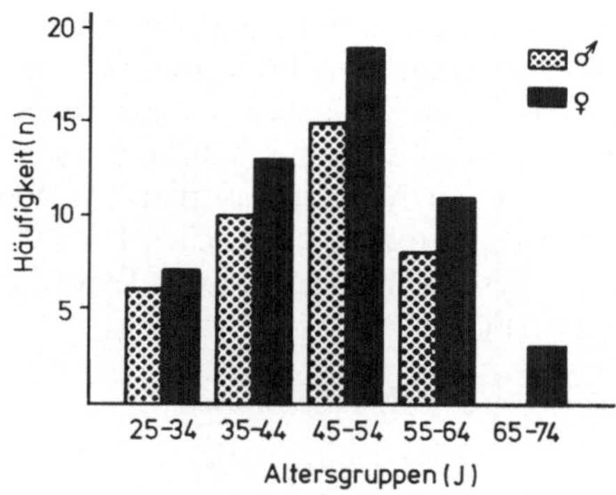

Abb. 2. Absolute Häufigkeit nach Geschlecht und Altersgruppen bei Patienten mit Keratoconjunctivitis sicca (N = 92; 39 Männer, 53 Frauen). Aus Ruprecht *et al.*, 1977

Syndrom bei Frauen etwa neunmal häufiger als bei Männer vorkommt [23].

2. Allgemeinkrankheiten

Die Folgen der primären Hypovitaminose A (diätetisch) und sekundären Hypovitaminose A (Malabsorptionssyndrome) sind identisch. Oculäre Frühzeichen sind Xerosis Conjunctivae et Corneae, als Xerophthalmie geläufig (Tab. 1). Eine umschriebene Keratose der

Tabelle 1. *Vitamin-A-Mangel und Xerophthalmie (nach WHO 1976) aus Ruprecht und Naumann, 1980*

Klassifikation	Befunde
	primär:
X 1 A	Xerosis conjunctivae
X 1 B	Xerosis + Bitot-Fleck
X 2	Xerosis corneae
X 3 A	Xerosis + Ulcus corneae
X 3 B	Keratomalazie
	sekundär:
X N	Nachtblindheit
X F	Xerophthalmia fundi
X S	korneale Narben

Conjunctiva bulbi im Interpalpebralbereich (Bitotscher Fleck) kann Erstsymptom einer auch in unseren Breiten nach Darmresektion zu beobachtenden Hypovitaminose A sein (Abb. 3). Der Nachweis eines Diabetes mellitus bzw. von Immuninsuffizienzen kann Schlüssel für die Ursache rezidivierender Blepharo-Conjunctividen, z. B. im Rahmen einer familiären chronischen granulomatösen Erkrankung (F. C. G. D.) (Abb. 4 a, b) sein [22]. Eine granulomatöse Conjunctivitis ist in bis zu 20 % klinisches Erstsymptom eines M. Boeck. Die exzisionelle Biopsie des Bindehautprozesses erlaubt die Diagnose des Grundleidens.

3. Auslandsaufenthalte

Anamnestische Hinweise über vorangehende Auslandsaufenthalte des Patienten sind richtungsweisend, z. B. bei der Einordnung einer Conjunctivitis trachomatosa bzw. einer fokalen granulomatösen Conjunctivitis bei Onchocerkose. Davon abzugrenzen sind allergische granulomatöse Knötchen der Bindehaut im Rahmen von anderen Wurminfektionen (sog. Splendore-Hoeppli-Reaktion) [3].

4. Medikamentenanamnese

Beta-Blocker vom Typ des Practolols (Dalzic®) führten zu schwersten Veränderungen im Sinne eines „trockenen Auges". Das Gichtmittel Allopurinol kann zu einer massiven toxischen epidermalen Nekrolyse mit pseudomembranöser Conjunctivitis führen [22 b]. Die

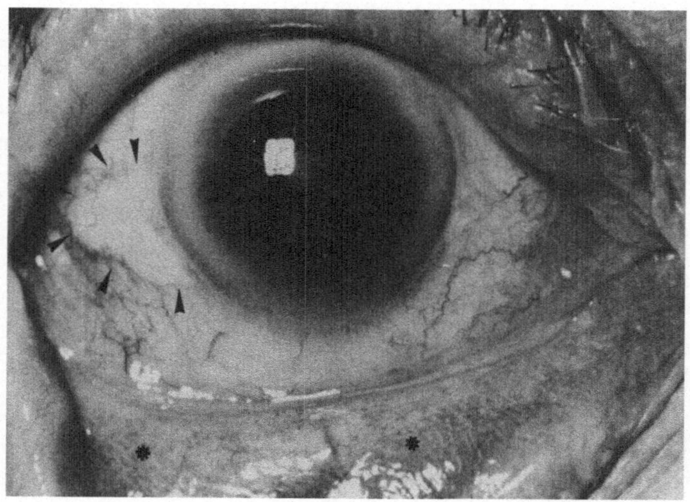

Abb. 3. 78jähriger Mann mit ausgeprägten Bitotschen Flecken im Lidspaltenbereich, Xerosis conjunctivae. Z. n. palliativer Resektion eines ausgedehnten Sigma-Carzinoms mit Lebermetastasen. Beta-Karotinspiegel 34 μg pro 100 ml (kritische Grenze 40 μg pro 100 ml)

lokale Daueranwendung von irreversiblen Cholinesterasehemmern, wie Echothiophat, vermag ein oculäres Pseudo-Pemphigoid auszulösen [22 b]. Unter hormonalen Kontrazeptiva kann es zu Kontaktlinsenunverträglichkeiten kommen [29]. Wir selbst sahen keinen Zusammenhang zwischen der Häufigkeit, Sandgefühl zu haben und hormale Kontrazeptiva eingenommen zu haben [21].

III. Physiologie

Die Conjunctiva bulbi et tarsi steht im Zentrum eines funktionellen Systems [8], bestehend aus:

1. Sekretorisches System (Lipoide: Meibomsche Drüsen; Wasser: Tränendrüsen; Mucus: Becherzellen); 2. Verteilersystem: Lider, Trä-

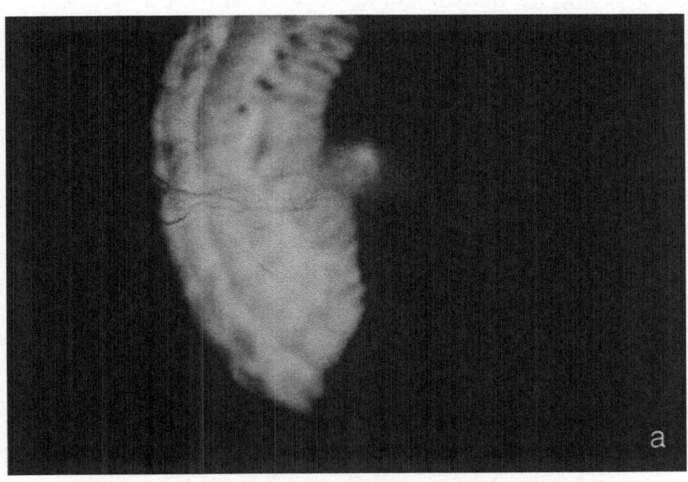

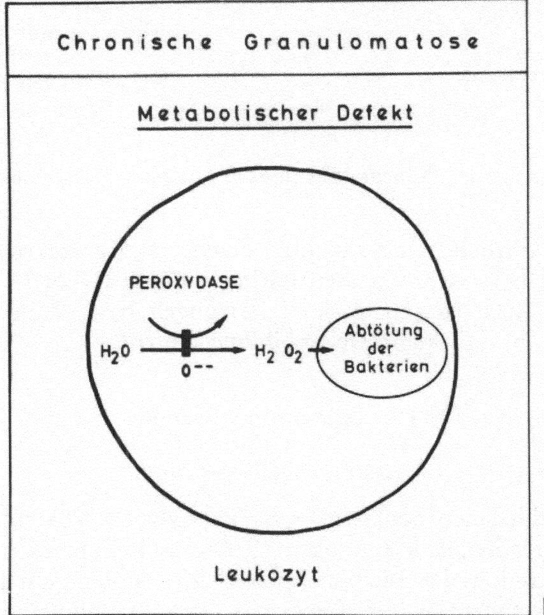

Abb. 4. 16jähriger Junge mit chronischer rezidivierender Blepharo-Conjunctivitis mit Keratitis phlyctaenulosa bei zellulärer Immuninsuffizienz im Rahmen einer familiären chronischen granulomatösen Erkrankung. Nach Gabe systemischer Sulfonamide Besserung der oculären Befunde

nenmeniskus; 3. Abflußsystem (Punctum lacrimale, Canaliculus, Saccus, Ductus nasolacrimalis (Abb. 5).

Jede Störung in diesem funktionellen System kann selektiv zu Erkrankungen der Bindehaut führen. Wesentlich ist, vor jeder lokalen Therapie die Tränenwege auf Durchgängigkeit zu prüfen. Auch

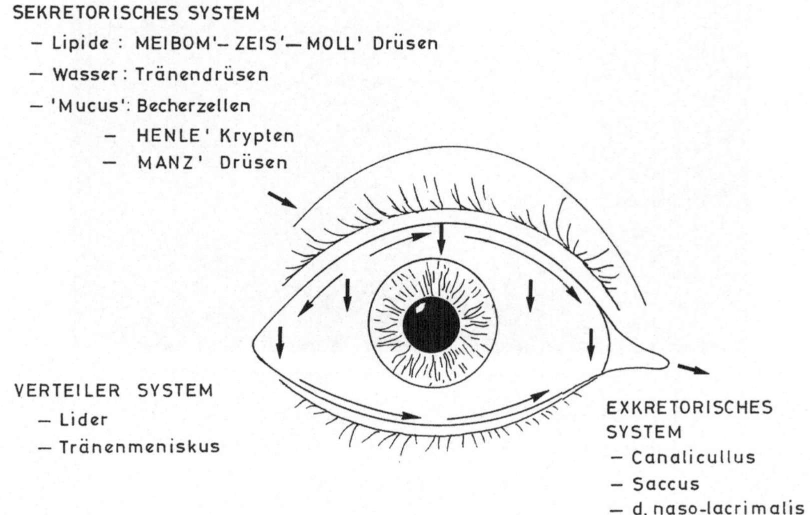

Abb. 5. Dynamik des Tränenfilmes (modifiziert nach Holly und Lemp, 1977)

die Unversehrtheit der Lidkante, deren präzise mikrochirurgische Versorgung bei entsprechenden Läsionen erstes Gebot bleibt, ist unabdingbar. Auch conjunctivale Verletzungen bzw. Wunden sind so zu adaptieren, daß keine Dellenbildung eintritt.

IV. Tränenfilmstörungen

1. Lipoid-Schicht-Störungen

Bei verschiedenen oculären (z. B. Staphylcoccen-Blepharitis), aber auch systemischen Erkrankungen (Rosacea) kommt es zu einer gestörten Sekretion der Meibomschen Drüsen unter dem Krankheitsbild einer seborrhoischen Blepharitis bzw. Conjunctivitis Meibomiana (Elschnig) (Abb. 6 a, 6) [4]. Das schaumige Sekret ist hierbei nicht immer Ausdruck einer Superinfektion mit Moraxellen, sondern Folge einer Verseifung der Lipoide. Der alkalische pH-Wert des Tränenfilmes bei Rosacea-Patienten begünstigt noch diese Versei-

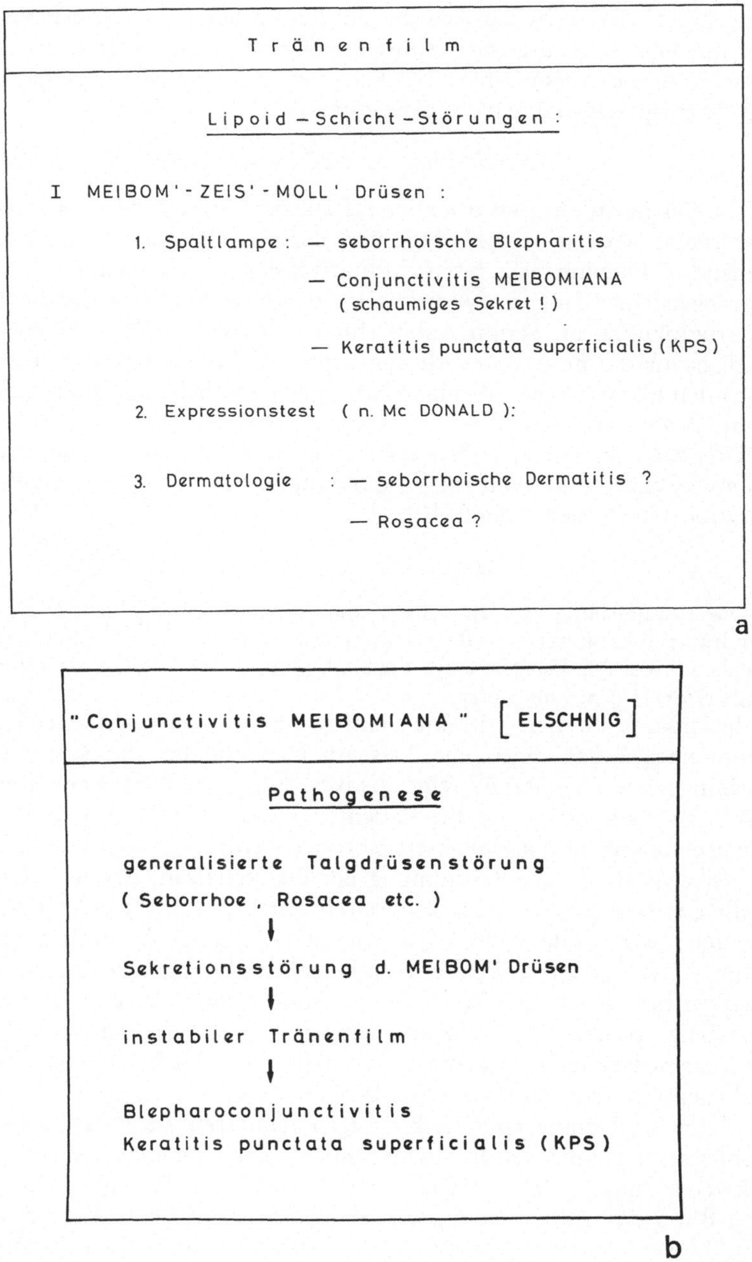

Tränenfilm

Lipoid — Schicht — Störungen :

I   MEIBOM' - ZEIS' - MOLL' Drüsen :

   1. Spaltlampe : — seborrhoische Blepharitis

               — Conjunctivitis MEIBOMIANA
                 (schaumiges Sekret !)

               — Keratitis punctata superficialis (KPS)

   2. Expressionstest   (n. Mc DONALD):

   3. Dermatologie   : — seborrhoische Dermatitis ?

               — Rosacea ?

a

" Conjunctivitis MEIBOMIANA "   [ELSCHNIG]

Pathogenese

generalisierte Talgdrüsenstörung
(Seborrhoe , Rosacea etc.)
↓
Sekretionsstörung d. MEIBOM' Drüsen
↓
instabiler Tränenfilm
↓
Blepharoconjunctivitis
Keratitis punctata superficialis (KPS)

b

Ab. 6. *a* Klinische Diagnostik der Lipoid-Schichtstörungen. *b* Pathogenese
der Conjunctivitis Meibomiana (nach McCulley und Scialis, 1977)

fung [1]. Unsererseits hat sich die Forderung bewährt, jeden Patienten mit einer Rosacea auch ophthalmologischerseits untersuchen zu lassen und vice versa. Unter 778 Patienten mit einer Rosacea hatten 6,3 % entsprechende oculäre Symptome [9].

2. Verminderung des wäßrigen Sekretes

Die Diagnostik erfolgt orientierend mit dem Schirmer-I-Test (Standardisierte Streifen nach Halberg und Berens). Der verkleinerte bzw. fehlende Tränenmeniskus ist richtungsweisend. Bei Verdacht auf das Vorliegen eines Sjögren-Syndroms kann die Bestimmung der Beta$_2$-Mikroglobuline im Serum Anhalt für den klinischen Verlauf geben [13], bevor die Biopsie der kleinen Lippenschleimhautspeicheldrüsen auch den histologischen (benigne lymphomyoepitheliale Läsion [Godwin]) Beweis erbringt [25].

Dringend ist vor der Anwendung lokaler Corticosteroide beim Sjögren-Syndrom zu warnen, Verdünnung der Hornhaut bis zur Perforation wurde beobachtet [10].

3. Mucus-Mangel-Syndrom

Die „Vitalfärbung" der Bindehaut zum Nachweis eines Mucus-Mangel-Syndroms führen wir mit Bengal-Rosa 1 % („Minims", Fa. Smith and Nephew, Welwyn Garden City, England) durch. Die Gradierung erfolgt nach Norn [16] in fünf Stufen.

In unseren Breiten tritt am häufigsten das Mucus-Mangel-Syndrom nach Verätzungen auf. Deshalb ist schon bei der Erstuntersuchung einer Verätzung eine exakte klinische Stadieneinteilung (Tab. 2) angezeigt, damit die Patienten primär hinsichtlich ihrer zu erwartenden Komplikationen eingeordnet werden können. Eine nicht invasive Methode der Bestimmung der Becherzellzahl der Bindehaut stellt das sogenannte Mucozytogramm dar [6]. Mittels eines Filterstreifens (MF-Millipor, Ty VS) erfolgt ein Abklatsch der Becherzellen (Abb. 7). Die absolute Zahl der Becherzellen [11, 18] scheint klinisch weniger bedeutsam zu sein als die tatsächliche Menge auch von anderen Zellen produzierten Schleims, wie wir von entsprechenden Untersuchungen bei der Conjunctivitis vernalis oder durch Kontaktlinsen induzierte massive papillomatöse Conjunctivitiden wissen [2, 12, 24].

Nach Strahlentherapie, z. B. wegen Tumoren im Nasennebenhöhlenbereich, aber auch „Lymphomen" der Bindehaut, kann ein schweres Mucus-Mangel-Syndrom auftreten, das Patienten bis an den Rand des Suizids treibt, wie wir leider selbst beobachten mußten. In verzweifelten Situationen hat sich uns die Transplantation eines Bindehautexzisates vom gesunden auf das kranke Auge bewährt [26].

V. Zytologie

Die routinemäßige mikroskopische Beurteilung des Conjunctival-Ausstriches (Färbung nach Giemsa und bei Bedarf nach Gram) gestattet eine erste orientierende Einordnung des Befundes. 1. zahlreiche

Tabelle 2. *Stadien der Verätzung (modifiziert nach Ballen, 1964, und Roper-Hall, 1955)*

Grad	Hornhaut	Conjunctiva	Prognose
I	nur Epithel	Chemose ∅ Ischämie	gut
II	trüb Irisdetails sichtbar	Chemose Ischämie $< 1/3$ Limbus- zirkumferenz	gut
III	Epithelverlust Stromaquellung Irisdetails ∅ sichtbar	Ischämie $1/3 - 1/2$ der Limbus- zirkumferenz	zweifelhaft, Visus- verschlechterung
IV	Stroma opak („gekochtes Fischauge") Iris + Pupille ∅ sichtbar	Ischämie > als $1/2$ der Limbus- zirkumferenz	schlecht, verzö- gerte Heilung, Symblepharon häufig

neutrophile Leukozyten werden bei bakteriellen, aber auch mykotischen Infektionen gefunden; 2. eosinophile und basophile Leukozyten sind typisch für eine allergische Conjunctivitis; 3. Lymphozyten finden sich bei viralen Infektionen; 4. Einschlüsse in Epithelzellen vom Typ der Halberstaedter-Prowazekschen Einschlußkörperchen sind charakteristisch für Chlamydien-Infektionen (Abb. 8); 5. neoplastische Zellen können beim Talgdrüsen-Karzinom (der Meibomschen Drüsen) nachgewiesen werden.

Leider existiert noch kein Atlas klinisch-zytologischer Korrelationen bei Erkrankungen des äußeren Auges, was sicher wünschenswert wäre.

1. Bakterielle Infektionen

Nach Anfertigung eines Bindehautabstriches mittels Culture Tube A „Roche" (Amies-Transportmedium mit Aktivkohle) ist

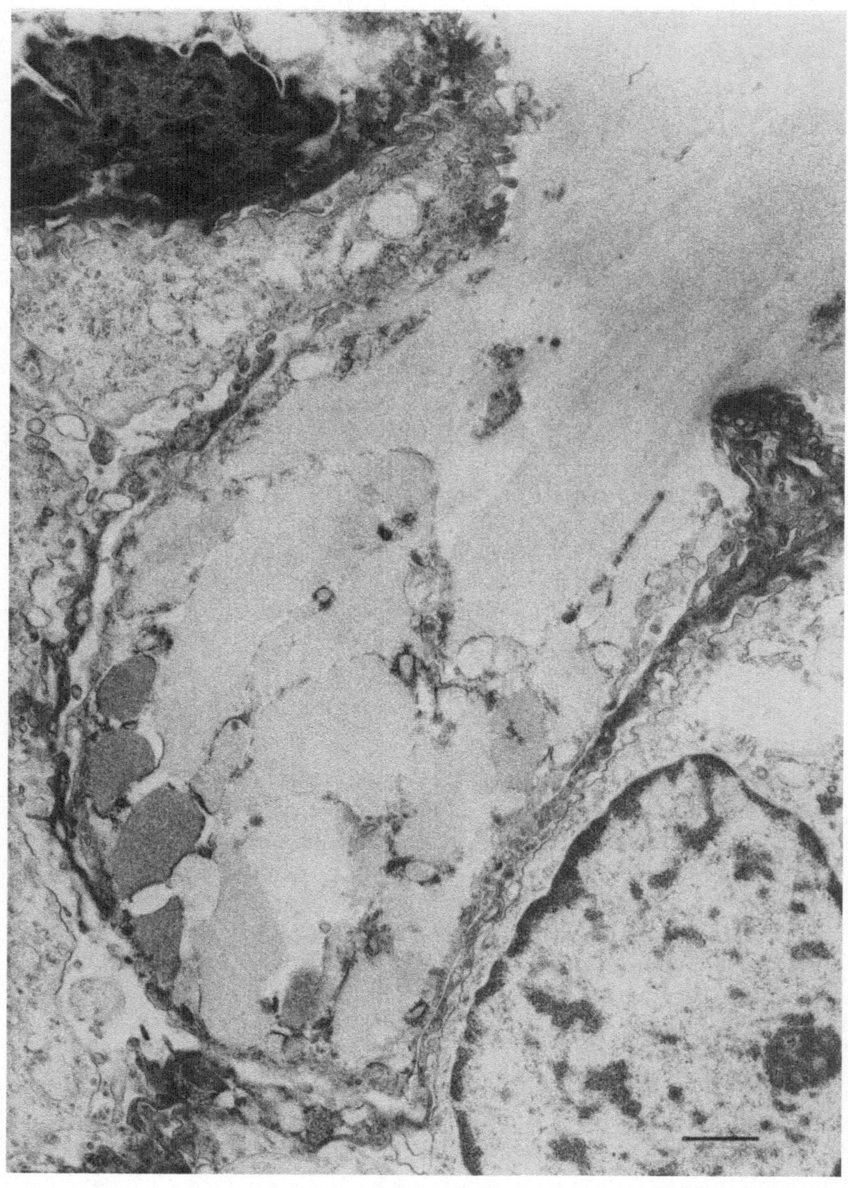

Abb. 7. 75jähriger Mann. Becherzelle der Bindehaut mit charakteristischer merokriner Sekretion, 12000×

rasche mikrobiologische Diagnostik und Resistenzbestimmung erforderlich* sowie probatorische Gabe eines Breitspektrum-Antibiotikums lokal.

a) Chlamydien-Conjunctivitis

Besondere Beachtung verdienen neuerdings die Chlamydien (Synonyma: Bedsonien, Miyagawanellen, Tric-agent). Die Ornithose- (Erreger: Chlamydia psittaci) Serum-Reaktionen können auch bei Patienten mit einer Chlamydia-trachomatis-Infektion positiv sein. Hier

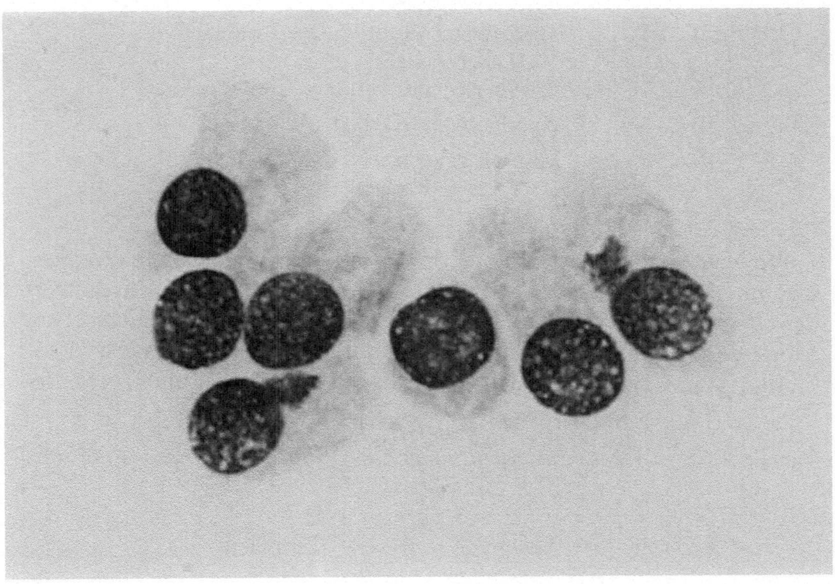

Abb. 8. 33jähriger Afrikaner, Ausstrich-Zytologie, klinisch Conjunctivitis-trachomatosa-Stadium II b. Typische Halberstaedter-Prowazeksche Einschlußkörperchen

sind jedoch insgesamt z. Z. 15 Serotypen zu unterscheiden, Typ A—C: Erreger des klassischen Trachoms; Typ D—K: Erreger einer Uretritis, Zervizitis und Conjunctivitis; Typ L_1—L_3: Erreger des Lymphogranuloma inguinale. Die klassischen Befunde der Conjunctivitis trachomatosa sind geläufig (Tab. 3), der zytologische Befund

---

* Vgl. Verfahrensrichtlinien für mikrobiologische Diagnostik, Deutsche Gesellschaft für Hygiene- und Mikrobiologie, 1.5/3-13. Stuttgart—New York: G. Fischer. 1981.

12*

kann die Diagnose sichern (Abb. 8). Die Trefferquoten sind schwan-
kend: Je nach Zellbild und Stadium wird sie mit bis zu 70 % angegeben [30].

Tabelle 3. *Klinische Stadieneinteilung des Trachoms (modifiziert nach McCallen, 1931)*

Stadium	Klinik
I	leichte follikuläre Conjunctivitis
II	a) vorwiegend follikuläre Conjunctivitis (Leber-Zellen) b) vorwiegend papilläre Conjunctivitis
III	conjunctivale Narben (Arlt-Linie)
IV	klinisch geheiltes Narben-Stadium (Herbert-Grübchen)

Weniger geläufig scheint uns das Krankheitsbild der Chlamydien-
Conjunctivitis mit den Serotypen D—K zu sein. Anamnestisch werden inkonstant Zeichen der Urethritis bzw. Zervicitis angegeben.
Monate- bis jahrelange Behandlung mit den verschiedensten Antibiotika und Corticosteroiden kann zu schwersten Sekundärverände-

Tabelle 4. *Hypersensivitätstypen und Auge (modifiziert nach Rahi und Garner, 1975)*

Typ	Synonym	Krankheit
I	Sofort-Typ	Heufieber-Conjunctivitis
II	zytotoxischer Typ	oculäres Pemphigoid
III	Immun-Komplex-Typ	Erythema multiforme
IV	verzögerter Typ	medikamentöse Conjunctivitis

rungen der Hornhaut und Bindehaut mit Ausbildung eines Pannus-
vasculosus cornea führen. Nicht selten liegt eine chronische Allergie
auf die bereits applizierten Medikamente oder deren Konservierungsmittel (z. B. Benzalkoniumchlorid) vor.

Antikörper gegen Chlamydia trachomatis mittels eines modifizierten Mikroimmunfluoreszenztestes [27] sowie hohe IgG-Titer erhärten die Diagnose einer Chlamydien-Infektion. Klinisch beweisend ist

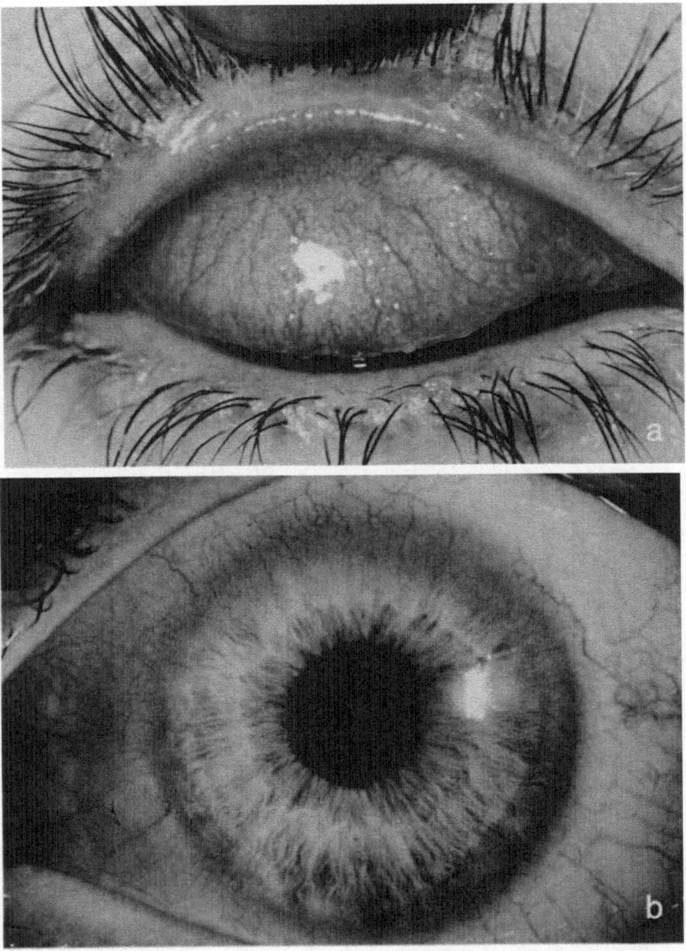

Abb. 9. 33jährige Patientin mit Chlamydien-Conjunctivitis. *a* Conjunctiva tarsi: Man beachte glasigen Aspekt. *b* Beginnender Pannus vasculosus corneae, ausgehend von der oberen Zirkumferenz

eine seröse, primär follikuläre Conjunctivitis (Abb. 9a) mit Limbusbeteiligung, Ausbildung eines Pannus vasculosus corneae (Abb. 9b) und Narbenbildung tarsal im Sinne von Arltscher Linien. Therapeutisch hat sich uns die Gabe von Tetrazyklinen, z. B. Oxybiciron® AT

5× 1 Tropfen tägl. sowie die systematische Gabe derselben, z. B.
Vibramycin® 1× 1 Kapsel tägl. über 6 Wochen unter Mitbehandlung
des Partners bewährt.

2. *Allergische Conjunctivitis*

Zur Soforttyp (Typ I) gehören z. B. die Heufieber-Conjunctivitis,
zum verzögerten Typ (IV) der Hypersensitivitätsreaktionen die medikamentös ausgelöste Conjunctivitis (Tab. 4). Obligate Vorstellung

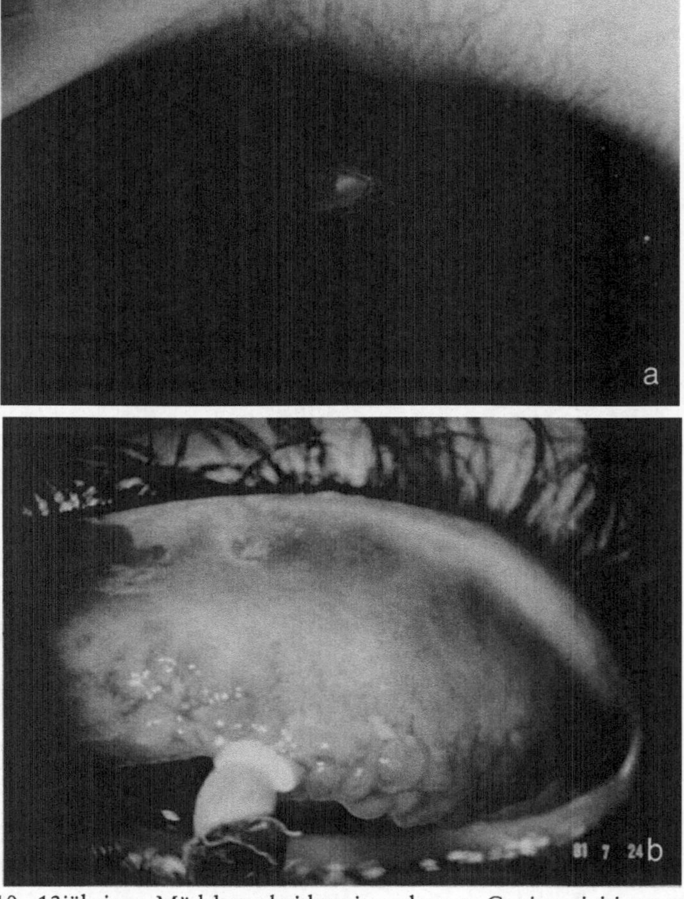

Abb. 10. 13jähriges Mädchen, beiderseits schwere Conjunctivitis vernalis.
a Typischer Aspekt eines sogenannten vernalis Plaque als „kritisches Detail".
b Kryotherapie der zugrundeliegenden papillomatösen Conjunctivitis

bei einem Allergologen, Ausstellung eines entsprechenden Allergie-
ausweises und entsprechender Vermerk auf Aktendeckel ist ratsam,
um Wiederholungen zu vermeiden.

Meldung der Arzneimittelallergie an den Arzneimittelausschuß der Bun-
desärztekammer wäre wünschenswert, um einen größeren Überblick über
die Allergiesierungsrate der verschiedenen Arzneimittel zu bekommen.

Unklar ist die nosologische Stellung der Conjunctivitis vernalis.
Nicht selten imponiert primär ein cornealer Befund: der sogenannte
vernalis plaque (Abb. 10 a). Therapeutisch haben sich uns die gelegentlich zu wiederholenden Kryo-Koagulationen der conjunctivalen
Papillen bewährt (Abb. 10 b) [7].
Die „Superior limbic Keratoconjunctivitis" (Theodore, 1963) wird
klinisch selten beobachtet, es scheint uns fraglich, ob sie ein eigenständiges Krankheitsbild darstellt (Abb. 11 a, b).

VI. Gefäßdiagnostik

Die Spaltlampenbiomikroskopie — auch im rotfreien Licht — erlaubt eine minitiöse Beobachtung der conjunctivalen Gefäße (was
u. a. zur Klassifizierung der Verätzungsgrade unabdingbar ist). Die
entzündliche Hyperämie der conjunctivalen Gefäße ist das Initial-
symptom einer Conjunctivitis mit oder ohne Erreger schlechthin. Sie
kann jedoch auch durch Reserpintherapie bzw. nach Dextraninfu-
sionen beobachtet werden [22 b]. Die passive Hyperämie, z. B. durch
Zunahme des Orbitavolumens, ist durch Kongestion erklärt. Das
Bonamoursche Zeichen ist charakteristisch für eine endokrine Oph-
thalmopathie. Auch eine massive episklerale Dilatation der Gefäße
(oft mit unilateralem Glaukom oder erhöhtem Augendruck) muß
nicht Ausdruck einer Entzündung, sondern kann anlagebedingt sein.
Hiervon abzugrenzen sind jedoch dilatierte conjunctivale Gefäße,
z. B. im Rahmen einer Sinus-cavernosus-Thrombose bzw. einer
A.-carotis-Sinus-cavernosus-Fistel bzw. eines Lawford-Syndroms
[22 a]. Die segmentale episklerale unilaterale Gefäßkongestion wird
nicht selten bei intraocularen Tumoren, z. B. einem fortgeschrittenen
malignem Melanom der Aderhaut, beobachtet.

VII. Biopsie

Der klinische Befund einer Leukoplakie (klinisch weißliche Veränderung durch Verhornung) besagt nichts über die biologische
Dignität des Prozesses [15]. Ein besonderes Problem stellt die chronische therapierefraktäre einseitige Blepharo-Conjunctivitis dar. Kar-

zinome der Meibomschen Drüsen zeigen in rund 10 % eine ausgesprochene intraepitheliale Ausbreitung, die sich von der Lidkante über den Fornix bis zum Limbus erstrecken kann und auf diese

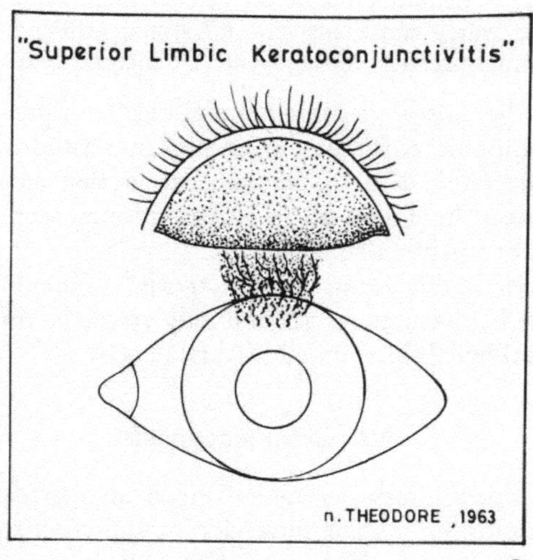

Abb. 11. Superior limbic Keratoconjunctivitis. *a* Schematische Darstellung des klinischen Befundes. *b* Tabellarische Übersicht der Befunde

Weise unter dem oben genannten Bilde imponiert. Jedes Chalazion sollte deshalb histologisch untersucht werden, insbesondere bei Rezidiven (unter 138 als Chalazion eingesandte Lidtumoren fand sich zehnmal ein Meibomsches Talgdrüsenkarzinom [5]). Die Palpation der präauriculären und submandibulären Lymphknoten sollte Routinehandgriff bei jeder Conjunctivitis sein. Beim Meibomschen Talgdrüsenkarzinom fanden sich in rund 30 % der Patienten Lymphknotenmetastasen.

Nach jahrelang bestehender Keratoconjunctivitis können sekundär klinisch als geleeartige corneale Einlagerungen auftretende Befunde beobachtet werden, die Ausdruck einer sekundären Amyloidose sind.

VIII. Hornhautsensibilität

Der Nachweis einer cornealen Hypästhesie (z. B. mittels Ästhesiometers nach Cochet und Bonnet) kann von richtungsweisender Bedeutung sein (Tab. 5). Der Aspekt eines Patienten mit anhidrotischer

Tabelle 5. *Differentialdiagnose der cornealen Hypästhesie*

angeboren:

1. familiäre Dysautonomie (Riley-Day)
2. anhidrotische ektodermale Dysplasie
3. Goldenhar-Gorlin-Syndrom

erworben:

1. Herpes simplex
2. Lepra
3. Trauma, postoperativ
4. Vitamin-A-Mangel
5. HH-Dystrophien
6. Diabetes mellitus

ektodermaler Dysplasie (Cave: Perücke!) bzw. der eines Patienten mit Goldenhar-Gorlin-Syndrom (präauriculäre Hautanhänge) mit neuroparalytischer Keratitis [14] ist unverwechselbar.

IX. Untersuchung der Motilität von Bulbi und Lidern

Die Verteilung des Tränenfilmes kann auch dadurch gestört sein, daß der Bulbus sich unter dem Lid nicht bewegt. Wir beobachteten eine sehr schwere Keratitis filiformis (Abb. 12) bei einem 38jährigen Mann mit einem M. Whipple, der infolge entsprechender Beteiligung

des ZNS eine komplette Blickparese entwickelte und erst nach Durchführung einer Abrasio corneae, Gabe von N-Acetyl-Cystein und

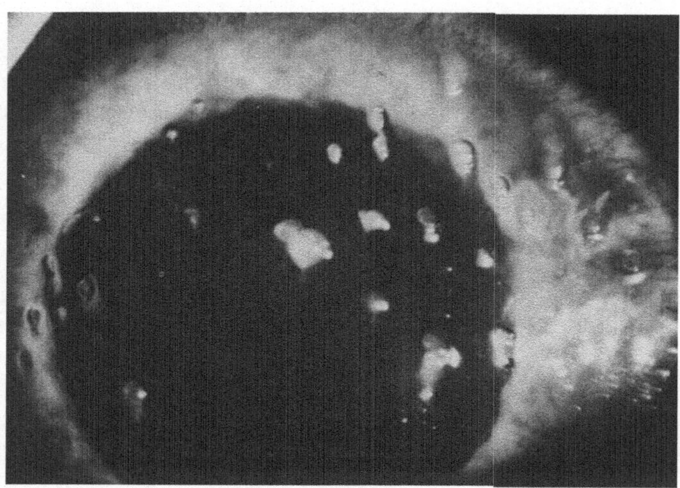

Abb. 12. 38jähriger Mann, schwere Keratitis filiformis bei M. Whipple und
Ophthalmoplegie (Lidmotorik intakt!)

Liquifilm® (1 : 1) und Aufsetzen einer weichen Kontaktlinse eine
Besserung des oculären Befundes zeigte.

Zusammenfassung

Bei der Diagnostik und Therapie einer chronischen Conjunctivitis
ist auf folgende klinische Gesichtspunkte besonders hinzuweisen:

1. Anamnese und sorgfältige Analyse des Befundes gestatten in der
   Mehrzahl der Patienten die diagnostische Einordnung und somit
   gezielte Therapie.
2. Die Verminderung der wäßrigen Phase des Tränenfilmes ist, abge-
   sehen von hereditären, kongenitalen Alakrimien sowie neurogener
   Tränendrüseninsuffizienz und dem klassischen Sjögren-Syndrom,
   weniger Ursache einer chronischen Conjunctivitis als das Mucus-
   Mangel-Syndrom. Besondere Beachtung verdienen die Lipoid-
   Schicht-Störungen, weil klinisch zu selten diagnostiziert.
3. Die zytologische Diagnostik des Conjunctivalausstriches gehört
   zu den Routinemaßnahmen bei einer chronischen Conjunctivitis.
   Das Krankheitsbild der Chlamydien-Conjunctivitis wird beim
   Erwachsenen u. E. noch zu wenig diagnostiziert.

4. Bei jeder therapieresistenten Blepharo-Conjunctivitis sind u. a. ein Diabetes mellitus, Immunsuffizienzen und neoplastische Prozesse der Meibomschen Drüsen auszuschließen. Bei der Strahlentherapie des äußeren Auges hat sich uns ein Lidsperrer aus Kunststoff bewährt, da dieser sich nicht unter der Bestrahlung aufheizt*.

5. Tränenverteilungstörungen können sowohl bei Behinderung des Lidschlages als auch schweren Bewegungsstörungen des Auges auftreten.

Literatur

1. Abelson, M. B., Sadun, A. A., Udel, I. L., Weston, J. H.: Alkaline tear pH in ocular rosacea. Amer. J. of Ophthal. *90*, 866—869 (1980).

2. Allansmith, M. R., Baird, R. S., Greiner, J. V.: Density of goblet cells in vernal conjunctivitis and contact lens-associated giant papillary conjunctivitis. Arch. Ophthal. *99*, 844—885 (1981).

3. Ashaton, N., Cook, C.: Allergic granulomatous nodules of the eyelid and conjunctiva. Amer. J. of Ophthal. *87*, 1—28 (1978).

4. McCulley, J. P., Scialis, G. F.: Meibomian keratoconjunctivitis. Amer. J. of Ophthal. *84*, 788—792 (1977).

5. Domarus, v. D., Hinzpeter, E. N., Naumann, G. O. H.: Klinische Fehldiagnose „Chalazion". Klin. Mbl. Augenheilk. *168*, 175—181 (1976).

6. Egbert, P. R., Lauber, S., Maurice, D. M.: A simple conjunctival biopsy. Amer. J. of Ophthal. *84*, 798—801 (1977).

7. Heydenreich, A., Dietze, U.: Kryotherapie bei Conjunctivitis vernalis. Klin. Mbl. Augenheilk. *179*, 116—118 (1981).

8. Holly, F. J., Lemp, M. A.: Tear physiology and dry eyes. Survey of Ophthalmology *22*, 69—87 (1977).

9. Jenkins, M. S., Brown, St. I., Lempert, St. L., Weinberg, R. J.: Ocular rosacea. Amer. J. of Ophthal. *88*, 618—622 (1979).

10. Krachmer, J. H., Laibson, P. R.: Corneal thinning and perforation in Sjögren's syndrome. Amer. J. of Ophthal. *78*, 917—920 (1974).

11. Marquardt, R., Wenz, F. H.: Histologische Untersuchungen zur Becherzellzahl der menschlichen Bindehaut. Klin. Mbl. Augenheilk. *175*, 692—696 (1979).

12. Meisler, D. M., Zaret, C. R., Stock, E. L.: Trantas dots and limbal inflammation associated with soft contact lens wear. Amer. J. of Ophthal. *89*, 66—69 (1980).

---

* Hersteller: Fa. L. Klein, D-6900 Heidelberg 1, Bundesrepublik Deutschland.

13. Michalski, J. P., Daniels, T. E., Talal, N., Grey, H. M.: Beta$_2$ micro-globulin and lymphocytic infiltration in Sjögren's syndrome. New England J. Medicine *293*, 1228—1231 (1975).

14. Mohandessan, M. M., Romano, P. E.: Neuroparalytic Keratitis in Gol-denhar-Gorlin-Syndrome. Amer. J. of Ophthal. *85*, 111—113 (1978).

15. Naumann, G. O. H., Völcker, H. E., Ruprecht, K. W.: Nichtpigmen-tierte Tumoren und Pseudotumoren des Limbus corneae. In: Limbus-probleme (Doden, W., Hrsg.). (Bücherei des Augenarztes.) Stuttgart: Enke. 1982.

16. Norn, M. S.: External eye, methods of examination, S. 199. Copen-hagen: Scriptor. 1974.

17. Rahi, A. H. S., Garner, A.: Immunpathology of the eye. Oxford: Blackwell. 1976.

18. Ralph, R. A.: Conjunctival goblet cell density in normal subjects and in dry eye syndromes. Invest. Ophthal. *14*, 299—302 (1975).

19. Ruprecht, K. W.: Incidence of the complaint of frequent „sandy sensa-tions" in the eyes. Contact and Intraocular Lens Medical J. *4*, 41—44 (1978).

20. Ruprecht, K. W., Giere, W., Wulle, K. G.: Statistischer Beitrag zur Symptomatik des trockenen Auges. Ophthalmologica *174*, 65—74 (1977).

21. Ruprecht, K. W., Loch, E.-G., Giere, W.: Sandgefühl der Augen und hormonale Kontrazeptiva. Klin. Mbl. Augenheilk. *163*, 198—204 (1976).

22. a) Ruprecht, K. W., Naumann, G. O. H.: Augen- und Allgemeinkrank-heiten. In: Naumann, O. G. H.: Pathologie des Auges, S. 834 ff. Ber-lin—Heidelberg—New York: Springer. 1980.

22. b) Ruprecht, K, W., Naumann, G. O. H.: Morphologie der Augenver-änderungen bei medikamentöser Therapie. In: Naumann, G. O. H.: Pathologie des Auges, S. 920 ff. Berlin—Heidelberg—New York: Springer. 1980.

23. Shearn, M. A.: Sjögren's Syndrome. In: Major Problems in Internal Medicine (Smith, C. H., jr., Hrsg.), Vol. 2, S. 1—262. Philadelphia: Saunders. 1971.

24. Srinivasan, B. D., Jakobiec, F. A., Iwamoto, T., De Voe, A. G.: Giant papillary conjunctivitis with ocular prothese. Arch. Ophthal. *97*, 892—895 (1979).

25. Tabbara, K. F., Ostler, H. B., Daniels, T. E., Sylvester, R. A., Green-span, J. S., Talal, N.: Sjögren's syndrome: A correlation between ocular findings and labial salivary gland histology. Trans. Am. Acad. Ophthal. Otol. *78*, 467—478 (1974).

26. Thoft, R. A.: Conjunctival Transplantation. Arch. Ophthal. *95*, 1425—1427 (1977).

27. Treharne, J. D., Darougar, S., Jones, B. R.: Modification of the micro-immunofluorescence test to provide a routine serodiagnostic test for chlamydial infection. J. Clin. Pathol. *30*, 510—517 (1977).
28. Völcker, H. E., Naumann, G. O. H.: Konjunktiva. In: Naumann, G. O. H.: Pathologie des Auges, S. 240 ff. Berlin—Heidelberg—New York: Springer. 1980.
29. De Vries Reilingh, A., Reiners, H., v. Bijsterveld, O. P.: Contact lens tolerance and oral contraceptives. Ann. Ophthal. *10*, 947—952 (1978).
30. Yoneda, C., Dawson, C. R., Daghfous, T., Hoshiwara, I., Jones, P., Messadi, M., Schachter, J.: Cytology as a guide to the presence of Chlamydial inclusions in Giemsa-stained conjunctival Smears in severe endemic trachoma. Brit. J. of Ophthal. *59*, 116—124 (1975).

Anschrift des Verfassers: Prof. Dr. K. W. Ruprecht, Augenklinik mit Poliklinik, Universität Erlangen-Nürnberg, Schwabachanlage 6 (Kopfklinikum), D-8520 Erlangen, Bundesrepublik Deutschland.

Klinische Erscheinungsformen des trockenen Auges.
Differentialdiagnose gegenüber anderen Conjunctivitiden

W. Behrens-Baumann

Abteilung für Augenheilkunde,
Medizinische Einrichtungen der Universität Göttingen,
Bundesrepublik Deutschland

Mit 2 Abbildungen

Bei den meisten Patienten mit einem Sicca-Syndrom können wir bereits bei der Erhebung der Anamnese die Diagnose stellen — oder vorsichtiger ausgedrückt - - mit hoher Wahrscheinlichkeit vermuten. Die subjektiven Beschwerden sind nämlich sehr typisch.

Ein großer Teil der Patienten gibt ein *„Kratzen im Auge"*, ein *„Fremdkörper- oder Sandgefühl"* an, welches meist schon länger besteht, ohne daß eine traumatische Ursache erinnerlich wäre. Die Angabe eines *„Trockenheitsgefühls"* wird selten spontan gemacht, man muß gezielt danach fragen — auch ob zum Beispiel der Mund oft trocken sei (Speicheldrüsen).

Gelegentlich wird paradoxerweise *Epiphora* angegeben. Dieses schließt ein Sicca-Syndrom nicht aus: durch die primäre Hyposekretion und/oder qualitative Störung der Tränen kommt es zu Mikroläsionen des Corneaepithels, was reflektorisch zu vermehrtem Tränenfluß führt. Ein Teil dieser Patienten hat außer der Epiphora keine weiteren Beschwerden, die Tränennasengänge sind frei durchgängig, andere Ursachen liegen nicht vor, und die Betroffenen sind nach ausreichender Substitution prompt beschwerdefrei.

Die häufigste Angabe eines Patienten mit Sicca-Syndrom ist jedoch die, daß er *„ein Druckgefühl am Auge"* habe. Er sucht den Augenarzt auf, um den Augendruck messen zu lassen, und dieser ist dann in der Regel normal. Ein Glaukompatient hingegen gibt kaum ein Druckgefühl an, beim akuten Glaukomanfall und auch beim Glaucoma chronicum simplex sind die subjektiven Symptome anders geartet. Doch das Wort „Druck im Auge" läßt uns immer noch das Glaukom assoziieren. Wir sollten bei diesen subjektiven Angaben jedoch zunächst an das Sicca-Syndrom denken.

Häufig geben die Patienten an, daß sie *morgens die Lider nicht öffnen* könnten. Auch dies ist ein typisches Symptom des trockenen Auges.

Gelegentlich wird auch über ein gewisses *„Schweregefühl der Lider"* geklagt. Bei manchen und dann oft besonders schweren Formen des Sicca-Syndroms gehört die *Photophobie* zu den hervorstechendsten Symptomen.

Charakteristisch für das Sicca-Syndrom sind also gerade die uncharakteristischen, subjektiven Beschwerden (Tab. 1): Druckgefühl, Kratzen, Fremdkörpergefühl, Lichtscheu, Schweregefühl der Lider, selten Trockenheitsgefühl und gelegentlich gar Epiphora.

Zu beachten sind auch jahreszeitliche Häufungen — nämlich im Winter, wenn in den beheizten Räumen die Luftfeuchtigkeit zu gering ist.

Dies gilt ebenso für Räume mit Klimaanlagen, z. B. Großraumbüros und z. B. auch für das Göttinger Klinikum. Nach dem Umzug

Tabelle 1. *Subjektive Angaben bei trockenem Auge*

1. Druckgefühl
2. Kratzen im Auge
3. Fremdkörper-, Sandgefühl
4. Lichtscheu
5. Schweregefühl der Lider
6. Schwierigkeiten beim morgendlichen Öffnen der Lider
7. Trockenheitsgefühl
8. Vermehrter Tränenfluß

in dieses Klinikum, dessen Klimaanlage keine genügend hohe Luftfeuchtigkeit produziert, sahen wir eine erhebliche Zunahme des Sicca-Syndroms — besonders auch bei Kontaktlinsenpatienten.

Die klinischen Erscheinungsformen des trockenen Auges als Keratopathia filiformis und Keratopathia punctata superficialis sind weitgehend bekannt und bereiten keine differentialdiagnostischen Schwierigkeiten. Wir finden spaltlampenmikroskopisch fädchenartige Veränderungen sowie stippchenförmige, fluoreszeinpositive Areale des Epithels.

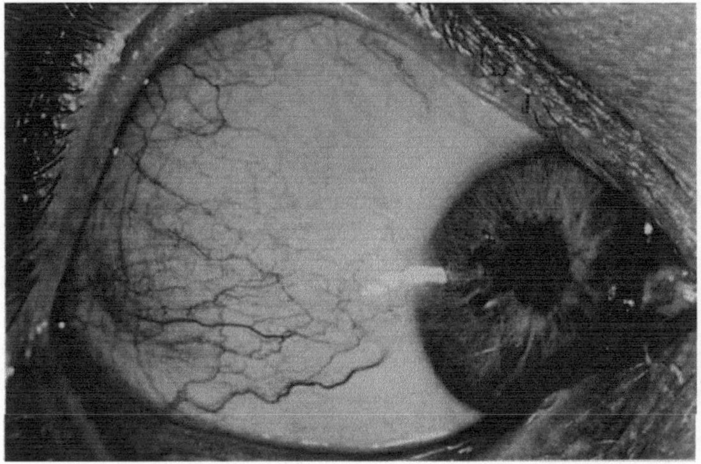

 W. Behrens-Baumann:

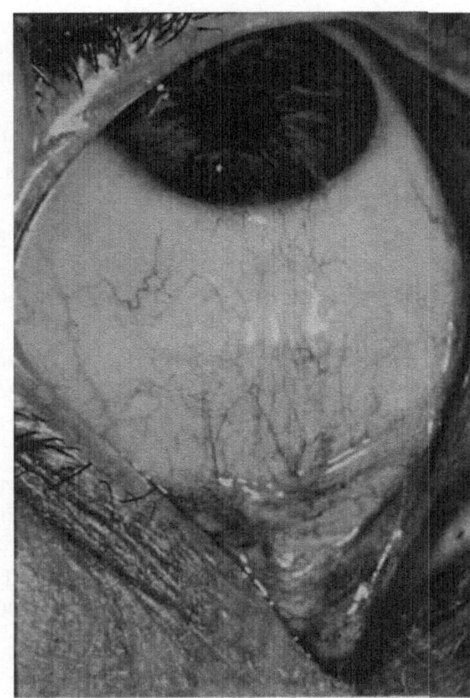

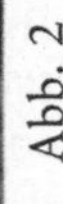

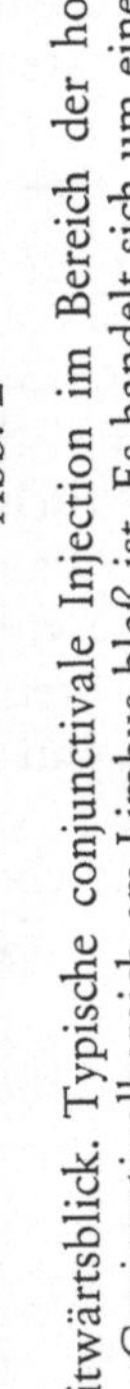

Abb. 1

Abb. 2

Rechtes (Abb. 1) und linkes Auge (Abb. 2) beim Seitwärtsblick. Typische conjunctivale Injection im Bereich der horizontalen Recti bis zum Limbus hin, während der angrenzende Conjunctivalbereich am Limbus blaß ist. Es handelt sich um eine 46jährige Patientin mit einer unauskorrigierten Hyperopie von 1,5 Dioptrien. Nach Ausgleich der Refraktionsanomalie wir die Patientin beschwerdefrei

Schwieriger wird es, wenn lediglich eine mäßige, conjunctivale Injection vorliegt. Hier ist eine Reihe von differentialdiagnostischen Überlegungen anzustellen (Tab. 2).

Tabelle 2. *Differentialdiagnostisch ähnliche Erscheinungsformen des trockenen Auges*

1. Bakterielle Conjunctivitis bzw. Keratoconjunctivitis
2. Virus-Conjunctivitis
3. Keratopathia photo-electrica
4. Allergische Conjunctivitis
5. Asthenopien
6. Medikamentös bedingte Conjunctivitis

1. Bei der bakteriellen Conjunctivitis bzw. Keratoconjunctivitis finden wir in der Regel eine heftige Injection sowie eitrig-schleimiges Sekret im Bindehautsack und bei Befall der Hornhaut Infiltrate. Subjektiv wird hier eher ein Brennen angegeben. Wichtig ist es, vor Therapiebeginn einen Bindehautabstrich zu entnehmen, der mikrobiologisch untersucht wird, wobei im Hygiene-Institut im positiven Fall auch gleich ein Antibiogramm erstellt wird. Nebenbei kann eine mikroskopische Untersuchung des Abstriches mit der Giemsa-Färbung zur Differentialdiagnostik einer Conjunctivitis sehr hilfreich sein (Tab. 3).

Tabelle 3. *Abstrich aus dem Bindehautsack (Giemsa-Färbung)*

Neutrophile Leukocyten	Bakterielle und/oder mykotische Infektion
Eosinophile Leukocyten	Allergische Conjunctivitis
Lymphocyten	Virale Infektion
Einschlußkörperchen in Epithelzellen	Chlamydien-Infektion

2. Bei der virusbedingten Conjunctivitis kann, wie beim trockenen Auge, eine Keratitis punctata vorliegen. Typisch sind aber zusätzlich Nummuli sowie eine Rötung und Schwellung der Plica und der Karunkel. Eine Vergrößerung der praeauriculären bzw. submandibulären Lymphknoten finden wir beim Sicca-Syndrom nicht, ist aber bei viraler Infektion häufig.

3. Eine Keratopathia photo-electrica verursacht ebenfalls stippchenförmige Anfärbbarkeit des Hornhautepithels, ist aber anamnestisch leicht auszuschließen.

4. Bei der allergischen Conjunctivitis wird typischerweise ein Jukken angegeben, so daß die Patienten ständig die Augen reiben möchten. Häufig findet sich dabei anamnestisch eine allergische Diathese, wie Asthma bronchiale, Heuschnupfen usw. Spaltlampenmikroskopisch können wir zusätzlich zur conjunctivalen Injection oft auch eine Chemosis feststellen, die beim trockenen Auge nicht auftritt. Nicht selten besteht neben der Conjunctivitis auch eine Blepharitis mit typischer Rötung und ödematöser Schwellung der Ober- und Unterlider.

5. Schwierig kann die Differentialdiagnose des trockenen Auges zur sogenannten Asthenopie sein. Die subjektiven Beschwerden sind oft ähnlich: Druck- und Schweregefühl des Auges und der Lider. Die Asthenopie führt zusätzlich aber meist auch zu Kopfschmerzen und besonders zu Verschwommensehen bei längerer Naharbeit. Diese Symptome nehmen im Laufe des Tages zu, während die durch das trockene Auge bedingten Beschwerden meist bereits früh morgens vorhanden sind. Spaltlampenmikroskopisch kommt die conjunctivale Injection bei der Asthenopie meist umschrieben im Bereich der Augenmuskeln vor (Abb. 1 und 2). Auch soll es zu einer mäßigen Follikelschwellung im Bereich des oberen Tarsus kommen. Wichtig ist eine exakte Refraktionsbestimmung (gegebenenfalls auch in Cycloplegie) und der Ausschluß einer etwaigen Heterophorie.

6. Schließlich können auch lokal angewandte Medikamente das Bild eines trockenen Auges imitieren. Bekannt ist die conjunctivale Injection bei der Gabe von Miotika, was für die Patienten oft sehr lästig ist. Zuwenig bedacht wird auch die reaktive Hyperämie nach Applikation von Vasokonstriktiva, wie z. B. Adrenalin oder Tetryzolin enthaltenden Präparaten.

Zusammenfassend möchte ich betonen, daß bei den obengenannten subjektiven Beschwerden und/oder einer mäßigen Conjunctivitis immer an das häufig vorkommende trockene Auge gedacht werden sollte. In unserer Klinik mit offener Ambulanz werden in solchen Fällen routinemäßig Schirmer-Test und Break-up-time durchgeführt. Dabei erleben wir es häufig, daß Patienten von einem Arzt zum anderen gelaufen und mit Antibiotika, Cortison und zahlreichen anderen Präparaten behandelt worden sind, während die Diagnose und Therapie des Sicca-Syndroms mit einfachen Mitteln hätte durchgeführt werden können.

Anschrift des Verfassers: Oberarzt Dr. W. Behrens-Baumann, Abteilung für Augenheilkunde, Medizinische Einrichtungen der Universität Göttingen, Robert-Koch-Straße 40, D-3400 Göttingen, Bundesrepublik Deutschland.

Benetzungsstörungen infolge Lidschlußinsuffizienz

R. Turß

Universitäts-Augenklinik Marburg a. d. Lahn, Bundesrepublik Deutschland

Mit 7 Abbildungen

Lidschlußinsuffizienz bedeutet, daß der Lidschluß beim Blinkvorgang unvollständig ist oder daß trotz vollständigem Lidschluß lokal der Kontakt des blinkenden Lides zur Augenoberfläche verhindert

Tabelle 1. *Ursachen für fehlenden Kontakt zwischen Lid- und Hornhaut (Lidschlußinsuffizienz)*

Fehlender Lidschluß durch

    Facialisparese
    Lidkolobom
    Symblepharon
    Ektropium
    starke Chemose
    große Tumoren oder Staphylome

Fehlender Kontakt zwischen Lid- und Hornhaut durch

    narbige Lidkantenstufen
    subtarsale Tumoren
    limbusnahe Tumoren
    Staphylome
    Chemose
    extreme Hypotonie des Bulbus
    äußere Keratoplastikstufe
    tiefes Ulcus oder Facette

wird (s. Tab. 1). Zu den Erkrankungen mit seltenem Lidschlag oder aufgehobenem Blinken s. S. 107 und S. 204.

13*

Die Folgen der Lidschlußinsuffizienz sind gekennzeichnet durch lokal sich reproduzierende Tränenfilmdefekte und können in verschiedenen Stadien der Erkrankung (s. Abb. 1) gesehen werden:

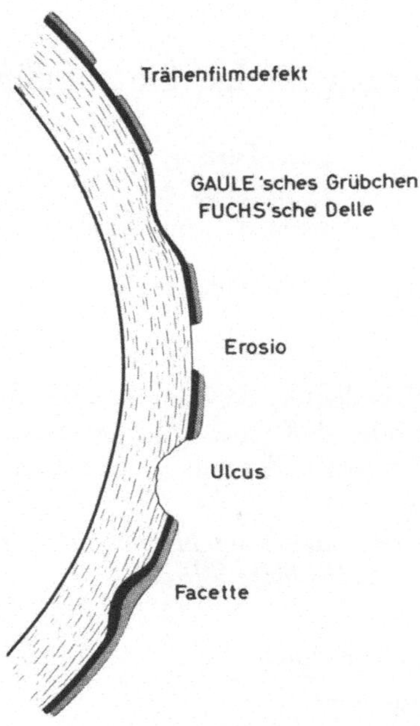

Abb. 1. Bei einem Tränenfilmdefekt oder dry spot ist die Hornhautstruktur unverändert. Bei Gauleschen Grübchen oder Fuchsschen Dellen fehlt der Tränenfilm, durch Verdunstung sind das Epithel und das Stroma verdichtet, ohne daß Substanzdefekte vorliegen. Eine Erosio ist ein epithelialer Defekt, meist mit fehlendem Tränenfilm. Ein Ulcus ist ein epithelialer und stromaler Defekt ohne Tränenfilm. Eine Facette ist die Folge eines Ulcus, oft mit verdicktem Epithel und intaktem Tränenfilm

1. Fuchssche Delle: Es handelt sich hierbei um Verdichtungen der Epithel- und Stromastruktur durch Verdunstung von Wasser wegen fehlenden Tränenfilmes. Dellen dürften sich aus Gauleschen Grübchen entwickeln, unterscheiden sich von ihnen jedoch dadurch, daß sie sich nicht — z. B. durch Benetzen mit physiologischer Kochsalzlösung — in Sekunden zurückbilden. Es bedarf einiger Stunden oder Tage der Feuchthaltung, bis sie spurlos abheilen, obwohl man im Randgebiet oder auch im Dellengrund meist minimale Erosionen findet. Fluoreszein sammelt sich in ihnen nur an und ist ausspülbar (Abb. 2 und 4).

2. *Dellen mit Erosio:* Bestehen Dellen über längere Zeit oder sind sie ausgedehnt und tief, kommt es zu größeren Erosionen und Anfärbbarkeiten. Die Unterscheidung von blanden Ulcera ist dann schwieriger, im nachhinein jedoch durch das Abheilen ohne Facettenbildung von echter Geschwürsbildung zu unterscheiden (Abb. 3).

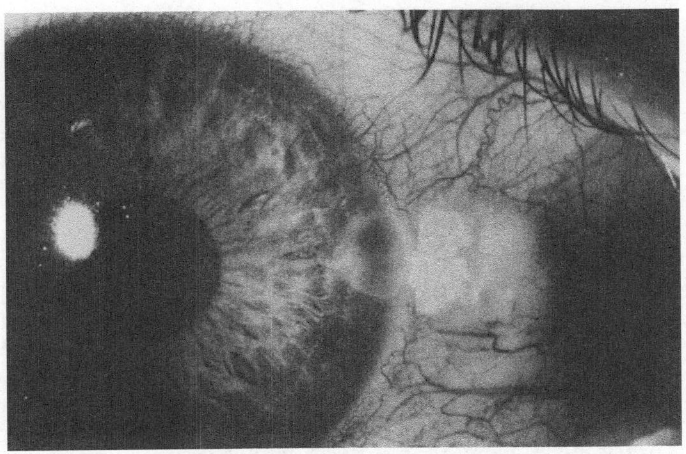

Abb. 2. Runde Delle mit Bitotschem Fleck aufgrund eines prominenten Lidspaltenfleckes bei Keratoconjunctivitis sicca. Minimale Stippchenbildung am oberen Rand der Delle

3. *Dellen mit Geschwürsbildung:* In diesen Fällen bilden sich, wenn Abheilung erreicht wird, Facetten aus, die in ihrem Ausmaß jedoch kleiner sind als die ursprünglichen Dellen (Abb. 5 und 7).

4. *Ulcera nach Dellen:* In diesem Stadium ist es mit oder ohne Sekundärinfektion zu einer Geschwürsbildung gekommen, die die gesamte Delle umfaßt oder über sie hinausgeht (Abb. 6). Oft kann Abheilung nun nicht mehr unter Facettenbildung stattfinden, fast immer sind zusätzliche Narben und Vaskularisation Residuen der Erkrankung.

Durch die verschiedenen Formen der Keratoconjunctivitis sicca wird das Auftreten der beschriebenen Veränderungen begünstigt und der Verlauf sowie die Prognose verschlechtert, sonst ist bei normaler Hornhautsensibilität der Schirmer-Test meist erhöht!

Lage und Form der beschriebenen Veränderungen lassen sich zwanglos erklären, wenn man den Patienten auffordert, das Lid langsam zu schließen, und man dadurch den Ort und das Ausmaß des fehlenden Lidkontaktes bestimmt. Kleine episklerale Prominen-

zen führen nur im nasalen und temporalen Lidbereich zu Dellen von
fast runder Form (Abb. 2). Bei ausgedehnteren, stärker prominenten
Veränderungen im Limbusbereich haben nasal oder temporal gele-

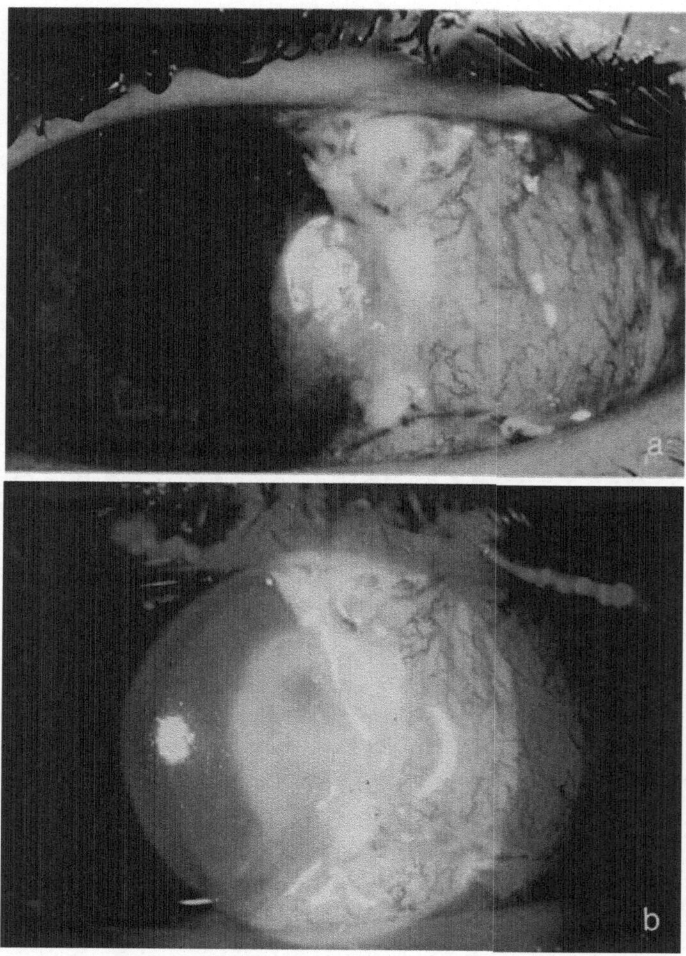

Abb. 3 a und b. Hochovale Form der Delle im temporalen Lidspaltenbereich
nach Limbusschnitt wegen Schieloperation. Stärkere erosive Veränderungen
im Bereich der Delle, Schleimbildung an den Katgutfäden

gene Dellen eine hochovale Form (Abb. 3). Betreffen die Prominen-
zen, z. B. wie in Abb. 4, die obere Limbusregion stärker als die

untere, können Dellen auch leicht quer-ovale Form zeigen. Im Bereich der oberen Hornhaut sind Dellen sehr selten, weil caudal gelegene Hornhautanteile auch bei Oberliddefekten mehr betroffen sind. Del-

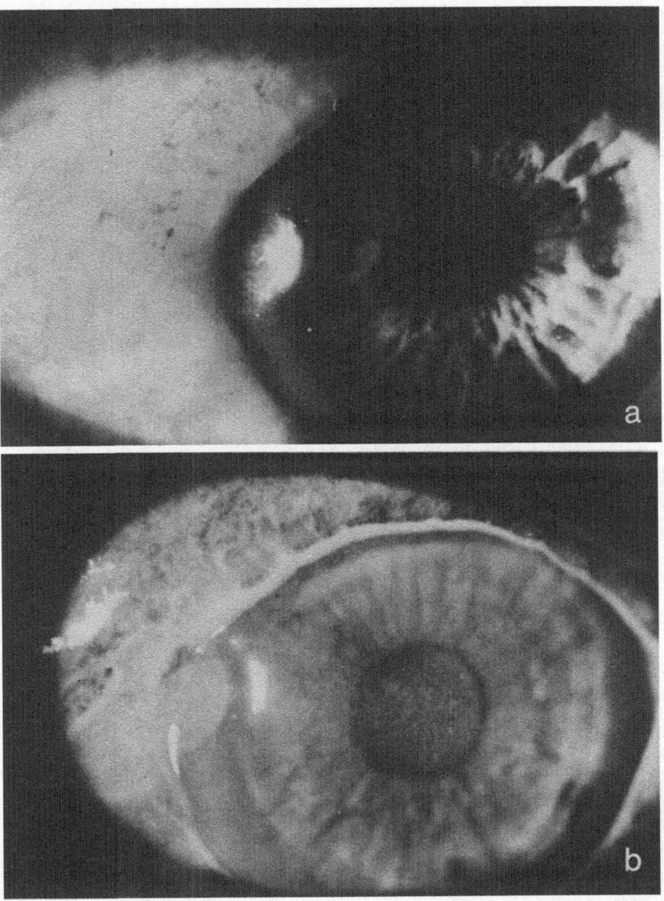

Abb. 4a und b. Leicht quer-ovale Delle mit erosiven Veränderungen bei starker Hypotonie und temporal oben am stärksten ausgeprägter Chemose nach Katarakt-Operation und Glaskörperverlust

len im unteren Hornhautbereich sind, wenn sie limbusnah liegen (Abb. 5), nach oben meist linear begrenzt, ihr oberer Rand zeigt an, wo das Oberlid beim Lidschluß abgehoben wird. Den Limbus nicht berührende Dellen oder aus ihnen hervorgegangene erosive und ulcerative Keratitiden sind ebenfalls sehr selten (Abb. 7).

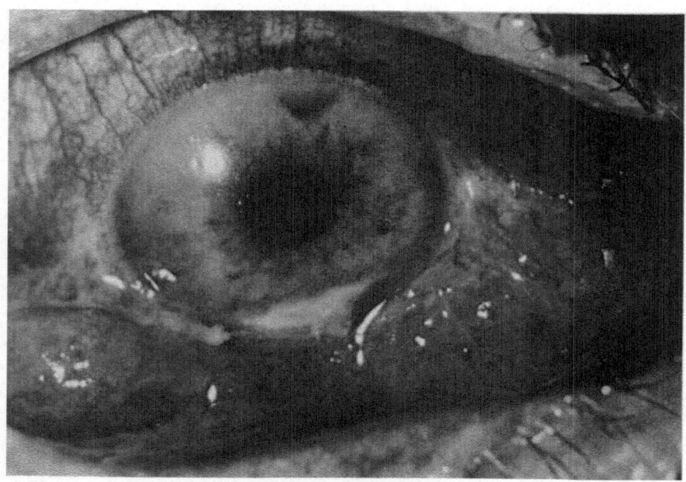

Abb. 5. Superinfizierte Delle am unteren Hornhautrand bei Chemose
(endokrine Orbitopathie). Passowsche Inzision hat zu indurierter Chemose
geführt. Die obere Begrenzung der Veränderung zeigt die Linie, an der
das Oberlid beim Lidschlag abgehoben wird, der nasal und temporal
liegende freie Saum zwischen Limbus und Ulcus wird durch den Tränen-
see bewirkt: der Patient hat normale Hornhautsensibilität und Epiphora

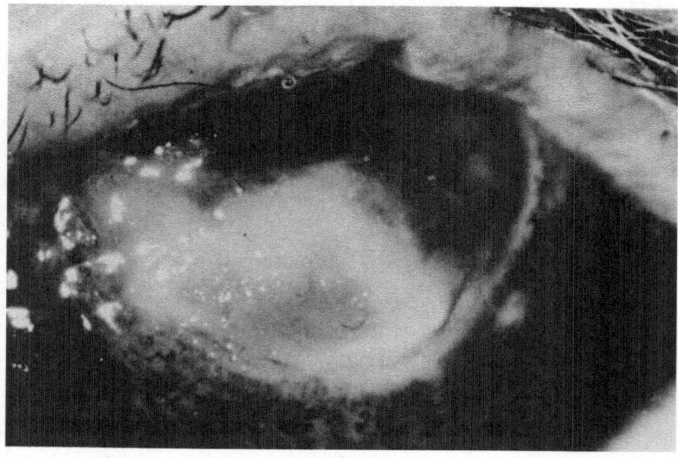

Abb. 6. Ulcus e lagophthalmo bei angedeuteter Facialisparese. 14 Tage nach
Apoplex, 48 Stunden nach ersten Symptomen. Bei aktivem, forciertem Lidschluß ist die Hornhaut fast ganz vom Oberlid bedeckt. Im Bindehautabstrich Staphylococcus aureus

Die Behandlung der beschriebenen Veränderungen richtet sich nach der Grundkrankheit: Liegt eine vorübergehende Bindehautschwellung oder Chemosis vor, genügt symptomatische verdunstungshemmende Behandlung, am besten in Form von Uhrglasverbänden. Tumoröse, conjunctivale, episklerale oder tarsale Veränderungen werden operativ entfernt. Ist der Lidschluß unvollkommen oder liegen Lidkanten-

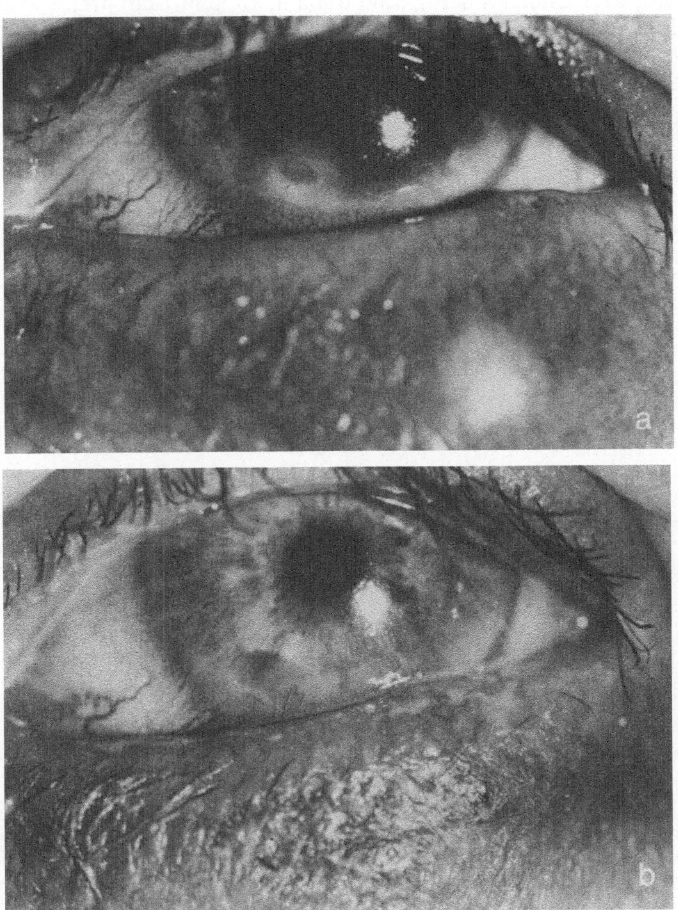

Abb. 7 a und b. Leicht ulcerativ veränderte Delle mit deutlichem Abstand vom Limbus und vorgeschobenem Randschlingennetz, durch mangelnden Kontakt des Unterlides neben einem nach innen und außen stark prominenten Chalazion. 8 Tage nach Ausschälung sammelt sich in der flachen Facette Fluoreszein an, Anfärbbarkeit besteht nicht mehr. Die Hornhautvaskularisation hat leicht zugenommen. Seit längerem ist eine Keratoconjunctivitis sicca bekannt stufen vor, werden korrigierende Operationen erforderlich, eventuell eine Tarsorrhaphie. Die größten Probleme treten in Fällen von starkem Exophthalmus, stärkerer Keratoplastikstufenbildung oder tiefen Facetten auf.

Anschrift des Verfassers: Prof. Dr. R. Turß, Universitäts-Augenklinik Marburg a. d. Lahn, Robert-Koch-Straße 4, D-3550 Marburg, Bundesrepublik Deutschland.

Trockenes Auge als Folge von Zoster ophthalmicus

R. Turß

Universitäts-Augenklinik Marburg a. d. Lahn, Bundesrepublik Deutschland

Mit 6 Abbildungen

Bei der Zosterkeratitis können vielfältige pathogenetische Faktoren eine Rolle spielen [1]. Relativ häufig sieht man stellata-, numularis- und dendritica-ähnliche virusbedingte Effloreszenzen, seltener hingegen sind ringabszeßähnliche und tiefsklerosierende Keratitisformen [2]. Oft wird die Hornhaut durch iritische Beschläge und Sekundärglaukom beeinträchtigt.

Besonders gefürchtet ist die neuroparalytische Zosterkeratitis, die in ungefähr 8 % der Fälle von Zoster ophthalmicus beobachtet wird [3]. Zoster ist die häufigste Ursache für neuroparalytische Keratitis, gefolgt von Fällen aufgrund von neurochirurgischen Eingriffen: 15 % der Patienten mit Trigeminusverödung durch Alkoholinjektion entwickeln eine neuroparalytische Keratitis [4]. Seit der Erstbeschreibung dieses Krankheitsbildes durch Magendie im Jahre 1824 [5] werden verschiedene Ursachen für die Entstehung und Entwicklung dieser Erkrankung verantwortlich gemacht. Bis heute [6] wird Magendies Theorie von der Störung der Neurotrophik als Ursache dieser schweren Hornhautveränderung unterstützt. Die Innervierung soll die Mitoserate hemmen durch fehlende cholinerge Stimulation, Verarmung der Hornhaut an Acetylcholin und Steigerung von zyklischem Adenosin-Monophosphat bzw. Verarmung an zyklischem Guanosinmonophosphat [4, 7].

Nach Mackie [4] wäre die Richtigkeit dieser Theorie zu beweisen durch Behandlung mit Betablockern, um die Adrenylatcyklase zu hemmen, oder mit Nukleotidphosphodiesterasen, um die Adenosin-Monophosphat-Anschoppung zu verhindern. Erfolgreiche medikamentöse Therapie zur Behandlung oder Prophylaxe der neuroparalytischen Keratitis gibt es aber bisher nicht.

Snellen [8] sah als erster die Aufhebung des Abwehrblinkreflexes als Ursache der neuroparalytischen Keratitis an. Nach unseren Beobachtungen spielt die erniedrigte Hornhautsensibilität klinisch tatsächlich bei vielen Patienten eine Rolle. So konnten wir mehrfach beobachten, wie leicht sich Patienten mit stark erniedrigter Oberflächensensibilität bei der Applikation von Medikamenten in den Bindehautsack verletzen. Hinzu kommt, daß ein Monokulus die Lider nicht geschlossen hält [9], so daß die Patienten sich leicht durch den Verband hindurch ihr erkranktes Auge lädieren können, da sie ja nicht wissen können, daß ihr Auge unter dem Verband eine offene Lidspalte aufweist. Bei unverbundenem Auge würden sie die Gefahr wenigstens sehen und reflektorisch die Augen schließen. Die Erkenntnis, daß bei der neuroparalytischen Keratitis eine Benetzungsstörung vorliegt, verdanken wir von Graefe [10], der erstmals auf die Verminderung der Tränenproduktion bei dieser Erkrankung hingewiesen hat. Bei Zoster-Patienten ist die Tränenproduktion jedoch nicht immer eingeschränkt, manchmal findet man sogar überschießendes Tränen. Auf die Erniedrigung der Blinkfrequenz wies erstmals Feuer [11] hin. Die Theorie, daß die neuroparalytische Keratitis hauptsächlich eine Erkrankung aufgrund von Benetzungsstörungen ist, wird gestützt durch die Tatsache, daß im Tierversuch bei Trigeminusparese durch Erhöhung der Luftfeuchtigkeit die Ausbildung der Erkrankung häufig verhindert wird. Die lange bekannte günstige Beeinflußbarkeit der Erkrankung durch Tarsorrhaphie weist in die gleiche Richtung.

Hinzu kommen bei der Zosterkeratitis jedoch noch weitere Ursachen für Austrocknung. Sehr häufig zerstört marginale ulcerative Blepharitis die Anatomie der Lidkante (Abb. 1), so daß rein mechanisch der Aufbau des Tränenfilmes gestört wird. Außerdem gehen Lipidsekretoren, also besonders Meibomsche Drüsen, durch diese entzündlichen Veränderungen ebenso zugrunde wie die Haarbälge. In schweren Fällen solcher Geschwüre im Oberlidbereich kann es auch zu einer Keratitis e lagophthalmo kommen (Abb. 2).

Einige Medikamente, die zur Behandlung der Zosterkeratitis eingesetzt werden, haben einen austrocknenden Effekt. Handelsübliche Salbengrundlagen verkürzen die Tränenfilmabbruchzeit um das Zwei- bis Fünffache [12]. Besonders hypertone Salben zur Entquellung der Hornhaut trocknen das Gewebe weiter aus. Wegen der oft gleichzeitig vorliegenden Iritis ist eine Behandlung mit Mydriatica zwar oft unumgänglich, durch Parasympathikolytika, wie Atropin oder Scopolamin, jedoch wird die Tränensekretion erniedrigt [13], was zu weiterer Dehydrierung führt. In Tab. 1 sind die pathogenetischen Faktoren der Zosterkeratitis dargestellt. Die verschiedenen

Formen der Benetzungsstörung lassen sich durch Bestimmung des
Schirmer-Testes mit oder ohne Anästhesie, durch die Bestimmung
der Break-up-time, durch Beobachtung der Ausbreitung und Ruptur

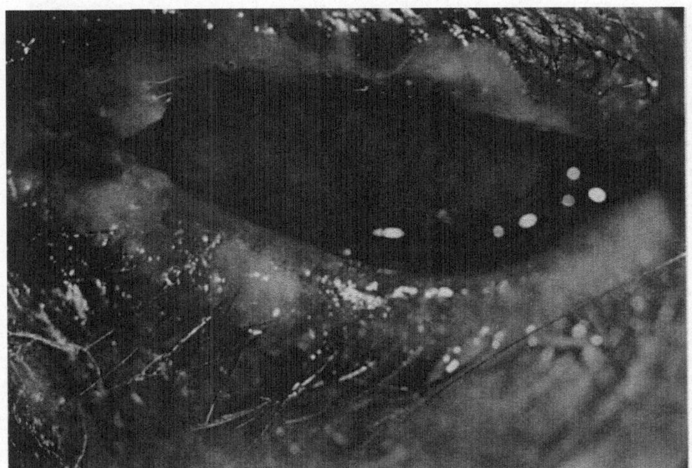

Abb. 1. Bei Zoster ophthalmicus wird durch marginale ulcerative Blepharitis rein mechanisch der Aufbau des Tränenfilmes durch Abrundung der
Lidkante gestört. Häufig gehen mit der Geschwürsbildung die Lidkanten
zugrunde, so daß eine allgemeine Schwächung des Tränenfilmes resultiert

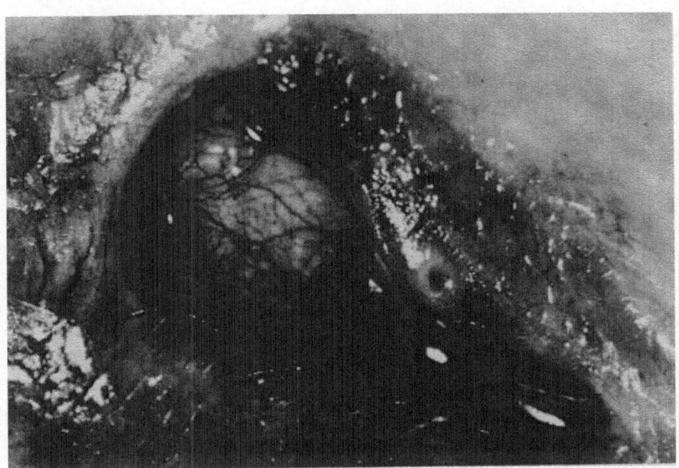

Abb. 2. Bei ausgedehnten Geschwürsbildungen im Oberlidbereich entsteht
leicht Keratitis e lagophthalmo. Im hier gezeigten Falle wurde eine Tarsorrhaphie durchgeführt, um das Auge vor Vertrocknung zu schützen

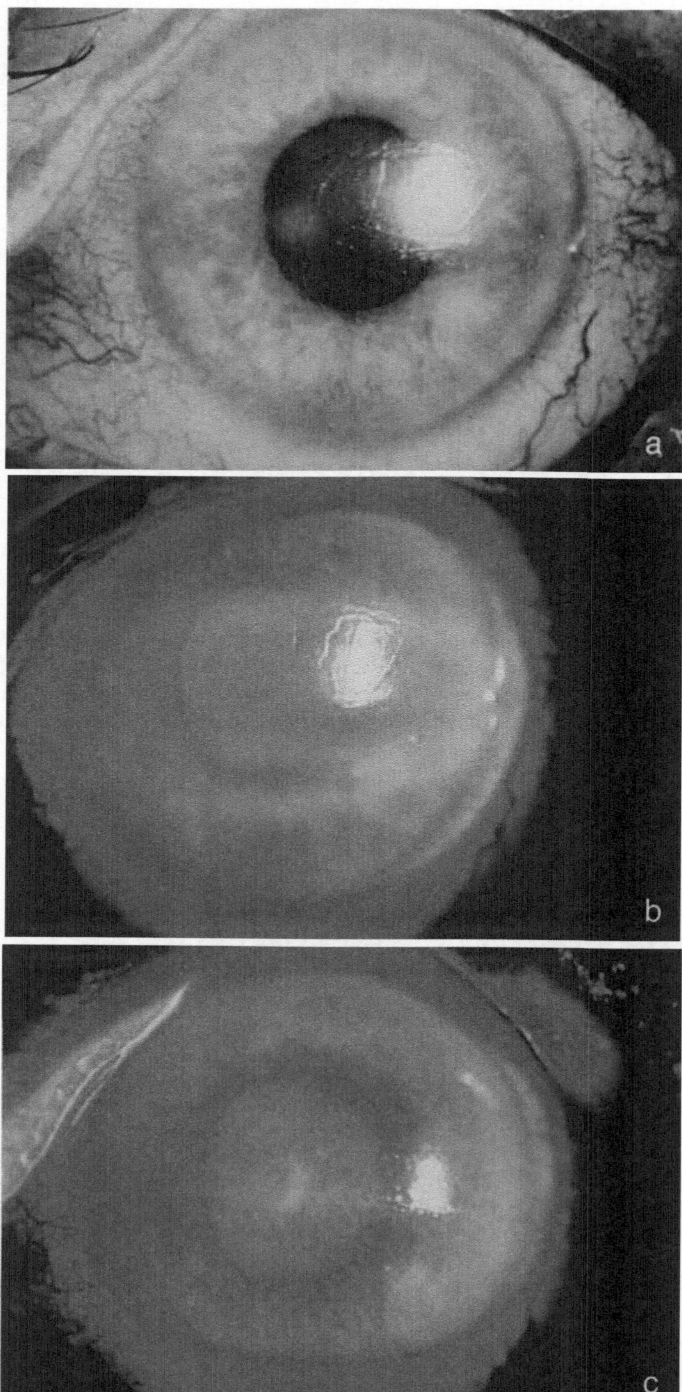

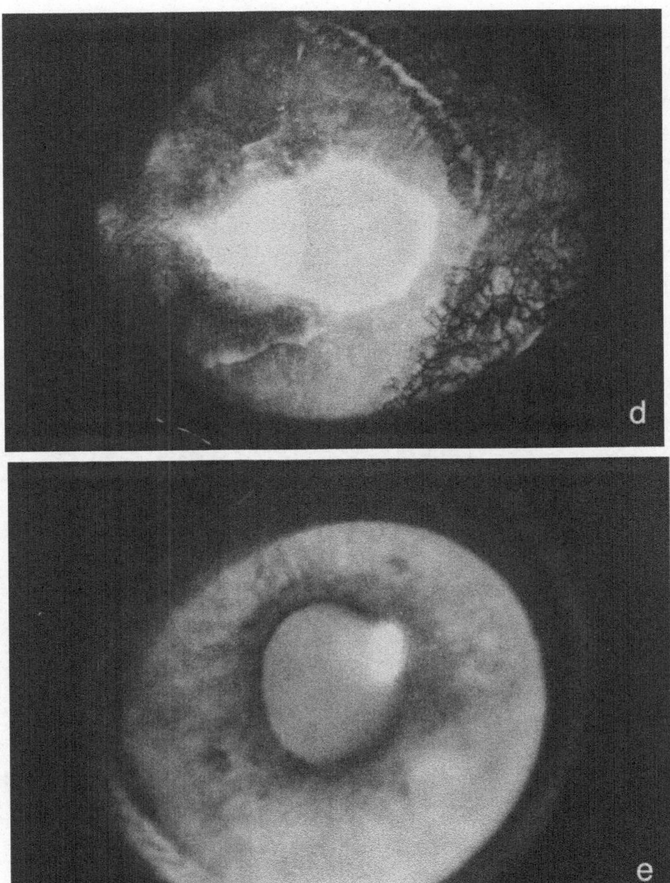

Abb. 3 a—e. Seit Wochen· wird diese Zosterkeratitis mit verschiedensten
Salben und inkonstant mit Verbänden behandelt. Es liegt eine ausgedehnte
Erosio vor mit einer flachen Geschwürsbildung in der Hornhautmitte. Als
Zeichen der Trockenheit ist die Hornhautoberfläche lederartig gefältelt
(Abb. 3 a). Das Fluoreszeinbild zu Beginn der Behandlung (Abb. 3 b) zeigt
das Ausmaß des Oberflächendefektes. Nach 2 Tagen (Abb. 3 c) ist der
Epithelverbund praktisch geschlossen durch konsequent feuchthaltende
Therapie (s. Text)

Unter Uhrglasverbänden nimmt häufig das Hornhautoedem zunächst zu.
Ein Versuch mit einer hypertonen Augensalbe führt zum sofortigen Wiederaufbrechen des Epithelverbundes (Abb. 3 d). Nach einem halben Jahr
braucht die Patientin nur noch eine Seitenschutzbrille zu tragen, die Hornhaut färbt nicht mehr an (Abb. 3 e)

                                   R. Turß:

des Tränenfilmes und die Berechnung des Tränenfilmschutzfaktors diagnostizieren [1].

Nach Duke-Elder [14] gilt das Auftreten einer neuroparalytischen Keratitis als Desaster. Unter konsequent feuchthaltender Therapie heilten alle neuroparalytischen Keratitiden, die wir in den letzten Jahren sahen, ab. Die in Abb. 3 a—e dargestellte neuroparalytische Zosterkeratitis wurde mit Uhrglasverbänden und später mit Seitenschutzbrillen [15] in Verbindung mit reversiblem Tränenpünktchenverschluß [16] und benetzenden Tropfen behandelt. Es sollte jedoch versucht werden, bei Zoster-Patienten gar nicht erst eine solch schwere Keratitis auftreten zu lassen, indem man prophylaktisch die erwähnten Behandlungsmethoden einsetzt.

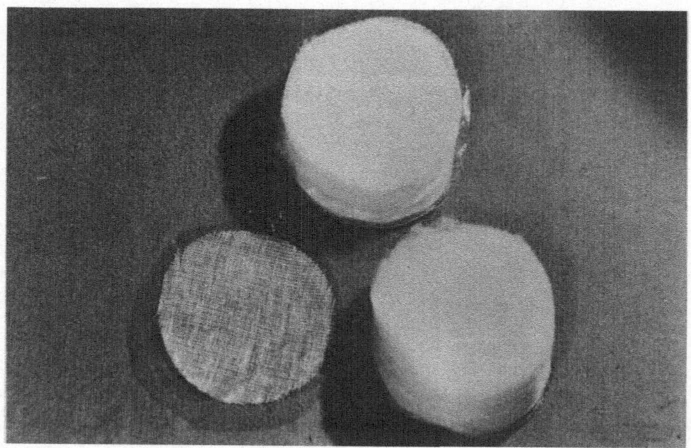

Abb. 4

Abb. 4 bis 6. Die Verwendung von Feuchteverbänden bei Zoster. Da unter einem Augenverband das Auge offensteht und sehr viel Wasser durch eine Wattegazeschicht hindurch verdunsten kann, empfiehlt sich die Verwendung von sogenannten Feuchteverbänden. Eine Kunststoffolie wird in den Verband eingebracht (Abb. 4) und mit Pflasterstreifen oder mit einer aufbindbaren Augenklappe befestigt. Diese Augenklappe schützt das Auge vor mechanischen Läsionen (Abb. 5)

Feuchteverbände sind zwar nicht so effektiv wie Uhrglasverbände, übertreffen normale Augenverbände jedoch insignifikant. Unter einem Uhrglasverband ist nach ca. 10 Minuten 100%ige Luftfeuchtigkeit erreicht. Feuchteverbände steigern die Luftfeuchtigkeit nach ca. 25 Minuten auf 85 %. Ein normaler Monokulus hat zwar auch einen feuchtehaltenden Effekt, die Luftfeuchtigkeit unter ihm steigt jedoch nicht wesentlich höher als auf 70 % an (Abb. 6)

Abb. 5

Relative Luftfeuchtigkeit unter Uhrglasverbänden, Feuchteverbänden
und Monoculus (M ± s_M   n= 3 × 8)
100 %
Uhrglasverbände
Feuchteverbände
Monoculus
relative Feuchtigkeit
50 %
0
10
20
t [min]

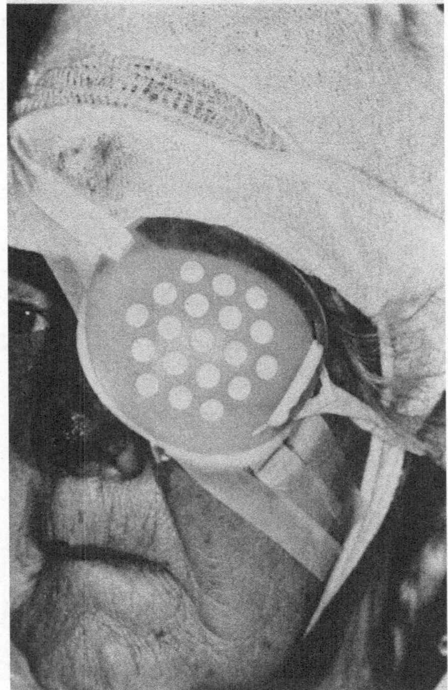

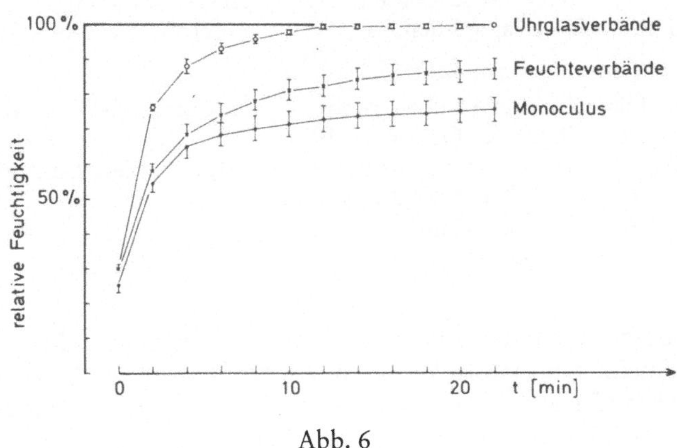

Abb. 6

Weil die Haut der Zoster-Patienten oft die Verwendung von Uhrglasverbänden verbietet, kann man sich mit den von uns so genannten Feuchteverbänden helfen. Da, wie erwähnt, unter einem Monokulus das Auge offensteht und Verdunstung hauptsächlich durch die

Tabelle 1. *Pathogenetische Faktoren der Zosterkeratitis*

A.	Viruskeratitis	(Punktata, nummularis, dendritica-ähnlich, disciform, tief sklerosierend, Ringabszeß)
B.	Beeinträchtigung der Hornhaut durch iritische Beschläge oder Sekundärglaukom	
C.	Neuroparalytische Keratitis	Diagnose:
	Störung der Neurotrophik (?) (Magendie, 1824)	
	Aufgehobener Abwehrblinkreflex (?) (Snellen, 1857)	
	Benetzungsstörungen	
	1. verminderte Tränenproduktion (v. Graefe, 1854)	Schirmer-Test-Erniedrigung
	2. Erniedrigte Blinkfrequenz (Feuer, 1877)	Zählen der Lidschläge/min Bestimmung des TFS-Faktors
D.	Weitere Austrocknungsfaktoren	
	Marginale ulzerative Blepharitis	
	3. Zerstörung der Oberlidkante	lokal sich reproduzierende Tränenfilmdefekte
	4. Untergang von Lipidsekretoren bes. Meibomsche Drüsen	fehlende Lipidschicht, BUT-Verkürzung
	5. Keratitis e lagophthalmo	anfärbbar, wo kein Lidschluß
	Medikamentös verursacht:	
	6. Handelsübliche Salbengrundlagen (Norn u. Opauszki, 1977)	2—5fache BUT-Verkürzung
	7. Erniedrigung der Tränensekretion durch Parasympathicolytica (Atropin, Scopolamin) (Ridley 1928),	Schirmer-Test-Erniedrigung

Verbände hindurch stattfindet [9], legen wir in marktübliche Augenverbände eine Kunststoffolie ein, durch die die Luftfeuchtigkeit unter
dem Verband signifikant erhöht wird. Um nicht Pflasterstreifen anwenden zu müssen, eignen sich mit Bändern befestigte Kunststoff-

kapseln, die das Auge auch vor Läsionen durch den Verband hindurch schützen (Abb. 4 bis 6).

Sind die neuroparalytischen Zosterulcerationen einmal abgeheilt, so bedürfen sie trotzdem sorgfältiger weiterer ophthalmologischer Therapie und Kontrolle, um Rezidive zu vermeiden.

Literatur

1. Turß, R.: Diagnostik und Therapie der neuroparalytischen Zosterkeratitis. Klin. Mbl. Augenheilk. *177*, 794—797 (1980).

2. Mondino, B. J., Brown, S. I., Mondzelewski, J. P.: Peripheral corneal ulcers with herpes zoster ophthalmicus. Amer. J. Ophthal. *86*, 611—614 (1978).

3. Marsh, R. J.: Persönliche Mitteilung. Zit. von Mackie, J. A. (1978).

4. Mackie, J. A.: Role of the corneal nerves in destructive disease of the cornea. Trans. ophthal. Soc. U. K. *98*, 343—347 (1978).

5. Magendie, F.: De l'influence de la Ve pair de nerfs sur la nutrition et les fonctions de l'œil. (1928). Zit. in: Leber, T.: Die Zirkulations- und Ernährungsverhältnisse des Auges. Leipzig: Engelmann. 1903.

6. Schimmelpfennig, B.: Corneal innervation and its trophic influence on the epithelium. 7. Europ. Cornea-Konferenz, Sandberg (Dänemark), 22. und 23. Mai 1981.

7. Goldberg, N. D., Haddox, M. I., Dunham, E., Lopez, C., Hadden, J. W.: In: Control of Proliferation in Animal Cells (Clarkson, B., Baserga, R., Hrsg.), S. 609. Cold Spring Harbour Press. 1974.

8. Snellen, J.: Experimentelle Untersuchung über den Einfluß der Nerven auf den Entzündungsprozeß. Arch. Holl. Beitr. Natur- und Heilkunde *1, 3*, 206—229 (1857).

9. Turß, R., Teschler, H.: The effectiveness of various eye bandages, Proc. VI. Congr. Europ. Soc. Ophthal., Brighton, 157—160 (1980).

10. von Graefe, A.: Neuroparalytische Hornhautaffektionen. Graefes Arch. Augenheilk. *1, 1*, 306—315 (1854).

11. Feuer, N.: Untersuchungen über die Ursache der Keratitis nach Trigeminusdurchschneidung. Sitzb. math.-naturw. Cl. Wien *76*, 63—97 (1877).

12. Norn, M. S., Opauszki, A.: Effects of ophthalmic vehicles on the stability of the precorneal tear film. Acta Ophthal. (Kbh.) *55*, 23—34 (1977).

13. Ridley, F.: Lysozyme: An antibacterial body present in great concentrations in the tears, and its relation to injections of the human eye. Proc. Roy. Soc. Med. *21*, 1495—1506 (1928).

14. Duke-Elder, S.: System of Ophthalmology, Bd. VIII, 2, S. 806. London: Kimpton. 1966.

14*

15. Turß, R., Teschler, H.: Die Wirksamkeit von Verbänden und Schutz-brillen bei trockenem Auge. Ber. Dtsch. Ophthalmol. Ges. *78*, 425—429 (1981).
16. Turß, R., Adolf, H. J.: Vorübergehender Verschluß der Tränenkanäl-chen mit Gewebekleber. Ber. Dtsch. Ophthalmol. Ges. *79* (im Druck, 1982).

Anschrift des Verfassers: Prof. Dr. R. Turß, Universitäts-Augenklinik Marburg a. d. Lahn, Robert-Koch-Straße 4, D-3550 Marburg, Bundesrepublik Deutschland.

Schirmer-Test und Tränenfilmaufreißzeit (TAZ) unter Ovulationshemmern und in der Schwangerschaft

P. Ziegler

Augenklinik, Universität des Saarlandes, Homburg/Saar,
Bundesrepublik Deutschland

Mit 8 Abbildungen

Einleitung

Die Einführung des Verfahrens der Antikonzeption durch Einnahme oraler Ovulationshemmer im Jahre 1956 durch Rock, Pinkus und Garcia hat in der Folgezeit neben allgemeinen Nebenwirkungen auch zur Beobachtung von Nebenwirkungen im Bereich der Augen geführt, insbesondere zu Veränderungen an den Netzhautgefäßen und am Sehnerv. So wurden Embolien, Zentralarterienverschlüsse, Thrombosen, Optikusneuritiden Auftreten des Bildes eines Pseudotumors cerebri sowie Zunahme der Myopie beschrieben [2, 3, 4, 9, 23, 24]. Nicht alle Befunde konnten ursächlich auf die Einnahme hormonaler Kontrazeptiva zurückgeführt werden [6].

Neben diesen Wirkungen der Ovulationshemmer am Auge wird in der Praxis immer wieder beobachtet, daß Frauen, die regelmäßig eine hormonale Antikonzeption durchführen, vermehrt über Sandkorngefühl in den Augen klagen. Kontaktlinsenträgerinnen klagen bei Ovulationshemmereinnahme und in der Schwangerschaft zunehmend über Beschwerden von seiten der Verträglichkeit der Kontaktlinsen. Diese Problematik ist auch in der Literatur bekannt. Burk [1] erwähnt die Herabsetzung der Tränensekretion nach Ovulationshemmereinnahme. Verbeck [24] untersuchte Frauen unter Ovulationshemmereinnahme und fand bei mehr als der Hälfte der Fälle mit Hilfe des Schirmer-Testes eine herabgesetzte Tränensekretion. Frauen, die gleichzeitig Kontaktlinsen trugen, berichteten vermehrt über

Fremdkörpergefühl und Unverträglichkeit der Kontaktlinsen. Ruprecht und Naumann [20] sind der Ansicht, daß die basale Tränenproduktion unter Einnahme von Ovulationshemmern durchaus vermindert sein kann, die statistische Absicherung dazu jedoch noch ausstehe. Ruben [18] berichtet von Änderungen der Hornhautradien in der Schwangerschaft, was für ihn ein Zeichen einer Verminderung im Wasser- und Ionenhaushalt des Hornhautstromas darstellt. Dazu würde auch die Beobachtung von Corcelle [3] passen, wonach Korneallinsen bei Patientinnen, die nach der Anpassung mit der regelmäßigen Einnahme von Ovulationshemmern begannen, zunehmend lockerer saßen bzw. herausfielen. Moos und Polishuk [14] berichten von Kontaktlinsenunverträglichkeiten bei Frauen, die nach der Anpassung von Kontaktlinsen mit der Einnahme von Ovulationshemmern begannen. Sie vermuten, daß die Östrogene in der Pille zur Wassereinlagerung und Ödembildung der Hornhaut führen. Radnot und Follmann [16] beschreiben Kontaktlinsenunverträglichkeiten infolge Hornhautintoleranz auf Hypoxie sowie mildes Corneaödem. Sie vermuten die Ursache des Ödems im Progesteronanteil der Pille. Nach Ruben [18] ist jedoch unbekannt, welche Rolle die Tränenflüssigkeit und der Einfluß der Hormone auf den Tränenfluß spielen. Ruben [17] vermutet in den beobachteten Unverträglichkeiten beim Tragen von Kontaktlinsen eine Veränderung der Tränenfilmqualität durch die Pille. Sehr starke Schleimbildung und eine Verminderung der serösen Komponente könnten die „Schmiereigenschaft" der Tränen beeinflussen. Er beobachtete, daß auch in der Schwangerschaft die Kontaktlinsentoleranz der Skleral- und Korneallinsen vermindert ist. Sabell [21] beschreibt Unverträglichkeiten von Kontaktlinsen unter oraler Antikonzeption. Eine sichere Angabe über die Ursache kann er nicht machen. Demgegenüber fanden Ruprecht, Loch und Giere [19] keinen statistisch signifikanten Unterschied für verstärktes Sandkorngefühl im Auge bei den Frauen, die orale Kontrazeptiva nahmen im Vergleich zu Frauen ohne Ovulationshemmern.

Den meisten Berichten ist gemeinsam, daß die Autoren die Ursache für das vermehrte Auftreten von Beschwerden, Sandkorngefühl als ein Symptom im Syndrom des trockenen Auges oder Verminderung des Tragekomforts von Kontaktlinsen, in einer Veränderung des Tränenfilmes infolge oraler Kontrazeptiva bzw. länger bestehender Schwangerschaft sehen. Die meisten Autoren vermuten die Hauptwirkung der oralen Kontrazeption in einer Verminderung der Tränenmenge selbst. Ruben [17] und Chizek und Franceschetti [2] äußern demgegenüber, daß die Ursache der Beschwerden der Frauen auch in einer Veränderung des mucösen Anteils im Tränenfilm zu suchen sein könnte.

Fragestellung

Wir stellten uns daher die Frage, ob und in welcher Form die Einnahme von Ovulationshemmern oder die Schwangerschaft ab dem 4. Monat den Tränenfilm, sowohl was die wäßrige als auch was die mucöse Phase anbetrifft, beeinflußt. In dem aus drei Schichten aufgebauten Tränenfilm kommt in erster Linie die wäßrige Schicht sowie die Mucinschicht in Frage. Den Einfluß der Ovulationshemmer auf die wäßrige Schicht prüften wir mit Hilfe der Tränenreizsekretion durch den Schirmer-Test. Die Mucinphase wurde mit Hilfe der Tränenfilmaufreißzeit (TAZ) untersucht. Wir wählten die Altersgruppe der 19- bis 29jährigen Frauen, da hier ein großer Teil von Personen zu finden ist, die regelmäßig ein orales Antikonzeptivum nehmen. Außerdem ist allein schon aufgrund der Altersstruktur eine Verminderung der Tränenmenge, wie im höheren Alter beobachtet [8, 10], auszuschließen.

I. Einfluß von Ovulationshemmern und Schwangerschaft auf die wäßrige Schicht des Tränenfilmes unter Prüfung der Tränenreizsekretion mit dem Schirmer-I-Test

Methode

Den Schirmer-I-Test führten wir nach der von Schirmer [22] beschriebenen Originalmethode unter Verwendung des Filterpapieres Whatman Nr. 41 durch, wie sie von uns berichtet worden war [4]:

1. Verwendung des normierten Filterpapieres Whatman Nr. 41.
2. Zwischen 8 Uhr und 17 Uhr prüfen.
3. Keine Anästhesie der vorderen äußeren Augenabschnitte.
4. Einlegen des Streifens an der Grenze zwischen medianem und lateralem Drittel beiderseits.
5. Augen während der gesamten Prüfungsdauer geöffnet lassen.
6. Zeitdauer des Testes: 5 Minuten.
7. Nach dem Herausnehmen der Teststreifen sofortiges Ablesen der befeuchteten Strecke.

Die Abb. 1 zeigt die richtige Position der Schirmer-Test-Streifen bei geöffnetem Auge.

Auswahl der Versuchsperson

124 augengesunde weibliche Versuchspersonen zwischen 19 und 29 Jahren wurden mit dem Schirmer-I-Test untersucht. 45 davon nahmen weder ein orales Antikonzeptivum, noch bestand eine Schwan-

gerschaft. 31 nahmen Ovulationshemmer der Präparate: Diane, Dufaston, Eunomin, Exlutona, Lyndiol, Neogyon, Norazyklin, Ortho Novum 1/80, Ovoresta, Ovoresta M, Ovysmen, Pericursal 21, Preg-

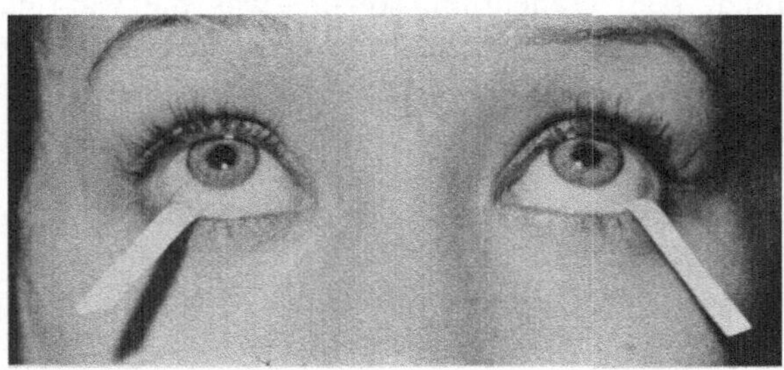

Abb. 1

non 28, Sequilar, Sinovula, Stediril-d und Yermonil. 48 Frauen waren schwanger. Die Schwangerschaft bestand mindestens 4 Monate. Die durchschnittliche Dauer der Schwangerschaft betrug 6,65 Monate, lag damit also im Beginn des 3. Trimenon.

Ergebnisse

45 Frauen nahmen weder einen Ovulationshemmer, noch waren sie schwanger. 36 davon hatten im Schirmer-I-Test, entsprechend 80,0 %, eine normale Tränensekretion (Abb. 2).

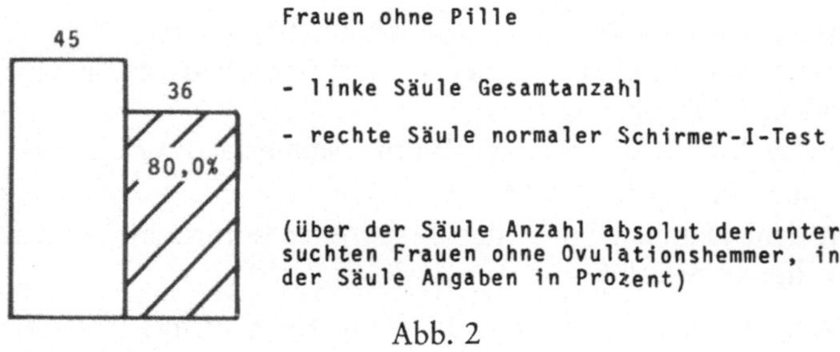

Abb. 2

31 Frauen nahmen einen der oben angeführten Ovulationshemmer. 29 Frauen, entsprechend 93,5 %, wiesen eine normale Tränenreiz-sekretion auf (Abb. 3).

Von 48 schwangeren Frauen zeigten 44, entsprechend 91,6 %, einen normalen Schirmer-I-Test (Abb. 4).

Zusammenfassung der Ergebnisse

Frauen ohne Einnahme eines oralen Antikonzeptivums zeigen in 80 % einen normalen Schirmer-I-Test. Dieses Ergebnis wird durch Einnahme eines Ovulationshemmers bzw. durch eine Schwangerschaft nicht gemindert. Die Ergebnisse zeigen im Gegenteil in beiden Gruppen eine Steigerung um mehr als 10 % an normalen Testergebnissen.

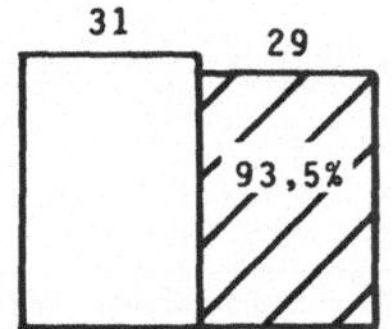

Abb. 3

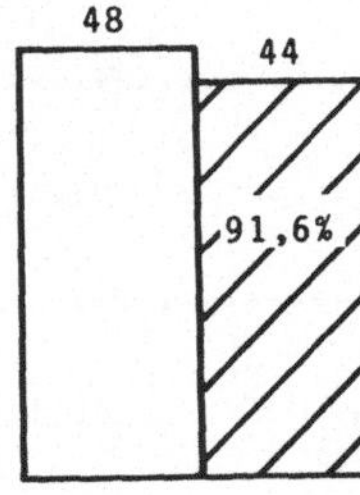

Abb. 4

Der Einfluß von Ovulationshemmern oder Schwangerschaft besteht demnach nicht in einer Verminderung der Tränenreizsekretion, eher vielleicht in einer Erhöhung [5].

Die Abb. 5 zeigt die Ergebnisse der Untersuchung nochmals im Zusammenhang.

II. Einfluß von Ovulationshemmern auf die Muzinschicht des Tränenfilms unter Prüfung der Tränenfilmaufreißzeit (TAZ)

Durch die vorhergehende Untersuchung war ausgeschlossen worden, daß Ovulationshemmer die wäßrige Schicht des Tränenfilmes negativ beeinflussen. Aufgrund der Struktur des Tränenfilmes war es naheliegend, den Mucinanteil im Tränenfilm näher zu untersuchen.

Die Mucinschicht hat die Aufgabe, die hydrophobe Oberfläche des Hornhautepithels hydrophil werden zu lassen. Eine Verminderung der benetzenden Wirkung des Mucins führt zu einer Störung der Ausbreitung des Tränenfilmes auf der Hornhaut bzw. zu einem früheren Auftreten von Tränenfilmdefekten zwischen den einzelnen Lidschlägen. Im weiteren sollte daher untersucht werden, ob und inwieweit Ovulationshemmer den Mucinanteil im Tränenfilm beeinflussen.

Antibabypille, Schwangerschaft und Schirmer-I-Test

ERGEBNISSE

Anzahl der untersuchten Personen	normaler Schirmer-I-Test	
	Anzahl	%
45 Frauen ohne Pille	36	80,0%
31 Frauen mit Pille	29	93,5%
48 Schwangere	44	91,6%

Abb. 5

Hinweise auf die Bedeutung der Mucine im Tränenfilm als Ursache für die Beschwerden des trockenen Auges bzw. der Kontaktlinsenunverträglichkeit unter Ovulationshemmern finden sich bei Ruben [17] und Chizek und Franceschetti [2]. In der klinischen Routine gilt die Messung der Tränenfilmaufreißzeit als Maß für die Mucinqualität der Tränen [11] Wir wandten diese Methode auch für unsere folgenden Untersuchungen an.

Methode

Zur Bestimmung der Tränenfilmaufreißzeit wurde ein kleiner Tropfen 2%iges Fluoreszein der Firma Chibret, Paris, mit Hilfe eines Glasstabes den zu untersuchenden Frauen in den unteren Bindehautsack beiderseits eingebracht. Die Probandinnen blickten dabei nach oben. Anschließend mußten sie mehrfach blinkern, um das Fluoreszein gleichmäßig auf der Hornhaut zu verteilen. Nach dem letzten Augenöffnen wurden die Probandinnen aufgefordert, nun jeden Lidschlag zu unterdrücken und fest geradeaus zu blicken. Von diesem Zeitpunkt an wurde die Zeit gemessen, nach der zum ersten Mal ein typischer Tränenfilmdefekt irgendwo im Bereich der Cornea auftrat. Beobachtet wurde das Aufreißen des Tränenfilmes an der Spaltlampe bei 12facher Vergrößerung unter Beleuchtung mit dem Kobaltblaufilter. Die Aperturblende der Spaltlampe war ganz geöffnet, um die gesamte Hornhaut überblicken zu können. Die Messungen wurden dreimal hintereinander durchgeführt und das Ergebnis als Mittelwert der drei Einzelmessungen angegeben. Wichtig war, daß die untersuchten Frauen die Lider selbständig offen hielten, eine zusätzliche Unterstützung bzw. ein Spreizen der Lider durch den Untersucher oder die Untersuchten selbst wurde nicht durchgeführt.

Auf diese Weise wurden alle Frauen mindestens zweimal im einwöchigen Abstand untersucht. Bei differenten Ergebnissen wurde eine zusätzliche dritte Messung durchgeführt. Nach Lemp [12] und Marquardt und Wenz [15] wurden 10 Sekunden als Grenze von normal zu pathologisch angesehen, ein Wert, der sich auch in unserem Hause und in der Kontaktologie bestens bewährt hat.

In der gleichen Untersuchungsreihe wurden die Probandinnen auch mit dem Schirmer-I-Test untersucht, um Zusammenhänge zwischen Tränenfilmaufreißzeit und Schirmer-Probe darstellen zu können. Die Ergebnisse wurden protokolliert.

Auswahl der Versuchspersonen

54 augengesunde junge Frauen im Alter zwischen 19 und 29 Jahren wurden untersucht. 25 Frauen nahmen keine Ovulationshemmer, 29 Frauen nahmen einen Ovulationshemmer der Präparate: Anazyklin, Diane, Konzeplan mite, Mikrogynon, Norazyklin, Ortho Novum, Ovanon, Ovoresta M, Ovysmen, Perikursal, Sequilar, Sinovula, Yermonil.

Ergebnisse

25 Frauen nahmen kein orales Kontrazeptivum. Davon hatten 19 eine normale Tränenfilmaufreißzeit, entsprechend 76,0 %. Der bei diesen Frauen durchgeführte Schirmer-Test zeigte in 24 Fällen, entsprechend 96,0 %, ein normales Ergebnis (Abb. 6).

29 Frauen nahmen ein orales Kontrazeptivum der eingangs beschriebenen Präparate. Die Prüfung der Tränenfilmaufreißzeit ergab

in 14 Fällen ein normales Ergebnis, entsprechend 48,3 %. Dies bedeutet eine Verminderung von 27,7 % gegenüber der Vergleichs-
gruppe ohne Pille. Der in dieser Gruppe der Frauen unter

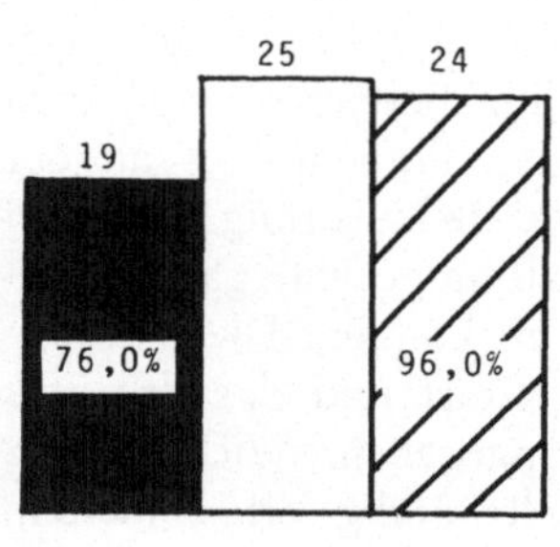

Abb. 6

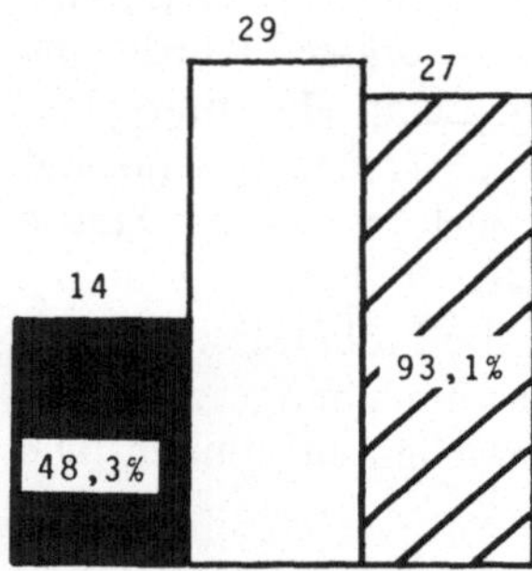

Abb. 7

Ovulationshemmereinnahme durchgeführte Schirmer-I-Test war bei
27 Frauen, entsprechend 93,1 %, normal, ein Ergebnis, das sich mit
dem der vorhergehenden Gruppe deckt (Abb. 7).

Zusammenfassung der Ergebnisse

In der Gruppe der Frauen, die keinen Ovulationshemmer nahmen,
haben 76,0 % eine normale Tränenfilmaufreißzeit, bei regelmäßiger
Ovulationshemmereinnahme vermindert sich jedoch die Zahl der
Frauen mit normaler Tränenfilmaufreißzeit auf 48,3 %. Der Schirmer-Test ist in beiden Gruppen gleich und bewegt sich im Bereich
der bereits ermittelten Schwankungsbreite. Die Wirkung der Antibabypille besteht demnach in einer Beeinflussung der oberflächen-
benetzenden Wirkung des Mucins im Tränenfilm (Abb. 8).

Besprechung der Ergebnisse

Ovulationshemmer und Schwangerschaft führen zu glaubhaften Beschwerden bezüglich des Gefühls des trockenen Auges. Als Ursache hierfür war immer wieder eine Verminderung der Tränenmenge selbst angeschuldigt worden. In der von uns untersuchten Altersgruppe der 19- bis 29jährigen Frauen zeigt der Schirmer-I-Test jedoch normale

Antibabypille und Tränenfilmaufreißzeit (TAZ)

ERGEBNISSE

Anzahl der untersuchten Personen	normale TAZ		Schirmer-Test	
	Anzahl	%	Anzahl	%
25 Frauen ohne Pille	19	76,0%	24	96,0%
29 Frauen mit Pille	14	48,3%	27	93,1%

Abb. 8

Ergebnisse, ganz gleich, ob Ovulationshemmer genommen werden oder nicht oder ob eine Schwangerschaft besteht. Bei richtiger Durchfürhung des Schirmer-Testes, unter Berufung auf die Originalmethode von Schirmer im Jahre 1903, konnte gezeigt werden, daß die Tränenmenge von Antibabypille und Schwangerschaft nicht beeinflußt wird. Corcelle [3] berichtet von einer Lockerung von Corneallinsen unter Ovulationshemmern. Ruben [17] und Sabell [21] beobachteten Unverträglichkeiten beim Tragen von Kontaktlinsen bei Frauen, die unter hormonalen Kontrazeptiva stehen. Ruben [17] und Verbeck [24] machen für die von ihnen beobachteten Veränderungen die hormonalen Kontrazeptiva bzw. die Schwangerschaft verantwortlich [17]. Bereits Frankel und Ellis [7] haben festgestellt, daß Ovulationshemmer keinen vermindernden Einfluß auf die produzierte Tränenmenge haben. Wir vermuten, daß die scheinbaren Widersprüche in der Literatur durch eine falsche Durchführung des Schirmer-I-Testes bzw. durch unzulässige Varianten verursacht wurden [4].

Die Bestimmung der Tränenfilmaufreißzeit zeigt, wodurch die Beschwerden der Frauen nach Einnahme eines oralen Antikonzeptivums verursacht sind. Die Pille beeinflußt die benetzende Wirkung des Mucins, sei es durch eine Verminderung der Mucinmenge selbst, sei es in einer Veränderung der Zusammensetzung der Glykoproteine und Mucopolysaccharide im Mucin. Das Mucin ist im dreischichtigen Tränenfilm dafür verantwortlich, die hydrophobe Oberfläche der Hornhaut hydrophil werden zu lassen, damit sich darauf die wäßrige Schicht des Tränenfilmes ausbreiten kann. Ist diese Wirkung gestört, so ist ein frühes Aufreißen des Tränenfilmes zwischen den Lidschlägen die Folge. Nach Lemp, Dohlman und Holly [13] sind drei Faktoren für die Verteilung und Aufrechterhaltung des praecornealen Tränenfilmes wichtig:

1. eine normale Mucinsekretion,

2. eine periodische Ausbreitung des Mucins über die Hornhautoberfläche durch den Lidschlag sowie

3. eine Kongruenz der Oberflächen von Lidern und Hornhaut.

Ist einer dieser Faktoren nicht mehr gewährleistet, sind notgedrungen Tränenfilmdefekte mit den entsprechenden Beschwerden die Folge. Bis zu einem gewissen Grade können die Tränenfilmdefekte durch eine höhere Blinkfrequenz ausgeglichen werden. Bis zu diesem Zeitpunkt können Unzulänglichkeiten im Tränenfilm durch physiologische Mechanismen ausgeglichen werden. Erst wenn die Zeiten bis zum Aufbrechen des Tränenfilmes kürzer sind als die Blinkintervalle, kommt es zu Hornhautschädigungen.

In der von uns untersuchten Altersgruppe der 19- bis 29jährigen Frauen führte die Einnahme von Ovulationshemmern zu einer deutlichen Verkürzung der Tränenfilmaufreißzeit. Der Anteil der Frauen mit normaler Tränenfilmaufreißzeit lag unter 50 %. Gegenüber der Gruppe der Frauen, die kein orales Antikonzeptivum nahmen, bestand eine Verminderung von 27,7 %. Diese deutlich verkürzte Aufreißzeit des Tränenfilmes erklärt die von Frauen unter Ovulationshemmereinnahme geäußerten Beschwerden. Der Tränenfilm reißt früher auf, eine Alteration der Hornhaut, die nicht immer durch eine erhöhte Blinkfrequenz ausgeglichen werden kann, ist die Folge. Bei Ausfall dieses Kompensationsmechanismus beginnen die Frauen über das Syndrom des trockenen Auges zu klagen. Gerade in der Kontaktologie ist ein normaler Tränenfilm wichtig, da die Kontaktlinse auf einem ausreichenden Tränenfilm schwimmen muß. Daher ist nur allzu verständlich, daß Veränderungen des Tränenfilmes zu einer Unverträglichkeit von Kontaktlinsen führen muß, wie dies von Moss und Polishuk [14], Radnot und Follmann [16], Ruben [17, 18], Sabell [21] und Verbeck [24] berichtet wird.

Frankel und Ellis [7] berichten, daß Schirmer-I-Test und Tränenfilmaufreißzeit keiner Beeinflussung durch orale Ovulationshemmer unterliegen. Sie folgern daraus, daß die Kontaktlinsenunverträglichkeit bei diesen Frauen nicht durch den Tränenfilm bedingt ist. Unsere Untersuchungen konnten demgegenüber jedoch zeigen, daß Ovulationshemmer eine Veränderung des Milieus im Bereich der vorderen äußeren Augenabschnitte verursachen. Auch wenn diese Frauen nicht statistisch signifikant über Beschwerden im Bereich der Augen klagen [19], so führt die Einnahme der Antibabypille zu einer meßbaren Veränderung der Mucinwirkung im Tränenfilm. Die Minderung der Qualität der Tränen könnte durch eine Erhöhung der Quantität kompensiert werden. Dies würde die Tendenz einer Zunahme der Frauen mit normaler Tränenreizsekretion bei Einnahme eines Ovulationshemmers oder in der Schwangerschaft gegenüber den Frauen ohne Pille und Schwangerschaft erklären.

Literatur

1. Burk, M.: Erkrankungen der Lider und der Tränenorgane, Band III, 1. München — Wien — Baltimore: Urban & Schwarzenberg. 1975.

2. Chizek, D. J., Franceschetti, A. T.: Oral contraceptives: their side-effects and ophthalmological manifestations. Surv. Ophthal. *14, II,* 90—105 (1969).

3. Corcelle, L.: Auge und Pille. Klin. Mbl. Augenheilk. *163,* 204—211 (1973).

4. Ehrich, W., Ziegler, P.: Der Schirmer-I-Test als Routinemethode der Wahl. Contactologia *3,* 3—8 (1981).

5. Ehrich, W., Ziegler, P.: Schirmer-I-Test, orale Kontrazeptiva und Schwangerschaft. Contactologia *3,* 128—130 (1981).

6. Faust, J. M., Tyler, E. T.: Ophthalmologic findings in patients using oral contraception. Fertil — Steril *17, 1,* 1—6 (1966).

7. Frankel, St. H., Ellis, Ph. P.: Effects of oral contraceptives on tear production. Ann. Ophthal. *1978,* 1585—1588.

8. Henderson, J. W., Prough, W. A.: Influence of age and sex on flow of tears. Arch. Ophthal. *43,* 224—231 (1950).

9. Hollwich, F., Verbeck, B.: Nebenwirkungen der Ovulationshemmer am Auge. Dtsch. Med. Wschr. *94,* 1761—1765 (1969).

10. Hornblass, A., Ingis, Th. M.: Lacrimal function tests. Arch. Ophthal. *97,* 1654—1655 (1979).

11. Lemp, M. A.: Breakup of the tear film. The preocular tear film and dry eye syndroms. Int. Ophthal. Clin. *13,* 97—102 (1973).

12. Lemp, M. A.: Design and Development of an artificial Tear. Vortrag zum 80. Annual Meeting of the American Academy of Ophthalmology and Otolaryngology. Dallas, Texas, 21. bis 25. September 1975.

13. Lemp, M. A., Dohlman, C. H., Holly, F. J.: Corneal desiccation despite normal tear volume. Ann. Ophthal. *2*, 258—261 (1970).

14. Moss, H. L., Polishuk, A.: Oral contraceptives and contact lenses. J. am. optom. Assoc. *43*, 654—656 (1978).

15. Marquardt, R., Wenz, P. H.: Untersuchungen zur Tränenstabilität. Klin. Mbl. Augenheilk. *176*, 879—884 (1980).

16. Radnot, M., Follmann, E.: Ocular side-effects on oral contraceptives. Ann. Clin. Res. *5*, 197—204 (1974).

17. Ruben, M.: Contact lenses and oral contraceptives. Brit. med. J. *1966*, 1110.

18. Ruben, M.: Kontaktlinsenanpassung. Stuttgart: Fischer. 1978.

19. Ruprecht, K. W., Loch, E.-G., Giere, W.: Sandgefühl der Augen und hormonale Kontrazeptiva. Klin. Mbl. Augenheilk. *168*, 198—204 (1976).

20. Ruprecht, K. W., Naumann, G. O. H.: Morphologie der Augenveränderungen bei medikamentöser Therapie. In: Pathologie des Auges, S. 920—921. Berlin—Heidelberg—New York: Springer. 1980.

21. Sabell, A. G.: Oral contraceptives and the contact lens wearer. Br. J. physiol. Opt. *25*, 127—137 (1970).

22. Schirmer, O.: Studien zur Physiologie und Pathologie der Tränenabsonderung und Tränenabfuhr. Albrecht v. Graefes Arch. Ophthal. *56*, 197—291 (1903).

23. Varga, M.: Ophthalmologische Komplikationen nach oraler Kontrazeption. Klin. Mbl. Augenheilk. *162*, 621—629 (1973).

24. Verbeck, B.: Augenbefunde und Stoffwechselverhalten bei Einnahme von Ovulationshemmern. Klin. Mbl. Augenheilk. *162*, 612—621 (1973).

Anschrift des Verfassers: Dr. P. Ziegler, Universitäts-Augenklinik, D-6650 Homburg/Saar, Bundesrepublik Deutschland.

Surface Tension of the Tearfluid
in Keratoconjunctivitis sicca

O. P. van Bijsterveld and B. Ekdom

Koninklijk Nederlands Gasthuis voor Ooglijders, Utrecht,
The Netherlands

With 2 Figures

Zusammenfassung

*Oberflächenspannung der Tränenflüssigkeit
bei der Keratoconjunctivitis sicca*

Die Oberflächenspannung sehr kleiner Mengen Tränenflüssigkeit wurde
gemessen unter Anwendung des Prinzips, daß die Zunahme des Luftdrucks
schließlich einen Tropfen Tränenflüssigkeit aus einer sehr kleinen Öff-
nung (Mikropore) verdrängt. Damit konnte bei Patienten mit Keratoconjunctivitis sicca, gegenüber einer Kontrollgruppe mit adäquater Alters-
und Geschlechtsverteilung, eine verminderte Oberflächenspannung der
Tränen festgestellt werden. Außerdem ergab sich bei zunehmendem
Schweregrad einer Keratoconjunctivitis sicca die Tendenz zur Herabsetzung
der Tränenoberflächenspannung. Dennoch blieb trotz verminderter Oberflächenspannung der Tränenflüssigkeit bei Patienten mit Keratoconjunctivitis sicca die Stabilität des Tränenfilmes herabgesetzt.

Introduction

The factors that are mainly responsable for the surface tension
in the tearfluid are the glycoproteins [1, 2], produced by the goblet
cells in the conjunctival sac. These glycoproteins are found in the
innermost and also in the middle watery layer of the tearfilm. In
the middle layer are also present among others, proteins originating
from the teargland [3], albumin and the globulins. The fatty sub-
stances, mainly derived from the Meibomian glands, are located in
the outermost tearfilm layer.

Keratoconjunctivitis sicca (K. C. S.) is characterized by a decreased function of the main and accessory lacrimal glands, resulting in a decrease of the tearvolume and changes in the composition of the tearfluid. Decrease in tearspecific pre-albumin, lactoferrin and lysozyme [3—7] are the most conspicious changes in the protein composition. Other proteins, derived from the serum, are sometimes increased [3]. It stands to reason that these quantitative and qualitative changes could affect the surface tension of the tearfluid in patients with the sicca syndrome.

There are many methods developed for exact measurement of the surface tension of a fluid. One of the more commonly used techniques is the Wilhelmi procedure. In this method the force necessary to just lift a metal disc from the surface of the test liquid is a measure of the magnitude of the surface tension. For the measurement of surface tension with this and most other methods, large quantities of fluid are needed. Therefore, a method that could measure the surface tension in very small quantities of fluid had to be developed to study the surface tension in the tearfluid of patients with keratoconjunctivitis sicca.

Methods and Subjects

Principle of the Surface Tension Measurements

A method was developed, based on the principle that an increasing force of air pressure would, within certain physical limits, eventually displace a drop of fluid closing a micropore. A small diameter of the pore reduces the amount of fluid to be examined.

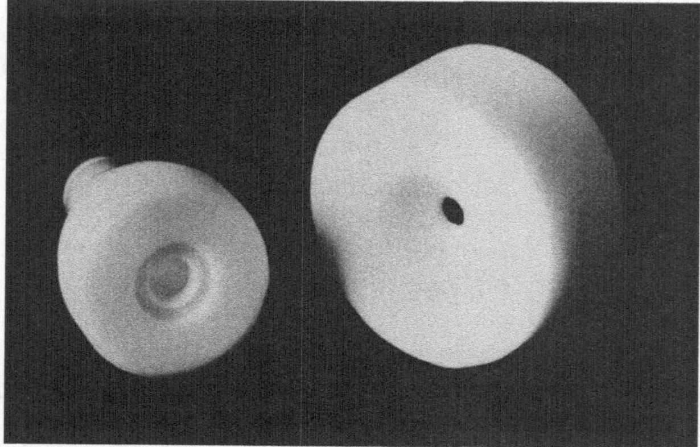

Fig. 1. Teflon holder, to support the glas disc with micropore

For our apparatus we chose a micropore in a glas disc of $200\,\mu$ diameter. The thin glass disc was mounted in a teflon holder (Fig. 1).

The air pressure was measured by an electronically controlled manometer. The pressure that was just able to dislodge the drop in the micropore (P_a) can be transformed in surface tension expressed as dynes per centimeter (Y_1).

The limit air pressure (P_a) equals the product of the surface tension of the fluid (Y_1) and the sum of the reciprokes of the principle radii of the fluid in the pore. As the fluiddrop has a contact angle of 0 degrees with the glass surface, the formula will be reduced to $P_a = Y_1 \cdot 2/r$.

$2/r$ is a constant factor (C) that can either be determined by exact measurements of the pore diameter or by comparison with a fluid with known surface tension.

Tearfluid Collection

With a glass capillary tube tearfluid of the subjects was collected and assayed for surface tension. Three independant measurements of each eye separately were done. As there was statistically no difference between these replications, nor between the values of the right and the left eye, the data of each subjects were pooled and averaged.

Subjects

Two groups of persons, each consting of 15 individuals, were compared. One group consisted of patients with keratoconjunctivitis sicca (K. C. S.), as diagnosed by the lysozyme test. In this group three subgroups, i. e. patients with mild K. C. S., with lysozyme concentrations of between 22.5 and 20.5 mm diameter lysis; moderate K. C. S. with lysozyme concentrations of between 20.5 and 18.5 mm diameter lysis and severe K. C. S. with lysozyme concentrations of equal or less than 18.5 mm diameter lysis as measured with the microbiological method [4, 5] were represented.

The second group consisted of an age and sex matched control group of 15 persons.

Results

In Table 1 the surface tension expressed in dynes per centimeter for the group of patients with keratoconjunctivitis sicca and the control persons, as well as the group averages and the 95 % confidence intervals of the average of each group are given.

Table 1. *Surface tension (dn/cm) in Keratoconjunctivitis sicca* $Y_{1[s]}$ *and control group* $Y_{1[c]}$

$Y_{1[s]}$	$Y_{1[c]}$
41.0	49.0
44.5	48.5
42.5	35.5
44.5	43.5
35.0	45.5
42.0	44.0
40.0	41.0
42.0	43.0
40.0	39.0
41.0	41.5
42.0	44.0
38.0	43.5
36.0	44.5
41.5	44.5
38.5	41.5
Average: 40.6	43.2
95 % C. I.* (38.9—42.2)	(41.6—44.8)

* C. I. = Confidence interval

Table 2 is the table of the analysis of variance. The difference between the two groups is statistically significant at the level $P < 0.05$.

Table 2. *Table of analysis of variance*

Source	Sum of squares	Degrees of freedom	Mean sum of squares
Between groups	52.01	1	52.01
Residual	266.83	28	9.52
Total	318.84	29	

$F_{28}^{1} = 5.46$; $P < 0.05$

Therefore, it can be concluded that the tearfluid of the patients with the sicca syndrome has a lower surface tension than that of the control persons.

The surface tension of the patients with K. C. S. grouped according to the severity of their condition, judged by the lysozyme test are shown with their averages in Table 3. These data suggest a posi-

Table 3. *Value of surface tension dn/cm in patients with a mild, moderate and severe Keratoconjunctivitis sicca*

Mild 22.5—20.5*	Moderate 20.5—18.5*	Severe < 18.5*
40.0	38.5	41.0
44.5	38.0	35.0
41.0	41.5	42.0
42.0	42.0	40.0
44.5	42.5	36.0
$\bar{x}$ 42.4	40.5	38.8

* Diameter lysis (microbiological assay)

tive correlation between the severity of the sicca syndrome and a decrease in surface tension of the tearfluid.

Statistical analysis, however, did not reveal any significance.

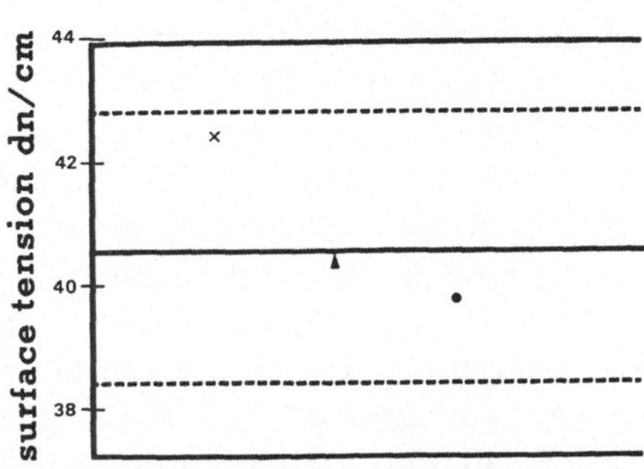

Fig. 2. Diagram of the average value of the tear surface tension, of all subjects with keratoconjunctivitis sicca ×————×, as well as the average values of tear surface tension in mild (×), moderate (▲), and severe (•) K. C. S., and the 95 and 99% confidence limits

In Fig. 2 the diagram of the average values of each group of patients with K. C. S. are given as well as the general average of this group and the 95 and 99 % confidence limits.

Comments

The surface tension in the tearfluid is mainly dependent on the concentration of the glycoproteins, the proteins and lipids.

Especially, the glycoproteins situated in the innermost and in the middle watery tear layer are of importance. The glycoproteins in the mucous inner layer of the tear film increases the critical surface tension of the cornea. The glycoproteins and proteins in the watery layer of the tearfilm, however, decrease the surface tension. The lipids in the outermost tearfilm layer produces a positive film pressure. This would result only in a slight decrease in surface tension.

In patients with keratoconjunctivitis sicca, the proteins derived from the lacrimal gland [3], i. e. tearspecific prealbumin, lactoferrin and lysozyme are decreased and hence that is an important surface tension increasing factor. As in keratoconjunctivitis sicca, especially in periods of exacerbation characterized by an inflammatory reaction of the conjunctiva, one can expect serum albumin leakage from the conjunctival capillaries in the tearfluid [8] which sometimes is very marked, there is also a factor of variable intensity to decrease the surface tension. Finally, the sulpho- and sialomucins, both glycoproteins derived from the goblet cells of the conjunctival sac are also a variable factor in the final outcome of the tearfilm surface tension.

The concentration of goblet cell mucoproteins varies markedly in different forms of keratoconjunctivitis sicca. In the atrophic forms of keratoconjunctivitis sicca there is little change in concentration. In Sjögren syndrome, goblet cell glycoproteins are markedly increased; while in the mucous deficient forms of K. C. S., such as in ocular pemphigoid, the glycoproteins are markedly reduced.

Within the group of patients with keratoconjunctivitis sicca, there is a tendency for a decreasing surface tension with an increasing severity of keratoconjunctivitis sicca, which can be explained on the basis of increasing serum albumin and goblet cell glycoprotein levels in spite of decreasing concentration of proteins derived from the lacrimal gland in the tearfluid. For a meaningful interpretation of the surface tension in the tearfluid of any given person in which qualitative and/or quantitative changes in the constituents of the tearfluid can be expected, a sodium dodecyl sulphate polyacrylamide gelelectrophoresis is mandatory [3].

Decreased surface tension in the tearfluid increases the wetting ability of the tearfluid. The ability to wet, however, is from a biophysical point of view a different phenomenon than tearfilm stability. This is apparent in clinical practice where in K. C. S. tearfilm stability is markedly reduced.

Reduced tearfilm stability could be the results of a decreased critical surface tension of the cornea resulting in a decrease of corneal surface hydrophilia, decreased coacervation [9], or decreased interaction of the glycoproteins with the superficial lipid layer or any combination of these factors.

References

1. Holly, F. J., Lemp, M. A.: Wettability and wetting of corneal epithelium. Exp. Eye Res. *11*, 239—250 (1971).

2. Lemp, M. A., Holly, F. J., Iwata, S., Dohlman, C. H.: The precorneal tearfilm. Factors in spreading and maintaining a continuous tearfilm over the corneal surface. Arch. Ophthal. *83*, 89—94 (1970).

3. Janssen, P. T., van Bijsterveld, O. P.: Comparison of electrophoretic techniques for the analysis of human tearfluid proteins. Clin. Chim. Acta *114*, 207—218 (1981).

4. van Bijsterveld, O. P.: Diagnostic tests in the sicca syndrome. Arch. Ophthal. *82*, 10—14 (1969).

5. van Bijsterveld, O. P.: Standardisation of the lysozyme test for a commercially available medium. Its use for the diagnosis of the sicca syndrome. Arch. Ophthal. *91*, 432—434 (1974).

6. van Bijsterveld, O. P.: Queratoconjunctivitis sicca. Conceptos actuales. Invest. Med. Intern. *60*, 125—131 (1979).

7. Janssen, P. T., van Bijsterveld, O. P.: A tear lysozyme test for clinical practice. (Submitted for publication.)

8. van Bijsterveld, O. P., Janssen, P. T.: The effect of calcium dobesilate on albumin leakage of the conjunctival vessels. Curr. Eye Res. *1*, 425—430 (1981).

9. Holly, F. J., Lemp, M. A.: Surface chemistry of the tearfilm: Implications for dry eye syndromes and ophthalmic polymers. Cont. Lens Soc. Amer. J. *5*, 12—19 (1971).

Authors' address: Dr. O. P. van Bijsterveld, Koninklijk Nederlands Gasthuis voor Ooglijders, F. C. Donderstraat 65, 3572 JE Utrecht, The Netherlands.

Das trockene Auge
aus der Sicht des niedergelassenen Augenarztes

K. M. Andrae

Mit 1 Abbildung

Nachdem wir so viel sachkundige Information, neueste wissenschaftliche Erkenntnisse und einen umfangreichen Überblick über Klinik, Ursache und Differentialdiagnose des Sicca-Syndroms aus der Sicht des wissenschaftlich-klinisch tätigen Augenarztes gehört haben, möchte ich in meinem Beitrag über meine subjektiven Erfahrungen als niedergelassener Augenarzt berichten. Sicherlich ergeben sich aufgrund der geographischen Lage, der klimatischen Besonderheiten (Kurstadt) und der Bevölkerungsstruktur (viele Rentner, keine Industriearbeiter) hinsichtlich Häufigkeit und Ursache der Beschwerden eines trockenen Auges Besonderheiten, aber die Erfahrungen in anderen Praxen werden ähnlich sein. Im folgenden möchte ich unter Verzicht auf Schilderung von Einzelfällen über meine alltäglichen Probleme mit Patienten berichten, die zum Teil ganz beiläufig über Symptome des Sicca-Syndroms berichten, zum Teil aber unter hartnäckigen Beschwerden leiden und daher ganz gezielt mit dem Wunsch nach Behandlung des trockenen Auges an mich herantreten.

Zunächst einmal war ich überrascht, wie viele Patienten an Mißempfindungen der Augen leiden, die ich weder auf eine Refraktionsanomalie oder Asthenopie noch auf eine spezielle Conjunctivitis (z.B. chron. allergisch, nach Virus-Entzündung, nach Bagatellverletzung) zurückführen konnte. Typisch ist das Beschwerdebild: Es wird über Trockenheits-, Fremdkörper-, Sandkorngefühl berichtet. Weitere Klagen sind Brennen, Müdigkeit, Tränen, Jucken und Schweregefühl der Augen.

In meiner Praxis waren es im dritten Quartal 1981 ca. 10 % der Patienten, die ich aufgrund der typischen Beschwerden, des Spaltlampenbefundes oder wegen eines positiven Ergebnisses des Schir-

mer-Testes dem Sicca-Syndrom zugeordnet habe. Es waren insgesamt
157 Patienten, davon 34 Männer und 123 Frauen.

Abb. 1 zeigt, daß Frauen viermal häufiger als Männer mit sogenannten künstlichen Tränen behandelt wurden. Der Altersgipfel lag
bei 50—75jährigen. Auffallend viele Patienten kamen ganz gezielt
zur Behandlung eines trockenen Auges. Hierzu gehören jüngere

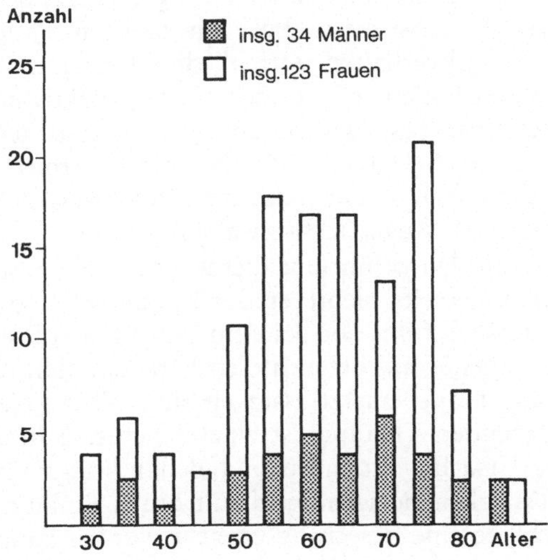

Abb. 1. Anzahl und Alter der Männer und Frauen unter Behandlung
mit Tränenersatzflüssigkeit

Patienten, die nach einem Bagatelltrauma (mit einem Zweig am
Auge verletzt) beim ersten Öffnen der Lider Schmerzen nur an dem
betroffenen Auge verspüren. Ältere Menschen nach Facialisparese
brauchen noch Wochen nach dem Ereignis regelmäßig, am besten
stündlich, einen Tränenersatz. Ebenfalls nach Virus-Keratitis, nach
Verbrennung oder Verätzung, beim Pemphigus- und beim Trachom-
folgezustand ist eine Dauerbehandlung unerläßlich. Diese Patienten-
gruppe war einer Aufklärung besonders zugänglich, zeigte auch die
Bereitschaft, die Behandlungsvorschläge auszuführen, und gab bei
einer Kontrolluntersuchung eine gewisse Besserung der Beschwerden an.

Eine allerdings kleine Gruppe ist auch typisch: So berichtete mir
eine 40jährige Patientin, daß sie schon mehrere Augenärzte konsultiert habe. Man habe ihr gesagt, daß ihre Beschwerden auf mangelnde Tränensekretion zurückzuführen seien. Da sie an der Dia-

gnose eines trockenen Auges zweifle, mit den verordneten Tropfen keine nachhaltige Besserung verspürt habe, möchte sie wissen, ob nicht etwas anderes dahinterstecke.

Nicht nur bei dieser Patientin war auffällig das Mißverständnis zwischen den störend empfundenen subjektiven Beschwerden und dem geringen objektiven Befund. Nur wenige Patienten zeigten das typische Bild einer Anfärbbarkeit der Hornhaut mit Fluoreszein, Fehlstellungen der Lider aufgrund narbiger Veränderungen oder nach peripherer Facialisparese. Bei den meisten Patienten waren Lidstellung und Blinkverhalten normal, die Hornhaut war nicht anfärbbar. Bei diesen Patienten war der einzig objektivierbare Befund ein positiver Schirmer-Test, der bei geöffnetem, anästhesiertem Auge durchgeführt wurde. Bei etwa 20 % fiel der Schirmer-Test negativ aus, obwohl ich aufgrund der geklagten Beschwerden an der Diagnose eines trockenen Auges nicht zweifeln konnte.

So hatte also die Durchführung dieses einfachen Testes eine doppelte Funktion: Einerseits diente er der Diagnosesicherung des Therapeuten, andererseits führte er bei dem Betroffenen zu der Einsicht, daß bei einem ungenügend befeuchteten Papierstreifen eine Substitutionstherapie mit Tränenersatzflüssigkeit sinnvoll ist. Gerade bei der jetzt vorzuschlagenden Therapie ist eine eingehende Information des Patienten über Ursache, Prognose und Behandlungsmöglichkeit mit Tränenersatzflüssigkeit notwendig, damit durch Einhaltung der Verordnungsvorschläge eine Besserung erreicht werden kann.

Anschrift des Verfassers: Dr. K. M. Andrae, Nockhergasse 6, Haus Oberland, D-8170 Bad Tölz, Bundesrepublik Deutschland.

Therapie

Die Therapie der Keratoconjuncitivits sicca —
Eine Bestandsaufnahme

R. Stodtmeister und **R. Marquardt**

Universitäts-Augenklinik Ulm, Bundesrepublik Deutschland

1. Einleitung

Während auf vielen Gebieten der augenärztlichen Therapie in den letzten 100 Jahren bedeutende Fortschritte erzielt wurden, konnte für die Keratoconjunctivitis sicca noch keine befriedigende Behandlungsmethode erarbeitet werden. So gilt auch heute noch, was Richter [92] von 191 Jahren geschrieben hat: „Chronische Augenentzündungen sind nicht mit einer so nahen Gefahr des Verlustes des Auges verbunden, aber mehrenteils schwerer zu heilen als hitzige, weil ihre Ursachen mehrenteils sehr verwickelt, eingewurzelt und schwer zu entdecken sind."

· Unter diese chronischen Bindehautentzündungen ist auch die Keratoconjunctivitis sicca einzuordnen — der Katharrhus siccus, wie er von Peters [86] genannt wurde.

Wir haben die Literatur der letzten hundert Jahre durchgesehen, um zu prüfen, ob nicht therapeutisches Wissen im Laufe der Zeit verlorengegangen sein könnte. Bis in die zwanziger Jahre dieses Jahrhunderts hinein befaßten sich die meisten Arbeiten über Bindehautentzündungen mit den schweren, akuten Formen, die zu dieser Zeit eine der Hauptursachen für die Erblindung waren, so mit dem Trachom und der Ophthalmia neonatorum. Erst durch die Publikation Sjögrens wurden Arbeiten zahlreicher, die sich mit der Keratoconjunctivitis sicca und deren Therapie befaßten. Die bisher vorgeschlagenen Behandlungsmöglichkeiten der Keratoconjunctivitis sicca wollen wir in dieser Arbeit zusammenfassen.

2. Ernährung

Unsere Patienten, die wir heute wegen einer Keratoconjunctivitis sicca behandeln, sind in der Regel Mitteleuropäer. Ihre Ernährung ist reichlich und abwechslungsreich. Eine einseitige Ernährung [47, 121, 11] oder der völlige Mangel an Nahrung [60] als Ursache einer Xerophthalmie scheiden deshalb als Ursache einer Keratoconjunctivitis sicca bei unserem Krankengut aus. Allenfalls sehen wir gelegentlich die kindliche Xerophthalmie, bedingt durch Ernährungsstörungen aufgrund von Durchfällen [15, 80] oder Störungen der Fettresorption [8]. Solche Xerophthalmien treten jedoch erst spät und bei ausgeprägtem Vitamin-A-Mangel auf [21].

3. Beseitigung und Vermeidung störender Einflüsse

Therapie bedeutet im weitesten Sinne nicht nur Applikation von Heilmitteln oder chirurgisches Vorgehen, sondern auch Beseitigung und Vermeidung störender Einflüsse.

3.1 Tränendrüsenoperationen

Wenn auch nur ein Teil des praecornealen Tränenfilmes von der Tränendrüse produziert wird, so kann bei Insuffizienz der appositionellen Tränendrüsen, was u. U. schon beim Alternden der Fall sein kann, ein Sicca-Syndrom entstehen.

So beobachtete Scherz [108] an einem Fall bei neurogener Insuffizienz der Tränendrüse eine Keratoconjunctivitis sicca. Helper [53] wiederum fand, daß unter sonst normalen Verhältnissen die Tränensekretion nach Entfernung der Tränendrüse nur um 20 % abnimmt. Man sollte jedoch in jedem Fall die Indikation zur Exstirpation der Tränendrüse sehr sorgfältig stellen [109, 115, 27].

3.2 Plastische Operationen an den Lidern

Eine Keratoconjunctivitis sicca kann selbst nach plastischen Operationen („Liften") an den Lidern auftreten [105, 45]. Bei geringer Tränenproduktion ist es deshalb ratsam, bei der Indikationsstellung zur Blepharoplastik sehr sorgfältig zu sein. Das operative Vorgehen selbst darf zu keiner Störung der Lidspannung, der Lidstellung und des Lidschlages führen.

3.3 Syndrom der weiten Nase (Cottle)

Bei diesem Syndrom hat Gaynon [39] an elf Patienten eine Keratoconjunctivitis sicca und — erstaunlicherweise — auch Epiphora gefunden. Gleichzeitig hatten diese Patienten eine Rhinitis sicca, die durch die ungünstigen Strömungsverhältnisse in der Nase erklärt wird. Bei diesen elf Patienten konnte durch einen Wattebausch im Nasenvorhof, also durch Änderung der Strömungsverhältnisse in der Nase, eine bessere Befeuchtung sowohl der Nasenschleimhaut als auch der Bindehaut erreicht werden. Diese Beobachtung legt nahe, bei der Suche nach der Ursache einer Keratoconjunctivitis sicca auch die Strömungsverhältnisse in der Nase zu berücksichtigen.

3.4 Kieferoperationen

Tomasetti *et al.* [119] berichten über einen Fall, bei dem nach einer Le-Fort-I-Osteostomie während eines Zeitraumes von 8 Monaten post operationem die Tränenproduktion reduziert war und deshalb eine Keratoconjunctivitis sicca bestand. Die Autoren empfehlen, sorgfältig am Os pterygoideum zu osteotomieren, um die die Tränendrüse versorgenden zarten, nicht myelinisierten Nervenfasern zu schonen.

3.5 Medikamentennebenwirkungen

3.5.1 Practolol (Beta-Rezeptorenblocker)

Über das Entstehen einer Keratoconjunctivitis sicca berichten Severin [100] bei einer 60jährigen Patientin nach 18monatiger Behandlung, Stewart *et al.* [113] nach 12monatiger Behandlung bei einer 59jährigen Patientin und Poelhuis *et al.* bei 3 Männern und 2 Frauen nach mindestens 2jähriger Practololbehandlung. Mackie *et al.* [72] beobachteten unter Practololtherapie eine Erniedrigung des Lysozymgehaltes der Tränenflüssigkeit bei 25 Patienten. Aus Publikationen zahlreicher weiterer Autoren geht die sekretionshemmende Wirkung des Practolols hervor. Außerdem ist bekannt, daß der Alpha- und Beta-Rezeptorenblocker Isoglaucon die Tränensekretion erniedrigt.

3.5.2 Thiobendazol

Bei der Applikation von Thiobendazol als Antihelmintikum beobachteten Fink *et al.* [29] bei 2 Patienten eine Keratoconjunctivitis sicca, dazu einen cholangiostatischen Ikterus. Die Autoren nehmen an, daß dieses Medikament durch Bindung an ein Körperprotein Autoantikörper induziert, die möglicherweise gegen das Epithel der Gallengänge, das Epithel der Speicheldrüsengänge und gegen das Epithel der Ausführungsgänge der Tränendrüsen wirken.

3.5.3 Allgemeinanästhesie

Cross *et al.* [24] führten bei 16 Patienten während der Allgemeinnarkose den Schirmer-Test durch. Sie fanden eine deutliche Abnahme der Benetzungsstrecke. Diese Ergebnisse lassen schließen, daß nicht allein das mögliche Offenstehen der Augen während der Allgemeinanästhesie zu einer Austrocknung der Hornhaut und der Bindehaut führen kann, sondern daß die Tränenproduktion während der Allgemeinanästhesie weitgehend sistiert.

3.5.4 Sulfonamide

Bei Hunden kann bei einer Sulfonamidtherapie (Sulfadiazin und Salicylacosulfapyridin) eine Keratoconjunctivitis sicca entstehen [19, 103]. Todenhöfer [118] schätzt, daß etwa 4 % der Hunde, die diese und ähnliche Stoffe als Geriatrica erhalten, eine Keratoconjunctivitis sicca aufweisen. Nach den Untersuchungen von Slatter [102] ist dieser Effekt dosisabhängig. Eine statistisch signifikante Abnahme des Tränenflusses wird mit einer Dosis von 60 mg pro Kilogramm Körpergewicht erreicht. Slatter *et al.* [104] vermuten, daß Phenazopyridinhydrochlorid die Synthese der sekretorischen Granula in der Tränendrüse des Hundes stört.

3.5.5. Benzalkoniumchlorid

Eine Verkürzung der Tränenfilmaufrißzeit beobachteten Wilson et al. [125] bei Kaninchen und bei 16 Versuchspersonen. Sie benutzten Benzalkoniumchlorid in einer Konzentration, in der dieser Stoff als Konservierungsmittel in handelsüblichen Augentropfen verwendet wird. Sie vermuten, daß Benzalkoniumchlorid als kationisches Detergens die ölige Schicht des Tränenfilmes auflöst und emulgiert, wodurch die Verdunstung der wäßrigen Schicht beschleunigt wird. Diese Autoren folgern daraus, Benzalkoniumchlorid nicht mehr als Konservans in Augentropfen zu verwenden.

Unserer Ansicht nach sollten Konservierungsstoffe, die in der wirksamen Konzentration toxisch sind und den Tränenfilm schädigen, nicht mehr in Augentropfen enthalten sein, die bei der Behandlung des trockenen Auges ihre Anwendung finden.

4. Orale Therapie

4.1 Bromhexin

Tiburtius *et al.* [117] sahen bei 6 Patienten mit herabgesetzter Tränenproduktion, die mit Bromhexin AT behandelt wurden, keine Zunahme der Tränenproduktion. Lediglich bei einer weiteren Patientin stellte sich durch eine zusätzliche orale Therapie mit Bromhexin eine subjektive und objektiv faßbare Besserung ein. Auch O. Neubauer [82] gab Bromhexin nicht allein oral, sondern nur in Kombination mit lokaler Bromhexintherapie. Es ist unserer Meinung nach verfrüht, aufgrund der Beobachtungen der genannten Autoren die orale Therapie mit Bromhexin-Kapseln für die Behandlung der Keratoconjunctivitis sicca als geeignet anzusehen. Zudem geben wir zu bedenken, daß kein Medikament eine atrophierte Drüse wieder zur Sekretion anregen kann. Derartige Medikamente können allenfalls wirken, wenn noch funktionsfähiges Drüsengewebe vorhanden ist.

4.2 Efamol

Horrobin *et al.* [59] vermuten, daß das Fehlen einer regelrechten Synthese von Prostaglandin E 1 der Schlüsselfaktor für das Sjögren-Syndrom sei. Mit Prostaglandin-E-1-Vorstufen in Form von Nachtkerzenöl — oral appliziert — konnten diese Autoren günstige Ergebnisse bei 5 Patienten mit Keratoconjunctivitis sicca erzielen. Weitere Ergebnisse sind abzuwarten.

4.3 Hydroxychloroquin

In einer doppelt maskierten, randomisierten Überkreuzstudie stellte Heaton [52] eine Abnahme der subjektiven Symptome beim Sjögrenschen Syndrom fest. Eine Besserung des objektiven Befundes fand dieser Autor nicht.

5. Sexualhormone

5.1 Testosteron

Mit der Gabe von Methyltestosteron konnte Brückner [18] bei einer Patientin mit Keratoconjunctivitis sicca den Befund wesentlich bessern. Radnóth *et al.* [91] injizierten weiblichen und kastrierten männlichen Kaninchen Testosteron und fanden danach das Tränendrüsengewicht vermehrt.

5.2 Östrogene

Bei insgesamt 8 Fällen [36, 37, 94] wurde ein Rückgang der Beschwerden durch Keratoconjunctivitis sicca gesehen. Auch Jones [64] empfiehlt bei Insuffizienz der Ovarien eine orale Östrogentherapie, ohne jedoch Ergebnisse eigener Untersuchungen vorzulegen. Um eine solch eingreifende Therapie zu begründen, sind unserer Ansicht nach umfangreichere, nach medizinstatistischen Methoden durchgeführte Untersuchungen notwendig.

6. Nebennierenrindenhormone und Adrenocorticotropes Hormon (ACTH)

Während Frenkel *et al.* [35] nach parenteraler Applikation in einem Fall eine Besserung der Keratoconjunctivitis sicca beim Sjögrenschen Syndrom sahen, fanden Cadman *et al.* [20] in 2 Fällen, Sjögren *et al.* [101] in 4 Fällen und Gurling *et al.* [48] ebenfalls in 4 Fällen diese Therapie als unwirksam. Auch Eadie *et al.* [26] sind aufgrund ihrer Beobachtungen an 18 Fällen der Ansicht, daß eine systemische Cortison- oder ACTH-Therapie bei Keratoconjunctivitis nicht indiziert ist.

7. Immunsuppression

Wenn auch Crompton [23] mit Azatioprin (Immuran) bei einer Patientin mit ausgeprägter Keratoconjunctivitis sicca bei Sjögrenschem Syndrom eine deutliche Besserung erreichen konnte, so weist dieser Autor darauf hin, daß diese Therapie wegen der unerwünschten Wirkungen auf die Blutbildung und die Leber nur sehr schweren Fällen vorbehalten bleiben sollte.

8. Homöopathische Behandlung

Alumina in hohen Potenzen wird von Weiß [122] bei einer Symptomatik empfohlen, wie sie bei der Keratoconjunctivitis sicca besteht. Falldemonstrationen oder ausführlichere Untersuchungen werden zur Begründung dieser Therapie nicht aufgeführt.

9. Physikalische Behandlung

9.1 Warmluft

Bei einer Symptomatik, die auch die Keratoconjunctivitis sicca mit einschließen kann, empfiehlt Maschke [75] Warmluft, die mit einem modifizierten Föhnapparat wenige Minuten lang über die Bindehaut des Ober- und Unterlides geleitet wird. Damit soll eine Hyperaemie erzielt werden. Wird allerdings ein trockenes Auge längere Zeit einem Luftstrom ausgesetzt, wie etwa der Gebläseheizung in einem Automobil, so verschlimmern sich die Beschwerden.

9.2 Warme Überschläge

Eine weitere Methode, Wärme zu applizieren, sind warme Überschläge [110]. Den Erfolg dieser Therapie belegt die Autorin an einem Fall. Ruprecht [98] berichtet über gute Erfolge mit dieser Therapie. Er ist der Ansicht, daß durch die Wärme das Sekret der Meibohmschen Drüsen verflüssigt wird und schnell abfließen kann und so nicht mehr im Überschuß langsam an die Tränenflüssigkeit abgegeben wird.

9.3 Strahlenbehandlung

Zur Anregung der Tränensekretion empfiehlt Schall [106] aufgrund seiner Erfahrung an 10 Patienten die vorsichtige Röntgenbestrahlung. Über einen erfolgreich mit Buckyschen Grenzstrahlen behandelten Fall berichtet Krasso [67]. Beetham [7] sah jedoch bei 2 Fällen keinen Erfolg der Strahlentherapie bei der Behandlung des trockenen Auges. Diese Strahlenbehandlung sollte jedoch vorsichtig beuteilt werden, da die Röntgenbestrahlung auch den Tränenfluß vermindern kann [55]. Es ist ja bekannt, daß nach Röntgenbestrahlung der Augenregion es zunächst zu einer Reizsekretion kommt, der je nach Strahlendosis früher oder später die Hyposekretion oder der Sekretionsverlust folgt.

10. Vegetative Stimulation

Beim Tier kann die Tränensekretion stimuliert werden durch parenterale Gabe von Adrenalin, Noradrenalin [66], Neostigmin [3] und durch Pilocarpin [43]. So wurde bei Hunden, die je nach Rasse unterschiedlich häufig an Keratoconjunctivitis sicca leiden, orale Pilocarpingabe empfohlen [97, 16, 53]. Die unerwünschten Wirkungen reichen jedoch von der Emesis bis zum Exitus durch Herztod. Eine Anwendung beim Menschen kann deshalb nicht erwogen werden. Beim Menschen ist es nicht gelungen, durch parenterale und orale Gabe von Parasympathicomimetica die Tränenproduktion zu steigern [49].

11. Operationen

11.1 Abschaben der Bindehaut

Peters [86, 87] gibt an, er habe beim „Catarrhus siccus" schon nach einem einmaligen Abschaben der Bindehaut des Oberlides bei den meisten Patienten ein Verschwinden der Beschwerden festgestellt.

16*

Nähere Angaben über Indikationsstellung und Verlauf finden wir bei Peters nicht.

11.2 Galvanokaustik

Über eine angeblich erfolgreiche Galvanokaustik der Bindehaut in den Augenwinkeln, an den Übergangsfalten und am Unterlid berichtet Rosenstein [95] bei Patienten mit langdauernder Keratoconjunctivitis sicca. Dieser Erfahrungsbericht, in dem keine näheren Angaben über einzelne Fälle gemacht werden und in dem auch nicht über genügend große Patientenzahlen berichtet wird, kann jedoch nur mit der nötigen Kritik hingenommen werden.

11.3 Verschluß der Tränenpünktchen

Bei schweren Fällen von Keratoconjunctivitis sicca, bei denen eine konservative Therapie versagt, wird der Verschluß der Tränenpünktchen durch Kautern oder Diathermie empfohlen [7, 41, 58, 25]. Rezidive können jedoch auftreten. In allen Fällen erfolgreich ist die Ausschneidung der Canaliculi, die jedoch zu Lidverziehungen führen kann [32].

11.4 Vorübergehender Verschluß der Tränenpünktchen

Vorübergehend können Tränenpünktchen durch Silikonstopfen verschlossen werden [34]. Dabei müssen oberes und unteres Tränenpünktchen mit einem Stopfen versehen werden [2]. Es können auch Gelatinepfropfen verwendet werden [33], die jedoch schon nach drei Tagen resorbiert werden [2]. Werden die Tränenkanälchen mit Gewebekleber verschlossen [120], sind sie nach einigen Monaten wieder durchgängig.

11.5 Tarsorraphie

Diese Operation soll dazu dienen, die exponierte Tränenfilmfläche zu verkleinern, damit der Flüssigkeitsverlust abnimmt [107]. Untersuchungen über den Erfolg dieser Methode werden nicht vorgelegt.

11.6 Verpflanzung des Parotisganges

Beim Hund wurden mit dieser Operationsmethode bei den meisten Tieren gute Erfolge gesehen [5, 61]. Die erhöhte Speichelsekretion kann nach Aussage der Hundeeigner den Hunden zugemutet werden. Beim Menschen ist diese Operation nur bei schwerster Symptomatik indiziert und kann dann, trotz der ausgeprägten Nebenwirkungen, Linderung bringen [68, 83, 8].

12. Lokalbehandlung

12.1 Substitution

12.1.1 Augentropfen

Durch die Einträufelung von physiologischer Kochsalzlösung [114] wird allenfalls kurzzeitig ein Bestandteil des dreischichtigen Tränenfilmes [13] ersetzt. Wirkungsvoller sind die Tränenersatzmittel auf mucöser Basis, die Gelatine und/oder halbsynthetische oder synthetische Schleimstoffe enthalten [57]. Von den durch Graf [44] untersuchten Schleimstoffen: Gummi arabicum, Traganth, Radix Althaeae, Semen Lini, Amylum Tritici, Rinderserum, Hühnereiweiß und Eigelb, Gelatina animalis wird heute nur noch die Gelatine in konfektionierten Augentropfen verwendet, zuerst von Ruck angegeben [41]. Blutserum in Lockes Lösung [54] ergab keine befriedigenden Resultate.

Die Verträglichkeit der künstlichen Tränenlösung hängt nicht allein von den Substanzen ab, die eine günstige Wirkung auf den Tränenfilm ausüben sollen, sondern auch von ihrem pH-Wert [70, 62]. Bei den von Raber *et al.* [90] untersuchten handelsüblichen Tränenersatzlösungen lag dieser zwischen 4,6 und 7,5. Aufgrund ihrer Untersuchungen bei Siccapatienten empfehlen Raber *et al.* einen pH-Wert von 8,5.

Nach den Ergebnissen von Gilbard *et al.* [42] bevorzugten vier von fünf Siccapatienten eine hypotone gegenüber einer isotonen physiologischen Kochsalzlösung. Eine erhöhte Osmoralität der Tränenflüssigkeit bei Siccapatienten [42] kann durch derartige hypotone Kochsalzlösungen erniedrigt werden.

Wenige Arbeiten sind bekannt, die sich mit der Effektivität von Augenbenetzungsmitteln befassen [40]. Die in der uns zugänglichen Literatur gefundenen Arbeiten sollen nun besprochen werden.

In einer doppelt maskiert durchgeführten Studie prüfte Norn [84] bei Siccapatienten, ob polyvinylhaltige „künstliche Tränen" oder Paraffinöl einen besseren Effekt haben. In 55 % der Fälle verlängerten polyvinylhaltige Augentropfen die Tränenfilmaufrißzeit auf regelrechte Werte, wogegen Paraffinöl die Tränenfilmaufrißzeit gegenüber dem Befund vor der Behandlung deutlich erniedrigte. Die polyvinylalkoholhaltigen Augentropfen wurde subjektiv in 10 von 11 Fällen dem Paraffinöl vorgezogen.

Ebenfalls doppelt maskiert prüften Barsam *et al.* [6] eine Lösung, die Hydroxymethylcellulose und einen nicht näher genannten Stoff enthielt, gegen eine andere, nicht spezifizierte handelsübliche Tränenflüssigkeit. Die gut durchgeführte Studie verliert an Wert, da die geprüften Lösungen nicht spezifiziert sind.

Geeting *et al.* [40] fanden bei einer doppelt maskierten Studie, daß eine Lösung von Hydroxyäthylcellulose und Polyvinylalkohol die Tränenfilmaufrißzeit stärker verlängert als Lösungen, die nur Polyvinylalkohol enthalten oder Dextran und Hydroxypropylmethylcellulose. Es ist jedoch fraglich, ob die Ergebnisse mit einer geeigneteren statistischen Methode sich als signifikant erwiesen hätten.

Beim Vergleich von 13 unterschiedlichen handelsüblichen künstlichen Tränenflüssigkeiten beobachteten Lemp *et al.* [69] die stärkste Verlängerung der Tränenfilmaufrißzeit bei einer Lösung, die Methylcellulose, Polyaethylenoxyd und Polyvinylpyrrolidin enthielt. Die längste Wirkungsdauer hatte eine Lösung, die Hydroxymethylcellulose und einen nicht spezifizierten Stoff enthielt.

Es fällt auf, daß zahlreiche handelsübliche künstliche Tränenflüssigkeiten als Konservierungsmittel Benzalkoniumchlorid enthalten, das nach Wilson *et al.* [125] in den verwendeten Konzentrationen die Tränenfilmaufrißzeit deutlich verkürzt.

12.1.2 Einlagen in den Bindehautsack

Eine weitere Therapie der Keratoconjunctivitis sicca wird vorgeschlagen in der Form von Plättchen aus succinyliertem Collagen [12] oder aus Cellulosepolymer [65]. Diese Plättchen werden in den Bindehautsack eingelegt, und der Schleimstoff wird langsam an die Tränenflüssigkeit abgegeben.

12.2 Sekretionsanregung

12.2.1 Bromhexin

Nach der Durchsicht der Artikel, in denen über Untersuchungen bei Siccapatienten unter Therapie mit bromhexinhaltigen Augentropfen berichtet wird [117, 82, 46, 96, 14], sind wir der Ansicht, daß noch doppelt maskierte, randomisierte Studien notwendig sind, damit die Wirksamkeit dieser Augentropfen spezifiziert werden kann.

12.2.2 Eledoisin

Physaelamin, ein Endekapeptid, regt beim Tier [9, 116] und beim Menschen [22] die Tränendrüse, zum Teil unabhängig vom autonomen Nervensystem, zur Sekretion an. Das Eledoisin, ein dem Physaelamin verwandter Stoff, hat bei gesunden Versuchspersonen zwar keine Wirkung auf die Tränensekretion, jedoch bei Patienten mit Sjögren-Syndrom [63]. Bietti *et al.* [10] und Appel [4] halten aufgrund ihrer Erfahrung an 27 bzw. 20 Siccapatienten das Eledoisin für ein Mittel, mit dem selbst Patienten mit schwerer Keratoconjunctivitis sicca geholfen werden kann.

12.3 Augenbad

Bei einer Symptomatik, die auch die Keratoconjunctivitis sicca einschließt, empfiehlt Meyer-Steineg [78, 79] das regelmäßige Augenbad mit einem von ihm angegebenen Augenspülglas. Als Zusätze für die Spülflüssigkeit empfiehlt Meyer-Steineg eine Mischung von Kalium chloratum, Natrium bicarbonicum, Natrium chloratum, Oleum menthae piperatae und Oleum phoeniculi, ohne jedoch genaue Mengen anzugeben. Ein früher häufig angewendetes mildes Augenbad ist „Aqua ophthalmica" aus der Deutschen Rezeptformel.

Auch Salzer [99] berichtet über günstige Ergebnisse bei der Therapie mit einem von ihm angegebenen Augenspülbad.

12.4 Schleimlösung

Acetylcystein vermindert die Viskosität von Schleim durch die reduzierende Wirkung seiner freien Sulphhydrilgruppen auf die Disulfid-Bindungen der im Schleim enthaltenen Mucoproteine [1]. Mit einer doppelt maskierten Untersuchung zeigten diese Autoren, daß der objektive Befund bei Patienten mit Keratoconjunctivitis sicca durch Acetylcystein-Augentropfen stärker gebessert werden kann als durch künstliche Tränenflüssigkeit. Den subjektiven Kriterien nach zogen die Patienten allerdings die Behandlung mit künstlicher Tränenflüssigkeit vor, was die Autoren darauf zurückführen, daß die verwendete 20%ige Acetylcysteinlösung wegen ihres pH-Wertes starkes Brennen verursachte. Auch Haut *et al.* [51] berichten über eine Besserung in der Mehrzahl ihrer 22 Fälle. Ebenso Williamson *et al.* [124] aufgrund ihrer Erfahrungen bei 20 Patienten und Messner *et al.* [77] bei einem schweren Fall von Keratoconjunctivitis sicca.

Therapieversuche wurden auch mit Fibrolysin-Augentropfen durchgeführt. Marchesani [74] und Meisner [76] berichten in je einem Fall über gute Ergebnisse. Meisner (ibidem) fand, daß das Keratolyticum Salicylsäure in 2%iger Lösung als Augentropfen die gleiche Wirkung aufweist wie Fibrolysin. Über eine weitere Wirkung von Salicylaten berichten van Haeringen *et al.* [50]. Nach ihren Untersuchungen stabilisiert Acetylsalicylsäure die Lysosomen in der Tränenflüssigkeit.

12.5 Antibiotika und Fungizide

Weil das trockene Auge besonders zu Infektionen durch Bakterien und Pilze neigt, halten Williamson *et al.* [124] nach der Diagnosestellung einer Keratoconjunctivitis sicca zu Anfang eine vierwöchige Therapie mit Chloramphenicol-Augentropfen für notwendig. Auf die Möglichkeit des Befalls der Hornhaut und der Bindehaut durch Epidermophyten bei Keratoconjunctivitis sicca weist Staz [112] hin.

12.6 Östrogene

Rodger [93] berichtet aufgrund seiner klinischen Erfahrung, daß Augentropfen, die Östradiolbenzoat und Hypromellose enthalten, von Siccapatienten als angenehmer empfunden werden als Augentropfen, die nur Hypromellose enthalten.

12.7 Lysozymchlorid

Gute Erfahrungen machten Nakazawa *et al.* [81] mit Augentropfen, die 0,1 % Lysozymchlorid enthielten, bei Patienten mit akuter katarrhalischer Conjunctivitis, chronischer Conjunctivitis, Trachom und bei der Nachsorge nach Keratoplastik. Ergebnisse anderer Autoren über diese Therapie haben wir nicht gefunden.

12.8 Eleparon

Stark [111] konnte bei 8 Fällen schwerer Keratoconjunctivitis sicca mit Eleparon-Augentropfen innerhalb 5 bis 14 Tagen eine deutliche Besserung des subjektiven und objektiven Befundes erzielen.

12.9 Heparin

Fechner [28] empfiehlt bei Keratoconjunctivitis sicca Heparin-Augensalbe und -Augentropfen.

12.10 Kontaktlinsen

1936 berichtete Löhlein [71] über eine 55jährige Frau mit ausgeprägter Keratoconjunctivitis sicca, bei der er mit Haftgläsern eine Besserung des subjektiven und objektiven Befundes erreichen konnte. Nach der Entdeckung hydrophiler Gele als Kontaktlinsenmaterial durch Wichterle und Lim [123] wurden hydrophile Kontaktlinsen zuerst von Gasset und Kaufman [38] als Therapie bei 29 Fällen von schwerer Keratoconjunctivitis sicca eingesetzt. Diese Autoren berichten über gute Erfolge, betonen aber, daß die Patienten sehr sorgfältig für diese Therapie ausgewählt werden müssen. Sie halten auch eine sehr sorgfältige Betreuung der Patienten, die mit dieser Therapie versorgt werden, für dringend notwendig. Auch nachdem neue Substanzen zur Fertigung von weichen Kontaktlinsen verwendet werden, und die Kontaktlinsen in ihrer Konstruktion modifiziert wurden, sind unserer Ansicht nach die Einschränkungen von Gasset *et al.* weiterhin gültig.

12.11 Brillen

Zur dauernden Applikation von Augentropfen empfiehlt Mac-Lean [73] eine Brille, in die ein Reservoir für künstliche Tränen eingebaut ist, die über kleine Röhrchen in den Bindehautsack in einem dauernden Strom geleitet werden können. Dieser Vorschlag wurde von Flynn [30, 31] aufgenommen. Ohne eigene Fälle oder eine Untersuchungsreihe zu demonstrieren, empfiehlt der Autor seine Brille als ein einfaches Mittel, um Patienten mit Keratoconjunctivitis sicca zu helfen.

Schwimmerbrillen, die eine sehr dichte feuchte Kammer vor den Augen bilden, empfehlen Poirier *et al.* [89] aufgrund ihrer Erfahrung bei 7 Patienten für solche Fälle, bei denen das Eintropfen künstlicher Tränenflüssigkeit keinen Erfolg hatte, oder bei Fällen, bei denen die Patienten künstliche Tränenflüssigkeiten aufgrund der Deformität der Hände (rheumatoide Arthritis) nicht anwenden können.

13. Hausmittel

Auf jahrhundertealter Erfahrung beruhend, tradiert das Volkswissen einfache, aber wirksame Mittel: eine Prise Schnupftabak [56] und das Zwiebelschneiden. Thiopropanal-S-Oxid wurde von Brodnitz und Pascale [18] als tränenstimulierender Faktor aus Zwiebeln isoliert.

14. Liste der in der Bundesrepublik angebotenen Arzneimittel zur Behandlung des Trockenen Auges (in alphabetischer Reihenfolge)

Mit dieser Liste sollen keine Empfehlungen ausgesprochen werden. Sie soll dem Leser in übersichtlicher Form zeigen, welche der besprochenen Wirkstoffe auf dem Arzneimittelmarkt angeboten werden. Ein Anspruch auf Vollständigkeit wird nicht erhoben.

Handelsname	Wirkstoffe	Konservans
Adsorbotear	Hydroxyäthylcellulose Dinatriumedetat	Thiomersal
Darkyo Biciron	Bromhexin-HCL	Benzalkoniumchlorid

Handelsname	Wirkstoffe	Konservans
Heparin-POS	Heparin-Natrium	Thiomersal
Isopto-Fluid	Hydroxypropylmethyl-cellulose	Benzalkoniumchlorid
Isopto-Naturale	Dextran Hydroxypropylmethyl-cellulose	Benzalkoniumchlorid
Liquifilm	Polyvinylalkohol	Chlorobutanol
Lyteers	Hydroxyaethylcellulose Natriumchlorid Kaliumchlorid ÄDTA-Natriumsalz Natriumdihydrogenphosphat Glycerin	Benzalkoniumchlorid
Oculotect	Retinolpalmitat Hydroxypropylmethyl-cellulose	Benzalkoniumchlorid
Ophtosol	Bromhexin-HCL	Benzalkoniumchlorid
Protagent	Polyvinylpyrrolidon	Benzalkoniumchlorid
Vidisept	Polyvinylpyrrolidon Cetrimoniumchlorid	Benzalkoniumchlorid
Vistofilm	Polyvinylalkohol Natrium-ÄDTA	Benzalkoniumchlorid

15. Zusammenfassung

Aus unserer Bestandsaufnahme wird ersichtlich, daß es bei der Keratoconjunctivitis sicca noch keine befriedigende Therapie gibt, wenn auch von Kliniken und von der Industrie, besonders in den letzten zwanzig Jahren, erfolgversprechende Therapieansätze erarbeitet wurden.

So gelang es noch nicht, einen vollständigen Ersatz für den dreischichtigen Tränenfilm herzustellen, wenn auch die heute handelsüblichen Tränenersatzmittel die Beschwerden bei Sicca-Patienten lindern können. Bedauerlicherweise müssen — vom Gesetzgeber vorgeschrieben — Tränenersatzmittel Konservantien enthalten, die die Stabilität des Tränenfilmes ungünstig beeinflussen. Dabei ist es nicht unumstritten, ob Konservantien notwendig sind.

Die am häufigsten angewendete Therapie bei der Keratoconjunctivitis sicca ist heute die Applikation von Tränenersatzmitteln. Bei sorgfältiger Auswahl des Mittels und genügender Applikationshäufigkeit kann ein großer Teil der Sicca-Patienten hinreichend versorgt werden. Die Wirksamkeit anderer oraler oder lokaler medikamentöser Therapien ist noch nicht genügend begründet, wenn auch die Ansätze erfolgversprechend sind, z. B. beim Eledoisin und beim Efamol. Bei den erwähnten Operationen ist die Indikation sorgfältig zu stellen, weil die Nebenwirkungen beträchtlich sein können. Bei der Durchsicht der Literatur fällt auf, daß es sich bei den zu diesem Thema veröffentlichten Arbeiten nahezu ausschließlich um Erfahrungsberichte handelt. Gesicherte Erkenntnisse sind auch auf diesem Gebiet nur durch Untersuchungen zu erzielen, die nach den Methoden medizinischer Statistik durchgeführt werden. Nur auf diesem, wenn auch beschwerlichen Weg scheint es uns möglich, zu einer befriedigenden Therapie der Conjunctivitis sicca zu kommen. Zur Zeit können wir unseren Patienten nur helfen, wenn wir versuchen, aus den vielen Möglichkeiten die für den einzelnen Patienten günstigste Therapie herauszufinden.

Literatur

1. Absolon, M. J., Brown, C. A.: Acetylcysteine in keratoconjunctivitis sicca. Brit. J. Ophthal. *52*, 310—316 (1968).
2. Adams, A. D.: Silicone plug for punctal occlusion. Trans. Ophthal. Soc. U. K. *98*, 499 (1978).
3. Aitken, I. D., Parry, S. H.: Stimulation of lachrymation and salivation in the adult fowl. Res. Vet. Sci. *13*, 482—488 (1972).
4. Appel, C.: Erfahrungsbericht über die Behandlung des Sicca-Syndroms mit Eledoisin-Augentropfen. Klin. Mbl. Augenheilk. *175*, 134 (1979).
5. Baker, G. J., Formston, C.: An evaluation of transplantation of the parotid duct in the treatment of kerato-conjunctivitis sicca in the dog. J. small Anim. Pract. *9*, 261—268 (1968).
6. Barsam, P. C., Sampson, W. G., Feldman, G. L.: Treatment of the dry eye and related problems. Ann. Ophthal. *4*, 122—126 (1972).
7. Beetham, W. P.: Filamentary keratitis. Trans. Amer. Ophthal. Soc. *33*, 413—435 (1935).
8. Bennet, J. E.: The management of total xerophthalmia. Arch. Ophthal. (Chic.) *81*, 667—682 (1969).
9. Bertaccini, G., de Caro, G., Impicciatore, M.: Effects of physalaemin on some exocrine secretions of dogs and rats. J. Physiol. (Lond.) *193*, 497—511 (1967).
10. Bietti, G., Capra, P., de Caro, G.: Zur Anwendung eines neuen Medikamentes, des Eledoisins, zur Behandlung der Keratoconjunctivitis sicca. Ber. Dtsch. Ophthalmol. Ges. *73*, 399—407 (1975).

11. Bloch, C. E.: Clinical investigation of xerophthalmia and dystrophy in infants and young children. J. Hyg. (Cambridge) *19*, 283—304 (1920—1921).

12. Bloomfield, S., Dunn, M., Miyata, T., Stenzel, K., Randle, S., Rubin, A.: Soluble artificial tear inserts. Arch. Ophthal. (Chic.) *95*, 247—250 (1977).

13. Botelho, S. Y.: Tears and the lacrimal gland. Sci. Amer. *211*, 78—86 (1964).

14. Brachet, A., Peyre, C., Fagot, M., Terrassier, J.: Le traitement de l'oeil sec par le collyre à la Bromhexine. Bull. Soc. Ophtal. France *78*, 139—141 (1978).

15. Braunschweig, P.: Zur Kenntnis der infantilen Xerosis Conjunctivae. Fortschr. der Medizin *8*, 889—900 (1890).

16. Brightman, A.: Keratoconjunctivitis sicca. J. Amer. vet. med. Ass. *176*, 710—711 (1980).

17. Brodnitz, M., Pascale, J.: Thiopropanal S-oxide: A lachrymatory factor in onions. J. Agr. Food Chem. *19*, 269—272 (1971).

18. Brückner, R.: Über einen erfolgreich mit Perandren behandelten Fall von Sjögrenschem Symptomenkomplex. Ophthalmologica *110*, 37—42 (1945).

19. Bryan, G. M., Slatter, D. H.: Keratoconjunctivitis sicca induced by phenazopyridine in dogs. Arch. Ophthal. (Chic.) *90*, 310—311 (1973).

20. Cadman, E., Robertson, A.: Treatment of Sjögren syndrome with ACTH. Brit. med. J. *2*, 68—70 (1952).

21. Callison, E. C.: Consideration of the adequacy of biomicroscopy as a method of detecting mild cases of Vitamin A deficiency. Science *95*, 250—251 (1942).

22. de Caro, G., Cordella, M.: Effetti della fisalemina sulla secrezione lacrimale. Ann. Ottal. e clinica oculistica *91*, 933—939 (1965).

23. Crompton, D. O.: Immuno-suppressive drug treatment of keratitis sicca, including an example of lichen planus of the conjunctiva. Aust. N. Z. J. Surg. *38*, 143—146 (1968).

24. Cross, D. A., Krupin, T.: Implications of the effects of general anaesthesia on basal tear production. Anaesth. Analg. (Cleve.) *56*, 35—37 (1977).

25. Dohlman, C. H.: Punctal occlusion in keratoconjunctivitis sicca. Ophthalmology (Rochester) *85*, 1277—1281 (1978).

26. Eadie, S., Thompson, M.: Kerato-conjunctivitis sicca treated with cortisone and ACTH. Brit. J. Ophthal. *39*, 90—97 (1955).

27. Economidis, I., Tragakis, M., Mangouritsas, N., Papademetriou, D.: Keratoconjunctivitis sicca following excision of a dermolipoma of the lacrimal gland. Ann. Ophthal. *10*, 1273—1278 (1978).

28. Fechner, P.: Medikamentöse Augentherapie. Bücherei des Augenarztes *67*, 221 (1976).

29. Fink, A. I., Machay, C., Catler, S.: Sicca complex and cholangiostatic jaundice in two members of a family probably caused by thiabendazole. Ophthalmology (Rochester) *86*, 1892—1896 (1979).

30. Flynn, F.: Keratoconjunctivtis sicca and new techniques in its management. Med. J. Austr. *1*, 33—41 (1967).

31. Flynn, F.: An improved tear-conserving goggle attachment. Med. J. Austr. *2*, 170—171 (1968).

32. Folwarczny, S.: Transient closure of lacrimal points in treatment of corneal diseases caused by absence of tears. Klin. Oczna *48*, 129—130 (1978).

33. Foulds, W.: Intra-canalicular gelatin implants in the treatment of keratoconjunctivitis sicca. Brit. J. Ophthal. *45*, 625—627 (1961).

34. Freeman, J.: The punctum plug: Evaluation of a new treatment for the dry eye. Trans. Amer. Acad. Ophthal. Otolaryngol. *79*, 874—879 (1975).

35. Frenkel, M., Hellinga, G., Groen, J.: A case of Sjögren's syndrome treated with adrenocorticotropic hormone. Acta endocrin. *6*, 161—182 (1951).

36. Fried, J. J., Goldzieher, M. A.: The endocrine treatment of keratoconjunctivitis sicca. Amer. J. Ophthal. *27*, 1003—1006 (1944).

37. Friedman, B., Gernand, H.: Sjøgrens syndrome-treated with stilbesterol. Calif. and West. Med. *64*, 31—32 (1946).

38. Gasset, A. R., Kaufman, H. E.: Hydrophilic lens therapy of severe keratoconjunctivitis sicca and conjunctival scarring. Amer. J. Ophthal. *71*, 1185—1189 (1971).

39. Gaynon, I. E.: Lacrimal insufficiency, keratoconjunctivitis sicca and malfunction of the inferior turbinate. Amer. J. Ophthal. *53*, 614—618 (1962).

40. Geeting, D. G., Sherwyne, R. B.: In vivo comparison of ocular lubricants in patients having reduced tear film breakup times. Amer. J. optom. *51*, 757—760 (1980).

41. Gifford, S. R., Puntenney, I., Bellows, J.: Keratoconjunctivitis sicca. Arch. Ophthal. (Chic.) *30*, 207—216 (1943).

42. Gilbard, J. P., Farris, R. L., Santamaria, J.: Osmolarity of tear microvolumes in keratoconjunctivitis sicca. Arch. Ophthal. (Chic.) *96*, 677—681 (1978).

43. Goldstein, A. M., de Palau, A., Botelho, S. Y.: Inhibition and facilitation of pilocarpine-induced lacrimal flow by norepinephrine. Invest. Ophthal. *6*, 498—511 (1967).

44. Graf, H.: Über den Einfluß verschieden visköser Muzilaginosa auf die korneale Novokain- und Kokainanaesthesie. Schweiz. med. Wschr. *54*, 498—500 (1924).

45. Graham, W. P., Messner, K. H., Miller, S. H.: Keratoconjunctivitis sicca symptoms appearing after blepharoplasty. Plast. Reconstr. Surg. *57*, 57—61 (1976).

254   R. Stodtmeister und R. Marquardt:

46. Große-Ruyken, F. J.: Über eine Behandlungsmöglichkeit der Conjunctivitis sicca und des Mb. Sjögren mit einem Sekretolytikum. Klin. Mbl. Augenheilk. *162*, 540—543 (1973).

47. Guerrero, L. E., Concepcion, I.: Xerophthalmia in fowls on polished rice and its clinical importance. Phillipine J. Sc. *17*, 99—103 (1920).

48. Gurling, K. J., Bruce-Pearson, R. S., Pond, M. H.: Sjögren's syndrome treated with ACTH. Brit. J. Ophthal. *38*, 619—625 (1954).

49. de Haas, E. B. H.: The response of the lacrimal gland to parasympathicomimetics in keratoconjunctivitis sicca. Ophthalmologica (Basel) *147*, 461—466 (1964).

50. van Haeringen, N. J., Glasius, E.: Lysosomal hydrolases in tears and the lacrimal gland: effect of acetylsalicyclic acid on the release from the lacrimal gland. Invest. Ophthal. Vis. Sci. *19*, 826—829 (1980).

51. Haut, J., Labrune, P., Ullern, M., Chermet, M.: Nouvel essai de traitement de l'oeil sec par collyre à l'acétyl-cystéine. Bull. Soc. Ophtal. France *77*, 165—167 (1977).

52. Heaton, J. M.: The treatment of Sjøgrens syndrome with hydroxylchloroquine. Amer. J. Ophthal. *55*, 983—986 (1963).

53. Helper, L. C.: Keratoconjunctivitis sicca in dogs. Trans. Amer. Acad. Ophthal. Otolaryng. *81*, 624—628 (1976).

54. Henderson, J. W.: Keratoconjunctivitis sicca. Amer. J. Ophthal. *33*, 197—223 (1950).

55. Hensen, Lorey: Über die Behandlung des Tränenträufelns durch Röntgenbestrahlung. Münch. med. Wschr. *69*, 1573 (1922).

56. Heymann, F. M.: Das Auge und seine Pflege im gesunden und kranken Zustande. Leipzig: Weber. 1879.

57. Holly, F. J.: Artificial tear formulations. Int. Ophthal. Clin. *20*, 171—184 (1980).

58. Holm, S.: Keratoconjunctivitis sicca and the sicca syndrome. Acta ophthal., Kbh. Suppl. *33*, 150—230 (1949).

59. Horrobin, D. F., Campbell, A.: Sjögren's syndrome and the sicca syndrome: the role of Prostaglandin E 1 deficiency. Treatment with essential fatty acids and Vitamin C. Med. Hypoth. *6*, 225—232 (1980).

60. Horstmann: Die Behandlung der Bindehauterkrankungen des Auges. Dtsch. med. Wschr. *32*, 1569—1575 (1906).

61. Horzinek, I., Brass, W.: Über die operative Verlagerung des Ductus parotidicus zur Behandlung der Keratoconjunctivitis sicca. Dtsch. Tierärztl. Wschr. *75*, 292—294 (1968).

62. Hosford, G. N., Hicks, A. M.: Hydrogen ion concentrations of tears. Arch. Ophthal. *13*, 14—25 (1935).

63. Impicciatore, M., Maraini, G., Bertaccini, G.: Action of eledoisin of human lacrimal secretion in normal and pathological conditions. Arch. exp. Path. Pharmakol. *279*, 127—131 (1973).

64. Jones, L. T.: The lacrimal secretory system and its treatment. Amer. J. Ophthal. *62*, 47—60 (1966).

65. Katz, J., Kaufman, H., Breslin, C., Katz, I.: Slow release artificial tears and the treatment of keratitis sicca. Ophthalmology (Rochester) *85*, 787—793 (1978).

66. Kikkawa, T.: Lacrimal secretion and its secretory potential on stimulation of adrenaline or noradrenaline in rabbit's lacrimal gland. Folia ophthal. Jap. *21*, 712—717 (1970).

67. Krasso, I.: Die Behandlung der Erkrankungen des vorderen Bulbusabschnittes mit Buckys Grenzstrahlen. Z. Augenheilk. *71*, 1—11 (1930).

68. Lao, Y. S.: Transplantation of parotid duct into the conjunctival sac for the treatment of xerophthalmia with report of a case. Chinese Med. J. *73*, 223—229 (1955).

69. Lemp, M. A., Goldberg, M., Roddy, M. R.: The effect of tear substitutes on tear film break-up time. Invest. Ophthal. *14*, 255—258 (1975).

70. Lipschütz, H.: Über die Bedeutung der Wasserstoffionenkonzentration im Bindehautsack. Klin. Mbl. Augenheilk. *82*, 763—769 (1929).

71. Löhlein, W.: Diskussionsbeitrag. Ber. Dtsch. Ophthalmol. Ges. *51*, 95—96 (1936).

72. Mackie, I. A., Seal, D. V., Pescod, J. M.: Beta-adrenergic receptor blocking drugs: tear lysozyme and immunological screening for adverse reaction. Brit. J. Ophthal. *61*, 354—359 (1977).

73. MacLean, A. L.: Sjögren's Syndrome. Bull. Johns Hopk. Hosp. *74/76*, 179—191 (1945).

74. Marchesani, O.: Ber. Dtsch. Ophthalmol. Ges. *51*, 96 (1936).

75. Maschke, M.: Eine neue Behandlungsart der chronischen Konjunktivitis. Dtsch. Med. Wschr. *55*, 1309 (1929).

76. Meisner, W.: Zur Behandlung der Keratoconjunctivitis sicca. Z. Augenheilk. *94*, 129—130 (1938).

77. Messner, K., Leibowitz, H. M.: Acetylcysteine treatment of keratitis sicca. Arch. Ophthal. (Chic.) *86*, 357—359 (1971).

78. Meyer-Steineg, Th.: Der chronische Bindehautkatarrh und seine Bekämpfung durch Augenbäder. Wschr. f. Ther. u. Hygiene d. Auges *18*, 113—114 (1915).

79. Meyer-Steineg, Th.: Der chronische Bindehautkatarrh und die vorbeugende Augenpflege. Reichsmed. Anz. *40*, 188—189 (1915).

80. Mori, M.: Über den sog. Hikan (Xerosis conjunctivae infantum ev. Keratomalacie). Jahrbuch für Kinderheilkunde (Berlin) *59*, 175—195 (1904).

81. Nakazawa, T., Inatomi, M.: Clinical experience with an ophthalmic solution „My Tear" (0.1⁰/o lysozyme chloride). Folia Ophthal. Japan *18*, 1079—1083 (1967).

82. Neubauer, O.: Behandlung der Keratoconjunctivitis sicca mit bromhexinhaltigen Augentropfen und Bromhexin-Kapseln. Wien. Med. Wschr. *123*, 719—722 (1973).

83. Nicholas, J. P., Brown, F. A.: Management of epiphora following parotid duct transposition for xerophthalmia. Arch. Ophthal. (Chic.) *68*, 29—31 (1962).

84. Norn, M. S.: Treatment of keratoconjunctivitis sicca with liquid paraffin or polyvinyl alcohol in double-blind trials. Acta Ophthal. (Kbh.) *55*, 945—950 (1977).

85. Pau, H.: Xerophthalmie bei Störung der Fettresorption. Klin. Mbl. Augenheilk. *117*, 45—50 (1950).

86. Peters, A.: Über die mechanische Behandlung einiger chronischer Conjunctivalerkrankungen. Therap. Monatsh. *9*, 471—475 (1895).

87. Peters, A.: Zur Therapie einiger chronischer Conjunctivalerkrankungen. Arch. Ophthal. *39*, 254—273 (1891).

88. Poelhuis, J. W., Donders, P. C.: SLE syndrome with keratoconjunctivitis sicca, a side-effect of practolol. Ophthalmologica (Proceedings) *175*, 40 (1977).

89. Poirier, R. H., Ryburn, F. M., Israel, C. W.: Swimmer's goggles for keratoconjunctivitis sicca. Arch. Ophthal. (Chic.) *95*, 1405—1406 (1977).

90. Raber, I., Breslin, C. W.: Toleration of artificial tears — The effect of pH. Canad. J. Ophthal. *13*, 247—249 (1978).

91. Radnot, M., Nemeth, B.: Wirkung der Testosteronpräparate auf die Tränendrüse. Ophthalmologica *129*, 376—380 (1955).

92. Richter, A.-G.: Anfangsgründe der Wundarzneikunst. Wien 1790.

93. Rodger, F. C.: Nutritional and metabolic aspects of the sicca lesion. Trans. ophthal. Soc. U. K. *91*, 153—165 (1971).

94. de Roetth, A. F. M.: Lower flow of tears — the dry eye. Amer. J. Ophthal. *35*, 782—787 (1952).

95. Rosenstein, A. M.: Die Erfahrungen mit Galvanokaustik bei chronischem Bindehautkatarrh. Wien. klin. Wschr. *38*, 912 (1925).

96. Roßmann, J.: Behandlung verminderter Tränensekretion mit Bromhexin-Augentropfen. Dtsch. Med. Wschr. *99*, 408—410 (1974).

97. Rubin, L. F., Aguirre, G.: Clinical use of pilocarpine for keratoconjunctivitis sicca in dogs and cats. J. Amer. vet. med. Ass. *151*, 313—320 (1967).

98. Ruprecht, K.: Persönliche Mitteilung (1981).

99. Salzer, F.: Demonstration eines praktischen Augenspülapparates. Klin. Mbl. Augenheilk. *78*, 85 (1927).

100. Severin, M.: Keratoconjunctivitis sicca mit Bindehautschrumpfung während einer Behandlung mit Dalzic. Klin. Mbl. Augenheilk. *165*, 941—945 (1974).

101. Sjögren, H., Eriksen, A.: ACTH and keratoconjunctivitis sicca. Acta ophthal. (Kbh.) *30*, 463—465 (1952).

102. Slatter, D. H.: Keratoconjunctivitis sicca in the dog produced by oral phenazopyridine hydrochloride. J. small Anim. Pract. *14*, 749—771 (1973).

103. Slatter, D. H., Blogg, J. R.: Keratoconjunctivitis sicca in dogs associated with sulphonamide administration. Austr. vet. J. *54*, 444—446 (1978).

104. Slatter, D. H., Davis, W. C.: Toxicity of phenazopyridine. Arch. Ophthal. (Chic.) *91*, 487 (1974).

105. Swartz, R. M., Schultz, R., Seaton, J.: „Dry eye" following blepharoplasty. Plast. Reconstr. Surg. *54*, 644—647 (1974).

106. Schall: Neue Therapie der Fädchenkeratitis. Klin. Mbl. Augenheilk. *85*, 406—408 (1930).

107. Scherz, W.: Diagnose und Therapie des trockenen Auges. Bücherei d. Augenarztes *75*, 220—242 (1978).

108. Scherz, W.: Keratoconjunctivitis sicca bei neurogener Tränendrüseninsuffizienz. Klin. Mbl. Augenheilk. *174*, 188—192 (1979).

109. Scherz, W., Dohlman, C. H.: Is the lacrimal gland dispensable? Arch. Ophthal. (Chic.) *93*, 281—283 (1975).

110. Schöninger, L.: Über Keratitis filiformis bei Hypofunktion der Tränendrüsen. Klin. Mbl. Augenheilk. *73*, 208—210 (1924).

111. Stark, H.: Die Behandlung der Keratitis filiformis mit Eleparon-Augentropfen. Klin. Mbl. Augenheilk. *139*, 664—667 (1961).

112. Staz, J.: Keratoconjunctivitis sicca and epidermophyton infections. Sth. afr. med. J. *56*, 506 (1979).

113. Stewart, M. W., Clarke, S. W.: Practolol-induced SLE-like syndrome. Proc. roy. Soc. Med. *69*, 61—62 (1976).

114. Stock, W.: Die Pathologie der Tränenorgane. In: Handbuch der ges. Augenheilk. (Graefe, Saemisch, Hrsg.), Vol. IX/3 u. 4, S. 1—170. Berlin: Springer. 1925.

115. Taiara, C.: Keratoconjunctivitis sicca after lacrimal gland removal. Arch. Ophthal. (Chic.) *94*, 686—687 (1976).

116. Tamborini, A., Perrotta, P.: L'impiego della fisalemina nel trattamento della malattia di Sjögren. Ann. Ottal. Clin. Ocul. *95*, 945—960 (1969).

117. Tiburtius, H., Merker, H. J.: Über eine neue Behandlungsmöglichkeit der herabgesetzten Tränenproduktion. Klin. Mbl. Augenheilk. *162*, 535—539 (1973).

118. Todenhöfer, H.: Toxische Nebenwirkungen von Sulfadiazin (Debenal, Sulfatidin) bei der Anwendung als Geriatrikum für Hunde. Dtsch. Tierärztl. Wschr. *76*, 14—16 (1969).

119. Tomasetti, B. J., Broutsas, M.: Lack of tearing after Le Fort I osteotomy. J. oral. Surg. *34*, 1095—1097 (1976).

120. Turß, R.: Gewebekleber in der Ophthalmologie. Ber. Dtsch. Ophthalmol. Ges. *75*, 181—191 (1978).

121. Wagner, R.: Über experimentelle Xerophthalmie. Arch. exp. Path. Pharmakol. *97*, 441—453 (1923).

122. Weiß, K.: Die homöopathische Behandlung der Augenkrankheiten. Stuttgart: Hippokrates. 1937.

123. Wichterle, O., Lim, D.: Hydrophilic gels for biological use. Nature (Lond.) *185*, 117—118 (1960).

124. Williamson, J., Doig, W. M., Forrester, J. V., Tham, M. H., Wilson, T., Whaley, K., Dick, W. C.: Management of the dry eye in Sjøgren's syndrome. Brit. J. Ophthal. *58*, 798—805 (1974).

125. Wilson, W. S., Duncan, A. J., Jay, J. L.: Effect of benzalkonium chloride in the stability of the precorneal tear film in rabbit and man. Brit. J. Ophthal. *59*, 667—669 (1975).

Anschrift des Verfassers: Prof. Dr. R. Stodtmeister, Universitäts-Augenklinik, Prittwitzstraße 43, D-7900 Ulm, Bundesrepublik Deutschland.

Die Behandlung des chronisch trockenen Auges in der Praxis

K. M. Andrae

Bei einer chronischen Conjunctivitis wird meist eine Selbstbehandlung durchgeführt. Der Betroffene holt sich Rat zunächst in der Familie, bei Arbeitskollegen, beim Apotheker, beim Hausarzt und erst zuletzt beim Augenarzt. Oft wird der Facharzt in dieser Angelegenheit im Rahmen einer Routineuntersuchung oder anläßlich einer Brillenkontrolle konsultiert. Meist ist der Patient also bereits vorbehandelt mit den bekannten Augentropfen, die jeder in der Hausapotheke vorrätig hält. Diese Tropfen werden unregelmäßig, meist 1—2mal per die angewandt. Die Patienten berichten, daß diese Tropfen unmittelbar nach Anwendung am Auge eine kurzfristige, leichte Linderung bringen.

Es ist meine Erfahrung, daß gerade bei einem trockenen Auge eine gründliche Aufklärung des Patienten einen wesentlichen Fortschritt bringen kann. Es wurden von mir die bei uns gängigen Tränenersatzflüssigkeiten verordnet, wobei meine Patienten, die entweder gleichzeitig oder nacheinander verschiedene Augenspezialitäten ausprobiert hatten, bezüglich der Wirksamkeit auffallend wenig Unterschiedliches feststellen konnten. Es blieb eine große Gruppe Unzufriedener, die trotz vier- bis sechsmaliger Anwendung einer Tränenersatzflüssigkeit ihr hartnäckiges Fremdkörpergefühl nicht los wurden. Waren diese Beschwerden besonders intensiv während der Nachtspanne oder nach dem Aufwachen, habe ich zu den Tränenersatzflüssigkeiten ein Augengel (z. B. Actovegin® oder Actihaemyl®) verordnet. Ein Teil der bis dahin unzufriedenen Patienten hat erst mit diesem Augengel eine Besserung angegeben. Die leichten Verklebungen der Lider, die morgens vorhanden waren, wurden nicht als unangenehm beschrieben.

Meine Erfahrungen in der Behandlung eines chronisch trockenen Auges möchte ich wie folgt zusammenfassen:

1. Die jedermann bekannten, abschwellenden Augentropfen bringen keine Besserung.

2. Augenspezialitäten, die die Tränendrüsen selbst zu einer verstärkten Sekretion anregen sollten, haben in einigen Fällen eine subjektive Besserung bewirken können, obwohl der Schirmer-Test nicht besser ausfiel als vorher. Die überwiegende Zahl der Patienten lehnte jedoch trotz ausführlicher Aufklärung die Anwendung dieser Augentropfen ab, da sie ein starkes Augenbrennen verursachen.

3. Augensalben und Augenverbände wurden den Fällen vorbehalten, in denen eine Verletzung des Hornhaut-Epithels an der Spaltlampe nachgewiesen wurde.

4. Für die Nachtspanne haben sich Augengels gut bewährt, da sie lange genug haften, aber andererseits nach dem Aufwachen keine Sehstörungen verursachen.

5. Tränenersatzflüssigkeit ist nicht nur für die meisten Patienten, sondern auch für den oft behandelnden Hausarzt etwas Neues. Soll deswegen ein Behandlungserfolg erreicht werden, muß bei den augenärztlichen Erläuterungen unterstrichen werden, daß je nach Schweregrad eine vier- bis sechsmalige Anwendung per die unerläßlich ist.

Abschließend sei mir noch ein Hinweis gestattet. Nicht nur Menschen leiden unter Symptomen des trockenen Auges, sondern auch bei Tieren, z. B. bei Hunden, ist die Keratitis sicca bekannt. Da manche Kollegen auch hin und wieder Augenerkrankungen bei Tieren behandeln, sind auch hier die Behandlungsvorschläge sinngemäß anzuwenden.

Anschrift des Verfassers: Dr. K. M. Andrae, Nockhergasse 6, Haus Oberland, D-8170 Bad Tölz, Bundesrepublik Deutschland.

Slow Release Artificial Tears in the Treatment of the Sicca Syndrome

O. P. van Bijsterveld and D. Wittebol-Post

Koninklijk Nederlands Gasthuis voor Ooglijders, Utrecht,
The Netherlands

With 3 Figures

Zusammenfassung

Kunsttränenkörper zur Behandlung des Siccasyndroms

Ein sich langsam auflösender Kunsttränenkörper aus einem Zellulose-
polymer wurde zur Behandlung des Sicca-Syndroms erprobt. Dieser wird
in den Fornix unter den Tarsus des unteren Augenlides eingelegt und löst
sich während des Tages im Bindehautsack langsam auf. Dadurch entsteht
über längere Zeit ein visköser Tränenfilm. Neben der Rückbildung sub-
jektiver Beschwerden wurde eine Normalisierung des Bengal-Rosa-Testes
und eine Verlängerung der Tränenfilmaufreißzeit festgestellt. Durch diese
langzeitige, kontinuierliche Bildung einer dem Tränenfilm ähnlichen Flüssigkeit, der zudem die Nachteile der in allen Tränenersatzmitteln vorhandenen Konservierungsstoffe fehlen, entsteht eine wesentlich physiologi-
schere Behandlungsart als die bisher übliche periodische Installation von
Tränenersatzmitteln in Tropfenform.

Introduction

The basis of the treatment of the sicca syndrome is to increase
and preserve tearfluid and also to improve the stability of the tearfilm. However, in practice treatment of patients with the sicca syndrome is often difficult and frequently less than successfull. Usually
topical artificial tears substitutes are prescribed. At best the sub-
stituting eye drops protect the eye for sometime after each instillation. This pulsating therapy is rather unphysiologic.

The most annoying factor with this type of treatment, however, is that the outer eye is constantly exposed to the preservative in the eye drop. In view of the prolonged need for treatment in patients with the sicca syndrome, the epithelial cells of the cornea and conjunctiva can become sensitive for or sensitized to the preservative in the artificial tear eye drops.

If a sterile dry slow release cellulose polymer is inserted in the conjunctival sac below the tarsal plate, it will dissolve slowly during the day and provide a constant cellulose film that protects the cornea and conjunctiva and stabilizes the tearfilm. Also, exposure to the preservative compounds in the artificial tear eye drops is avoided.

In this open label, two periods cross over study, two types of slow release cellulose polymers of respectively 5 mg and 2,5 mg were tested; and their therapeutic effectiveness were compared to each ohter and also to 0.5 % methylcellulose artificial tear eye drops.

Materials, Patients and Methods

Materials

The slow release artificial tear substitute consisted of small solid cellulose unmedicated [1] polymer with a diameter of approximately 1 mm, and according to the weight of 5 or 2.5 mg, respectively 3.5 × 1.3 mm $\emptyset$, or 3 × 1 mm $\emptyset$ in lenght. The inserts were supplied to the patients in sealed packs (Fig. 1), to be inserted in the lower cul-de-sac by means of an applicator (Fig. 2), where it dissolves slowly (Fig. 3 a, b).

Patients

Thirty patients with keratoconjunctivitis sicca were randomly assigned to one of two treatment sequences. The following criteria of admissions were used.

Lysozyme values of equal or less than 22.5 mm diameter lysis [2—4].

Rose Bengal 1% stain of more than occasional punctate lessions.

Schirmer test of 10 mm or less.

Tear break-up time of 10 seconds or less.

Keratoconjunctivitis, clinically severe enough to require artificial tear eyedrops at least four times a day and preferably more frequently.

Patients were excluded from the study if there was any evidence of bacterial ocular infection in the week preceding the study, intra-

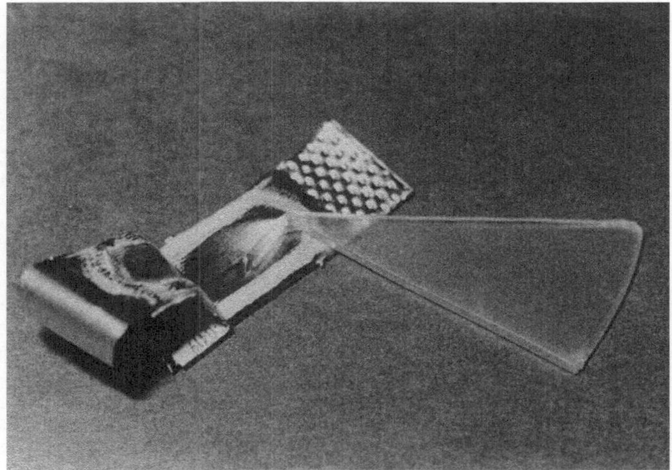

Fig. 1. Insert in pack with applicator

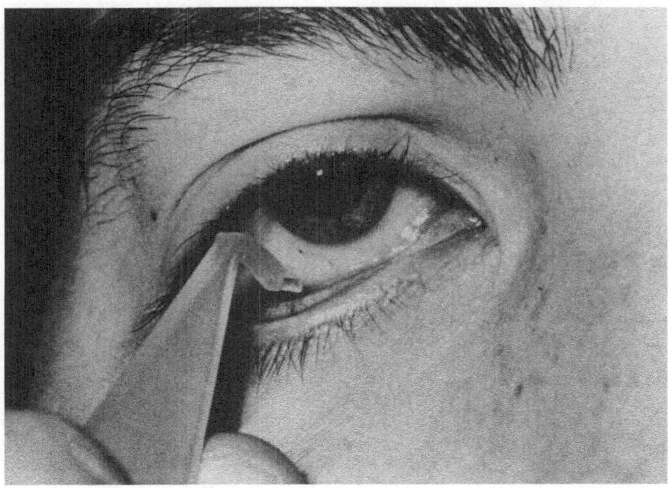

Fig. 2. The insert is placed in the lower cul-de-sac by means of an applicator

ocular surgery or trauma within two months preceding the study, currently wearing contact lenses, a history of dendritic ulcer within one month preceding the study, of any progressive retinal disease.

      O. P. van Bijsterveld and D. Wittebol-Post:

Treatment Sequence and Study Schedule

30 patients were randomly assigned to one of two treatment sequence following the schedule shown in Table 1. Two male and 13 female patients, aged 30—77 years (mean 50, median 49) were

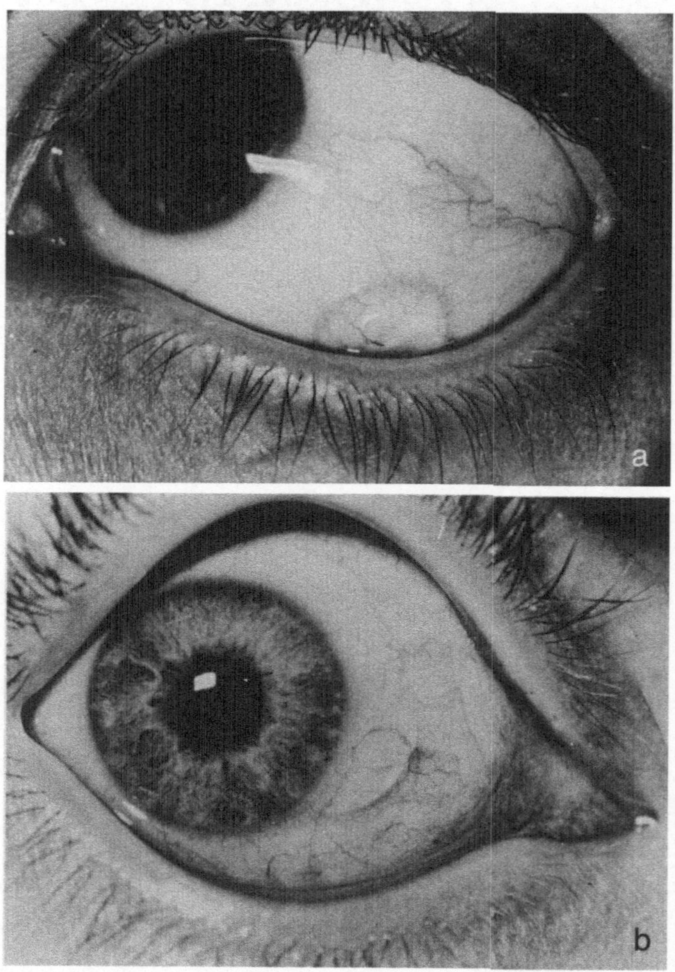

Fig. 3 a and b. Several stages of dissolution of the slow release cellulose polymer when inserted in the conjunctival sac

entered in group 1, and three male and 12 female patients aged 18—74 (mean 48.1, median 53) were entered in group 2. These differences were not significant.

22 patients completed the study, however, three of these patients discontinued use of the inserts prior to their posttreatment visits and their data were excluded from the analysis of that period.

Table 1. *Schedule of treatment sequences*

	Group 1	Group 2
Weeks −3, −2 and −1	Artificial tears	Artificial tears
Weeks 1 and 2	5 mg inserts	2,5 mg inserts
Weeks 3, 4 and 5	Artificial tears	Artificial tears
Weeks 6 and 7	2,5 mg inserts	5 mg inserts

The study schedule consisted of a 3 week pretreatment period and a 7 week treatment period. During the pretreatment period all ocular therapy except for artificial tear eyedrops was to be discontinued. At the end of pretreatment each patient was given a visual acuity test and an ocular examination. Each patient was instructed about the proper administration of the dry eye insert.

Week 1 and 2

Patients in group 1 were to administer the 5 mg insert into the inferior cul-de-sac beneath the base of the tarsus of each eye shortly after rising. Patients in group 2 were to administer the 2.5 mg insert in the same manner. If the patients' vision began to blur during the day, the patient could choose to remove the insert and use another insert later in the day if and when ocular discomfort occurred. The patient was to use insert to achieve maximum comfort. On study day 14, each patient was to return for an ocular examination as outlined in Table 2.

Weeks 3, 4 and 5

During the washout period, all patients were to administer drops into the conjunctival sac four times daily, and were to return at the end of week 5 for an ocular examination (Table 2).

Week 6 and 7

Patients in group 1 were to administer the 2.5 mg insert while those in group 2 were to administer the 5 mg insert as discribed above. At the end of week 7 each patient was to return for an ocular examination (Table 2).

Concurrent Treatment

No ocular treatment except inserts or drops was allowed during the pretreatment or treatment period. Most of the patients used

Table 2. *Observation schedule*

	Visit 1 End of pre-treatment	Visit 2 End of week 2	Visit 3 End of week 5	Visit 4 End of week 7
Visual acuity	X	X	X	X
Pretreatment eye examination	X			
External ocular examination	X	X	X	X
Slit lamp exam (incl. rose bengal stain)	X	X	X	X
Symptoms	X	X	X	X
Schirmer test	X			
Tear break-up-time	X	X	X	X
Patient preference		X		X

supplementary artificial tear eyedrops. Thus, the results of this study are based on a group of patients who, for the most part, used along with the inserts.

Results

The assessment of efficacy was based on an analysis of the following variables which were measured at the end of pretreatment and at the end of week 2, 5 and 7.

1. Visual acuity.

2. Corneal and conjunctival Rose Bengal stain scores.

3. Tear break-up time.

4. Ocular symptoms scores.

The two inserts were compared with respect to change from pretreatment for variables 2.3 and 4. A within treatment analysis was also done for 2.3 and 4 to compare the inserts to their baseline (drops) treatment.

For tear break-up time and total Rose Bengal score, each patient's measurement was the average of the measurements on the two eyes. For the individual Rose Bengal scores and ocular symptoms, the maximum severity of the two eyes was used. Efficacy was also based on the patients preference, asked at the end of each period.

Patient Comparability at Pretreatment

Test for pretreatment comparability between the two groups were done for all test variables exept visual acuity. The only significant difference between the groups was observed in one of the eight symptoms; itching. Group 2 patients had significantly less severe assessment of itching at pretreatment than group 1 patients ($p < 0.05$). The groups were otherwise similar at pretreatment.

Table 3: *Rose Bengal stain — total*
Results for all patients in the efficacy analysis

Sequence	Number of patients	Period 1 means		
		pre	post	change
5.0 mg to 2.5 mg	11	3.54	2.23	−1.31
2.5 mg to 5.0 mg	14	4.68	1.83	−2.78

Sequence	Number of patients	Period 2 means		
		pre*	post	change
5.0 mg to 2.5 mg	10	2.20	2.40	0.20
2.5 mg to 5.0 mg	13	4.19	3.50	−0.69

* 5.0 mg inserts patients more severe at pretreatment than 2.5 mg inserts patients, $P = 0.08$.

5.0 mg inserts patients improved from baseline (drops treatment), $P = 0.09$.

2.5 mg inserts patients significantly improved from baseline (drops treatment), $P < 0.05$.

1. Visual Acuity

One patient improved while on the 2.5 mg inserts and was unchanged while on the 5 mg inserts. No other changes were observed. There were no significant differences between or within the two inserts in their effect upon the visual acuity.

    O. P. van Bijsterveld and D. Wittebol-Post:

2. Rose Bengal Staining — Total Score

The corneal and conjunctival medial and lateral Rose Bengal staining scores were added to provide a summary of measure of Rose Bengal staining results. Mean values are shown in Table 3. The patients showed improvement from baseline while on the 5 mg inserts and showed significant improvement while on the 2.5 mg inserts (Table 3).

When comparing the two inserts, no significant differences occurred for any period (Table 4).

Table 4. *Symptoms cured or improved*

Variable	2.5 mg insert number	%	5 mg insert number	%	Results
Rose bengal strain					
Cornea	12	55	10	45	ns
Conjunctiva - medial	11	50	9	41	ns
Conjunctiva - lateral	13	59	7	32	ns
Symptoms					
Foreign body sensation ...	6	27	9	41	ns
Soreness/eyeache/tiredness	9	41	8	36	ns
Burning or smarting	14	64	13	59	ns
Tearing	1	5	1	5	ns
Itching	1	5	5	23	ns
Dryness	12	55	11	50	ns
Photophobia	3	14	7	32	ns
Blurred vision	1	5	1	5	ns

ns = $p > 10$. Total number of patients = 22.

Most, if not all, of the improvement in the total Rose Bengal stain occurred during the first period of treatment.

3. Tear Break-Up Time

Mean values of tear break-up time are given in Table 5. Mean changes in tear break-up time significantly increased from baseline for both sizes of inserts for patients. Comparisons between the inserts did not show any significant differences for either period of for the cross-over analysis (Table 6).

4. Ocular Symptoms Scores

The patients showed significant improvement while on inserts
(2.5 and 5 mg) for soreness, eyeache and tiredness, also for burning

Table 5. *Tear break-up time (seconds)*
Results for all patients in the efficacy analysis

Sequence	Number of patients	Period 1 means		
		pre	post	change
5.0 mg to 2.5 mg	11	3.11	4.77	1.66
2.5 mg to 5.0 mg	14	2.75	3.82	1.07

Sequence	Number of patients	Period 2 means		
		pre	post	change
5.0 mg to 2.5 mg	10	3.55	5.85	2.30
2.5 mg to 5.0 mg	13	3.00	4.46	1.46

5.0 mg inserts patients significantly improved from baseline (drops
treatment), $P < 0.01$.

2.5 mg inserts patients significantly improved from baseline (drops
treatment), $P < 0.01$.

Table 6. *Comparisons between the inserts*

Treatment	Number of patients	Crossover means		
		pre	post	change
5.0 mg	22	3.18	4.89	1.71
2.5 mg	22	2.91	4.57	1.66

No significant differences were observed.

and smarting and dryness and photophobia as compared to baseline scores. When comparing the two inserts, no significant differences occurred for any period (Table 4).

Patient Preference

At the end of each period, all patients were asked if they prefered inserts or drops. Also, at the end of the study they were asked which

Table 7. *Preference of patients for inserts or drops*

	End of Period 1 (Inserts or Drops)		End of Period 2 (Inserts or Drops)*	
Number preferring drops ...	13		7	
Sequence 1		8		3
Sequence 2		5		4
Number preferring inserts ...	17		18	
Sequence 1		7		8
Sequence 2		10		10
Withdrawn from study	0		5	
Total	30		30	

* Significantly more patients preferred inserts to drops, $p < 0.05$.

of the inserts they prefered. At the end of period 2 significantly more patients prefered inserts [18] to drops [7] (Table 7).

Table 8. *Preference of patients for 2.5 or 5 mg inserts*

	End of Period 2 (2.5 mg or 5 mg inserts)*
Number preferring drops both times	6
Number preferring 2.5 mg insert	13
Number preferring 5 mg insert	3
Number preferring either insert	3
Number withdrawn	5
Total	30

* Significantly more patients preferred the 2.5 mg insert to the 5 mg insert.

Also, significantly more patients prefered 2.5 mg inserts than 5 mg inserts (13 vs 3) (Table 8).

Adverse Experiences

Six patients had one or more adverse experiences while on 5 mg inserts but not on 2.5 mg inserts and one patient had adverse experiences while on 2.5 mg inserts but not on 5 mg inserts. Six patients hat adverse experiences while on both inserts. Of the four patients who only received 5 mg inserts, three had adverse experiences. One patient received only the 2.5 mg inserts and had an adverse experience during that time. The most commonly reported adverse experiences were blurred vision and migration of inserts.

Discussion

The slow release artificial tears offers an alternative approach to the control fo the sicca syndrome. The exact degree of the thickness of the tearfilm depends largely on the tearvolume and flow rate [5]. One of the complications of the slow release artificial tears is shimmering of vision caused by a thickened and occasionally irregular tearfilm. This was particularly annoying in those patients with very dry eyes. Since these problems could largely be dispelled by adding a drop of artificial tears once or twice a day, most patients used a combination of the slow release artificial tear and artificial tear eyedrops. The presence of preservatives in artificial tears to be used in patients with keratitis sicca is a distinct problem. When thimerosal is used over a prolonged period by patients with keratitis sicca, it gives rise to a significant incidence of drug intolerance causing burning and irritation.

Benzalkonium chloride is a detergent which may decrease tearfilm stability. It also can cause some tissue intolerance and discomfort. The slow release artificial tear insert requires no preservatives and is a relatively pure, single nonsensitizing substance.

It produces a tearfilm which is clinically thicker than normal and retains fluid within it, increasing the tear break-up time [6].

Therefore, the slow release artificial tear insert is a valuable adjunct to the treatment of patients with keratitis sicca. Also cases of mucous deficient forms of K. C. S., such as associated with the Stevens-Johnson syndrome, ocular pemphigoid, and other conjunctival cicatrizing processes are improved while on inserts. In our opinion it offers a new and functional approach to an otherwise difficult, common clinical problem.

Acknowledgement

We thank Merck, Sharp and Dohme Laboratories for supplying 2.5 and 5 mg inserts for this study.

References

1. Katz, J. I., Kaufman, H. E., Breslin, C., Katz, I. M.: Slow-release artificial tears and the treatment of keratitis sicca. Ophthalmology *85*, 787—793 (1978).

2. van Bijsterveld, O. P.: Diagnostic tests in the sicca syndrome. Arch. Ophthal. *82*, 10—14 (1969).

3. van Bijsterveld, O. P.: Standardisation of the lysozyme test for a commercially available medium. Its use for the diagnosis of the sicca syndrome. Arch. Ophthal. *91*, 432—434 (1974).

4. Janssen, P. T., van Bijsterveld, O. P.: A tear lysozyme test for clinical practice. (Submitted for publication.)

5. Linn, M. L., Jones, L. T.: Rate of lacrimal excretion of ophthalmic vehicles. Amer. J. Ophthal. *65,* 76—78 (1968).

6. Lemp, M. A., Goldberg, M., Roddy, M. R.: The effect of tearsubstitutes on tearfilm break-up time. Invest. Ophthal. *14,* 255—258 (1975).

Authors' address: Dr. O. P. van Bijsterveld, Koninklijk Nederlands Gasthuis voor Ooglijders, F. C. Donderstraat 65, 3572 JE Utrecht, The Netherlands.

Konservierungsstoffe und Augentropfen

W. Ehrich

Augenklinik, Universität des Saarlandes, Homburg/Saar,
Bundesrepublik Deutschland

Mit 21 Abbildungen

Einleitung und Fragestellung

Der Tränenfilm des Auges gewährleistet bei ausreichender Tränenmenge subjektives Wohlbefinden, während Störungen des Tränenfilmes und der Tränenmenge das sogenannte „trockene Auge", ein lästiges Reibegefühl, besonders beim Lidschlag, erzeugt. Die Tränen haben aber nicht nur die Aufgabe, die Oberfläche des Auges feucht zu halten. Durch die Untersuchungen von Turß und Schebitz [14] und Reim [13] wissen wir, daß der Limbus, d. h. das Bindehautgewebe, eine wichtige physiologische Ernährungsaufgabe für die Hornhaut erfüllt. So werden z. B. Eiweiße, die für die Epithelregeneration der Hornhaut notwendig sind, nicht etwa aus dem Kammerwasser gewonnen, sondern von der Bindehaut her über die Limbusgefäße. Es werden aber auch über die Tränen andere Stoffe zur Hornhaut transportiert.

Guyet-Rousset und Ouazana [8] wiesen nach, daß jede Bindehautreizung zur Verminderung der schleimbildenden Zellen in der Bindehaut führt. Bindehaut, Tränen, Tränenfilm und Hornhautepithel bilden somit eine biologische Einheit.

Störungen in diesem Bereich betreffen demnach auch den Stoffwechsel des Auges. Ursache solcher Störungen können Konservierungsstoffe in Augentropfen sein.

Brewitt und Kunze [1] fanden die Erklärung, warum es zur Störung des Tränenfilmes kommt, wenn in Augentropfen Konservierungsstoffe enthalten sind: Sie bewiesen, daß wegen Veränderungen der Mikrovilli der Kaninchenhornhaut die normale Mucinmenge im Tränenfilm über der Hornhaut nicht mehr festgehalten werden kann.

Vor etwa 25 Jahren untersuchte ich die Wirkung verschiedener Oriven-Chargen bei Bindehautreizungen, die subjektiv als trockenes Auge empfunden wurden. Dieses Mittel bewährte sich jahrelang recht gut, d. h. die Patienten wurden dadurch beschwerdefrei. Es handelte sich, wie nachgewiesen wurde, nicht um einen dem Privinismus ähnlichen Effekt. Vom Moment an, in dem der Otrivenlösung Konservierungsstoffe beigemischt wurden, blieben die Erfolge dagegen aus.

Bei Störungen der Tränenproduktion und bei einem mangelhaften Aufbau des Tränenfilmes werden verschiedene Augentropfen als „künstliche Tränen" empfohlen. Da diese Mittel nach dem Arzneimittelgesetz Konservierungsstoffe, aber auch Polymere enthalten, stellte sich die Frage, ob und in welchem Maße unerwünschte Nebenwirkungen beobachtet werden können. Im Sinne von Brewitt und Kunze [1] untersuchten wir ebenfalls am Hornhautepithel des Kaninchenauges. Wir haben die Regenerationsdauer des künstlich verletzen Hornhautepithels als Maßstab dafür angenommen, ob es mit Hilfe der Bindehaut, der Tränen und des Tränenfilmes zu einer normalen oder verzögerten Abheilung kommt. Die Untersuchungsmethode hat sich seit langem bewährt (Ullerich und Durchschlag [15], Küchle und Mitarb. [9, 10], Dausch und Werry [2] und unsere eigenen Untersuchungen aus den Jahren 1971 bis 1980 [3—7]), so daß verläßliche Ergebnisse zu erwarten waren.

Methode

Nach Tropfanästhesie mit Kerakain wird an der Kaninchenhornhaut mit einem 6-mm-Trepan zentral ein Ring eingedreht und der Innenkreis mit dem Wesselyschen Dampfkauter entepithelialisiert. Dadurch werden kauterbedingt tiefergehende Schädigungen vermieden. In das rechte Auge (als Kontrollauge) wird alle 6 Stunden physiologische Kochsalzlösung eingeträufelt, in das linke Auge alle 6 Stunden die zu testenden künstlichen Tränen. Alle 6 Stunden wird mit Schablonen, Lupenbrillen und Keratometer nach Wessely der Defekt ausgemessen. Man erhält somit für die Kontrollaugen ein „Normalband" (Abb. 1). Man erkennt die normale Abheilungsbreite. Das Normband beruht auf über 300 Kontrollaugen.

Ergebnisse

Die verschiedenen Methylzellulose- und anderen Zellulosepräparate sind mehr oder weniger stark konserviert. „gewazell", ein österreichisches Präparat, welches noch nicht konserviert war, als wir es

prüften, zeigt keine Abheilungsverzögerungen (Abb. 3). „Methozel"
aus der Schweiz ist zwar konserviert, zeigt aber kein zeitliches
Abweichen der Epithelheilung (Abb. 4). Nicht nur die Konservierungsmittel, sondern auch der Reinheitsgrad der Methylzellulose

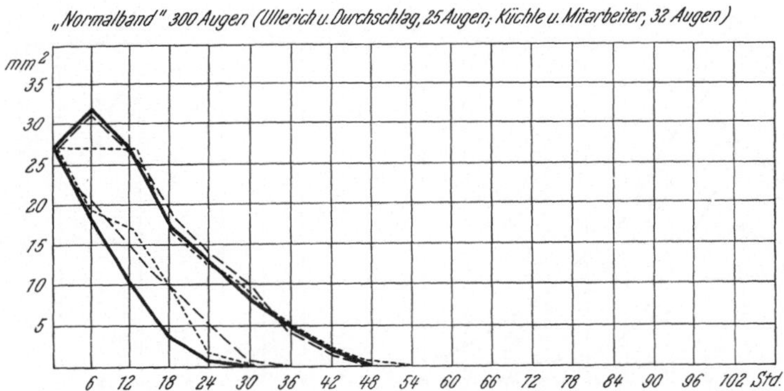

Abb. 1. Abheilung einer 6-mm-Erosio am Kaninchenauge unter 6stündlich
physiologischer Kochsalzlösung (300 Kontrollaugen) im Vergleich zu Ullerich und Durchschlag [15] mit 25 Kontrollaugen (gestrichelt) und Küchle
und Mitarb. [9, 10] mit 32 Kontrollaugen (gepunktet)

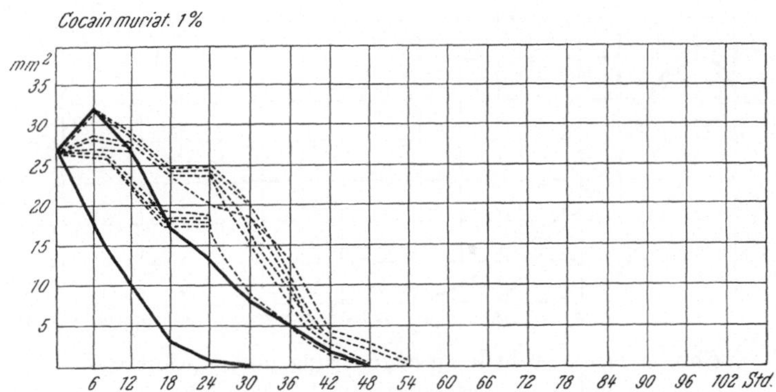

Abb. 2. Nachweis der Abheilungsverzögerung unter 1%igem Kokain nach
Ullerich und Durchschlag [15]

beeinflußt die Abheilung. Ein Versuchspräparat der Firma Mann
ohne Konservierungsstoff zeigt dies. Diese Methylzellulose ist nicht
so sauber hergestellt wie „gewazell" und „Methozel". Es tritt eine
Epithelheilungsverzögerung auf (Abb. 5). Wenn nun noch ein Kon-

18*

servierungsstoff hinzugemischt wird, nimmt die Abheilungsverzögerung deutlich zu (Abb. 6). Das Augentropfenpräparat „Ophtasiloxan" enthält als Grundsubstanz Dimethylpolysiloxan. Dieses Polymer ist nicht gut verträglich, die Epithelheilung ist verzögert (Abb. 7).

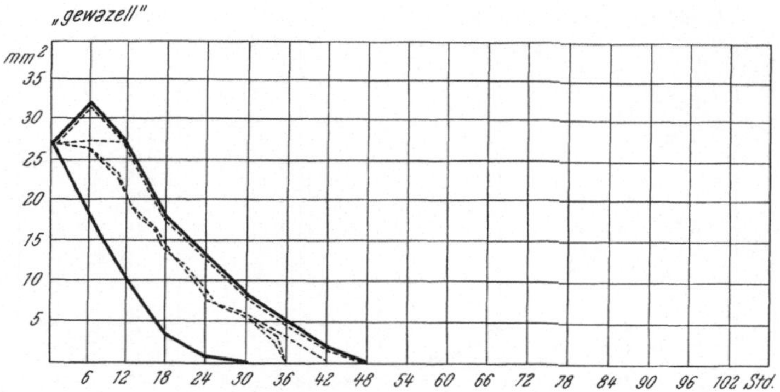

Abb. 3. Keine Abheilungsverzögerung unter „gewazell", das ohne Konservierungsstoff hergestellt ist, 5 Kaninchen

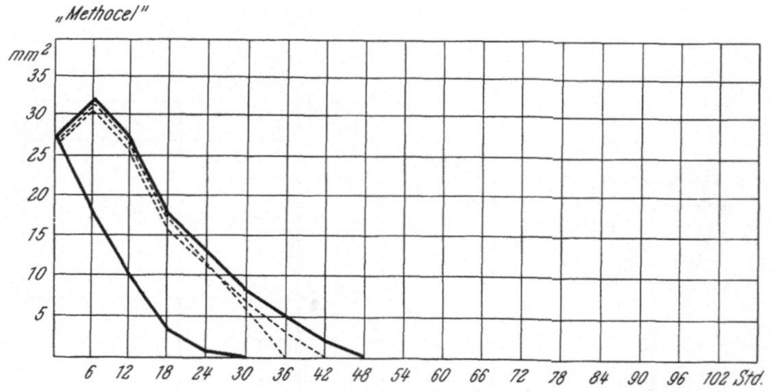

Abb. 4. Keine Abheilungsverzögerung unter „Methozel"
mit Konservierungsstoff, 2 Kaninchen

Auch wenn man das Benetzungsmittel, in diesem Fall das hochtoxische Polyaethylenglykol, aus dem Präparat extrahiert, werden die Befunde nicht wesentlich besser (Abb. 8). Nehmen wir ein dünnflüssigeres Silikonöl, so ist die Abheilungsverzögerung deutlich (Abb. 9), während bei einem dickflüssigeren Silikonöl (beide waren nicht konserviert) keine Abheilungsverzögerung auftritt (Abb. 10).

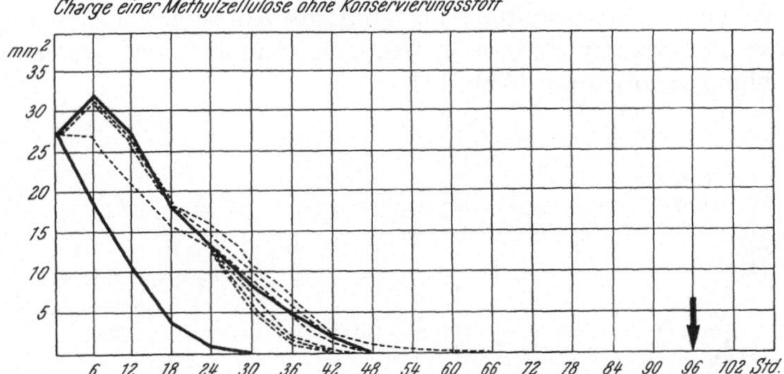

Abb. 5. Abheilungsverzögerung einer nicht ideal hergestellten Methylzellulose mit weiterhin punktförmiger Anfärbung bis zur 96. Stunde (ohne Konservierungsstoff), 5 Kaninchen

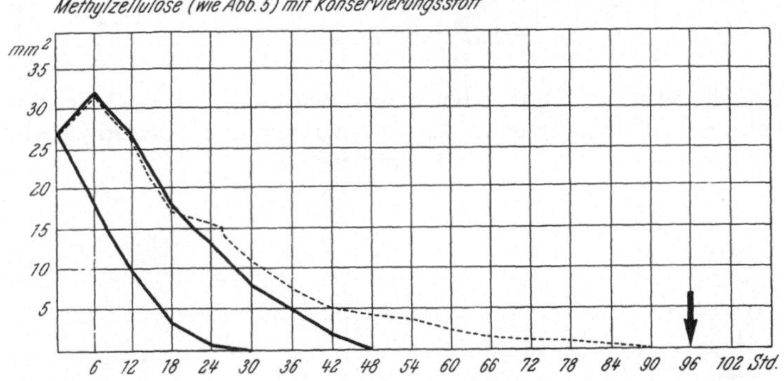

Abb. 6. Erheblichere Abheilungsverzögerung des gleichen Zellulosepräparates mit Konservierungsstoff, 1 Kaninchen

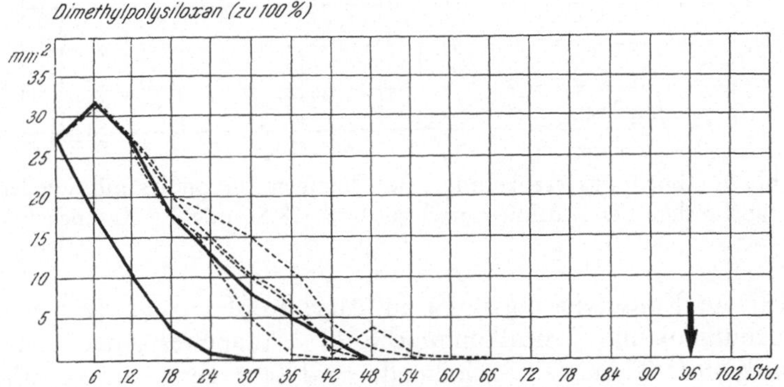

Abb. 7. Ein Silikonöl mit Abheilungsverzögerung und punktförmiger Anfärbung bis zur 96. Stunde, 4 Kaninchen

Ein beliebtes Lösungsmittel, das auch als Konservierungsstoff gilt, ist der Phenylaethylalkohol 0,5%ig, man findet keine wesentliche Abheilungsverzögerung (Abb. 11).

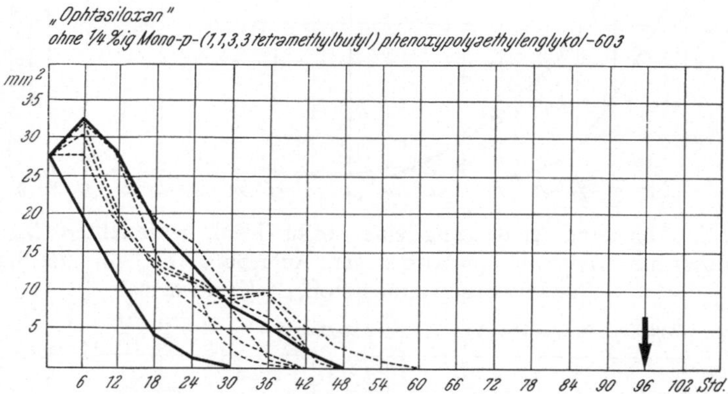

Abb. 8. In gleicher Weise Abheilungsverzögerung unter Ophtasiloxan-Augentropfen (Silikonöl) ohne den Lösungsvermittler Polyaethylenglukol, 5 Kaninchen

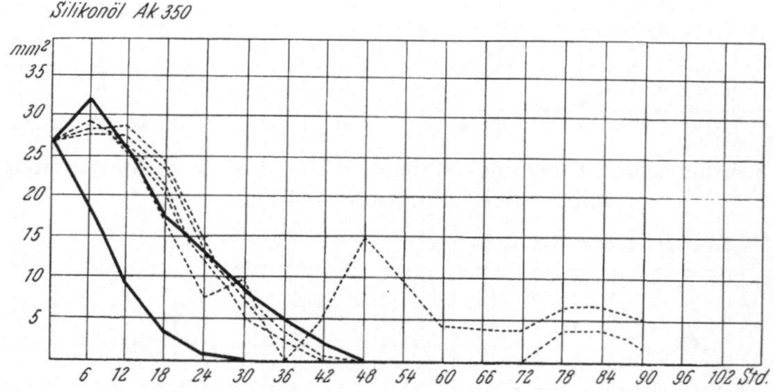

Abb. 9. Abheilungsverzögerung eines flüssigen Silikonöles mit Wiederaufbrechen der Erosionen nach 48 bzw. 78 Stunden, 5 Kaninchen

Beliebte Konservierungsstoffe in Augentropfen sind Thimerosal, Chlorbutanol und Benzalkoniumchlorid. „Adapettes", den Konservierungsstoff Thimersol enthaltend, wird sehr gerne als künstliche Tränenflüssigkeit verwendet. Die Epithelheilung ist herabgesetzt (Abb. 12). Dasselbe gilt für „Adsorbon $_a$C 2%ig" (Abb. 13) und für

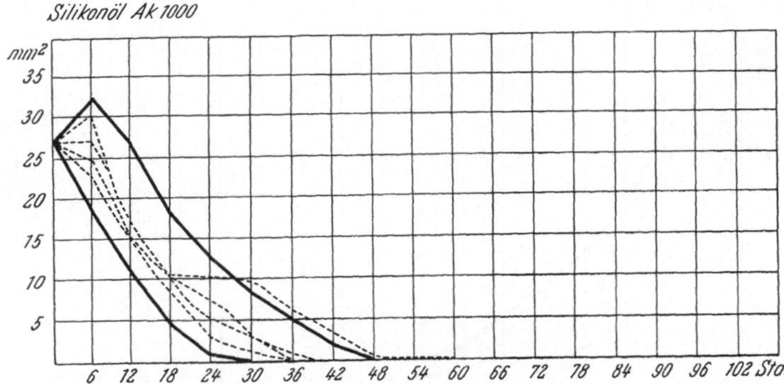

Abb. 10. Festeres Silikonöl ohne wesentliche Abheilungsverzögerung, 4 Kaninchen

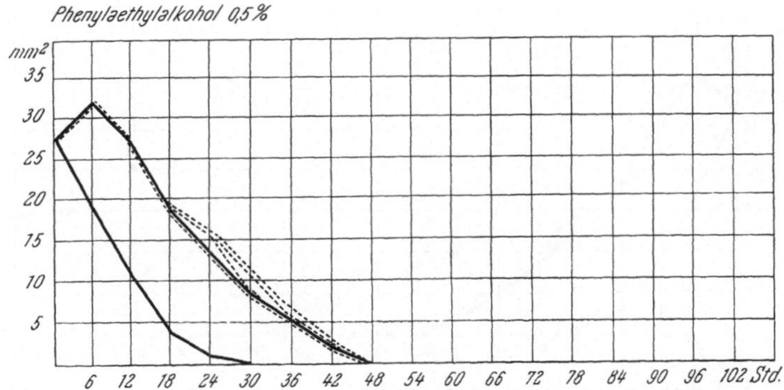

Abb. 11. Unwesentliche Abheilungsverzögerung unter Phenylaethylalkohol (0,5⁰/₀ig), 5 Kaninchen

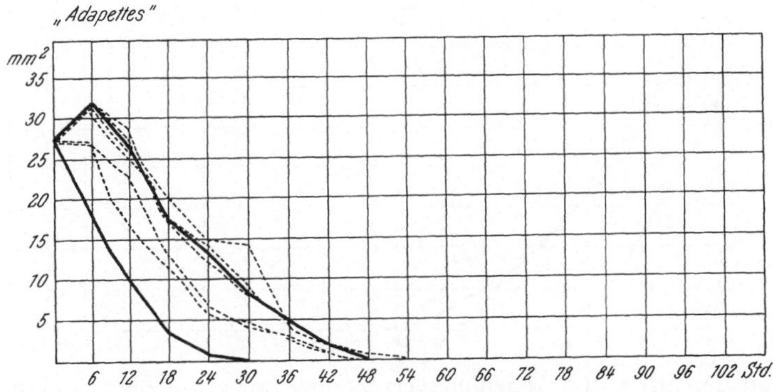

Abb. 12. Abheilungsverzögerung unter „Adapettes", 5 Kaninchen

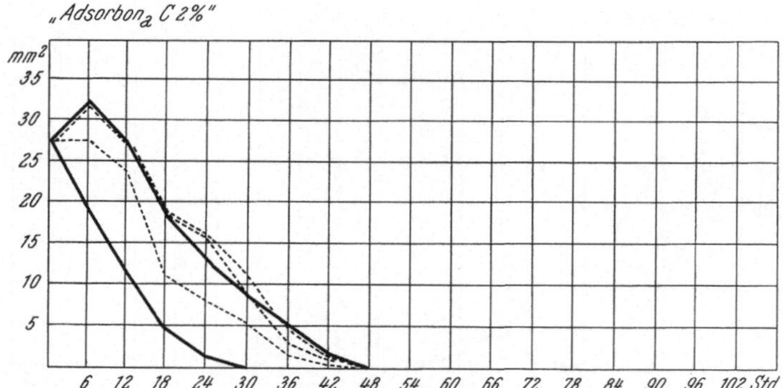

Abb. 13. Abheilungsverzögerung unter „Adsorbon aC 2%ig", 3 Kaninchen

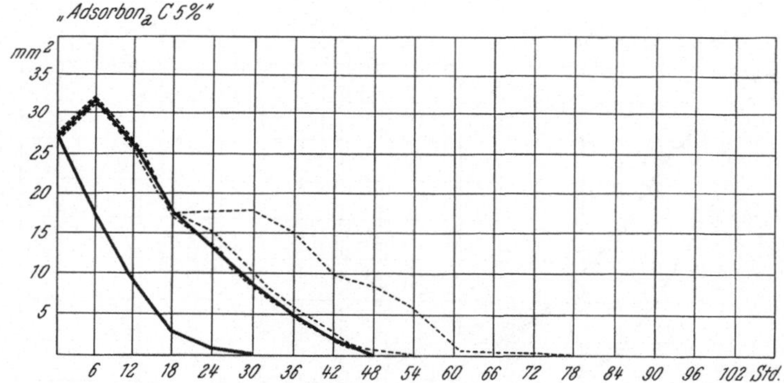

Abb. 14. Erheblichere Abheilungsverzögerung unter „Adsorbon aC 5%ig",
3 Kaninchen

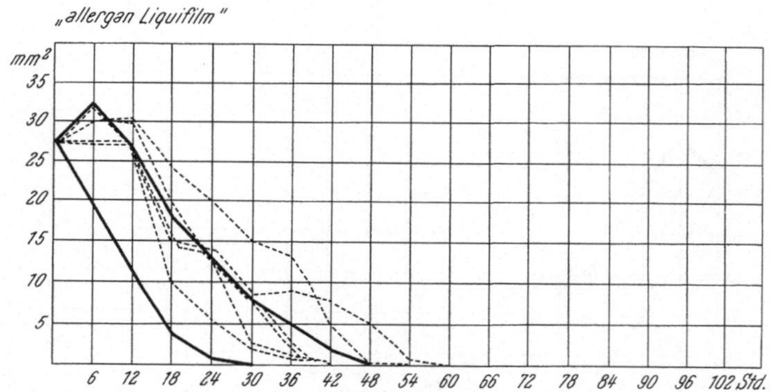

Abb. 15. Erhebliche Abheilungsverzögerung unter „allergan liquifilm",
5 Kaninchen

Besprechung der Ergebnisse

Aufgrund dieser Untersuchungen sind Konservierungsstoffe, wie Thimerosal, Chlorbutanol und Benzalkoniumchlorid, als Grund für Mißerfolge zur Behandlung des trockenen Auges anzusehen. Dies paßt durchaus in das Bild, das bereits Brewitt und Kunze [1] und

a Pufferlösung (pH 6,65) nach E. Purtscher

Rp. Acid. boric 0,45, Natr. bibor. 0,03, Aquae dest. ad. 30,0; M. f. guttae ophthalm. sine conservatione, D. ad vitrum nigrum cum pipetta, S. mehrmals täglich einzuträufeln

b Pufferlösung (pH 6,95) nach E. Purtscher

Rp. Acid. boric. 0,45, Natr. bibor. 0,06, Aquae dest. ad. 30,0; M. f. guttae ophthalm. sine conservatione, D. ad vitrum nigrum cum pipetta, S. mehrmals täglich einzuträufeln

c Pufferlösung (pH 7,25) nach E. Purtscher

Rp. Acid. boric 0,45, Natr. bibor. 0,09, Aquae dest. ad 30,0; M. f. guttae ophthalm. sine conservatione, D. ad vitrum nigrum cum pipetta, S. mehrmals täglich einzuträufeln

d Pufferlösung (pH 7,45) nach E. Purtscher

Rp. Acid. boric. 0,6, Natr. bibor. 0,4, Aquae dest. ad 20,0; M. f. guttae ophthalm. sine conservatione, D. ad vitrum nigrum cum pipetta, S. mehrmals täglich einzuträufeln

e Pufferlösung (pH 7,95) nach E. Purtscher

Rp. Acid. boric. 0,2, Natr. bibor. 0,2, Aquae dest. ad 20,0; M. f. guttae ophthalm. sine conservatione, D. ad vitrum nigrum cum pipetta, S. mehrmals täglich einzuträufeln

f Pufferlösung (pH 8,2) nach E. Purtscher

Rp. Acid. boric. 0,15, Natr. bibor. 0,24, Aquae dest. ad 30,0; M. f. guttae ophthalm sine conservative, D. ad vitrum nigrum cum pipetta, S. mehrmals täglich einzuträufeln

Abb. 18

wir selbst in früheren Tests gewonnen hatten. Die Epithelheilungsverzögerung der Hornhaut zeigt, daß die Bildung des Tränenfilmes durch Verlust der Mikrovilli der Hornhaut gestört ist. Denkbar wäre auch eine zusätzliche Schädigung der mucinbildenden Zellen der Bindehaut. Die Ernährungsfunktion des Tränenfilmes für die Hornhaut ist auf diese Weise herabgesetzt. Die Mißerfolge bei der Verwendung vieler Augentropfen, die als künstliche Tränen Verwendung finden, scheinen mir hier ihre Ursache zu haben. Das gleiche gilt offensichtlich für viele Polymere.

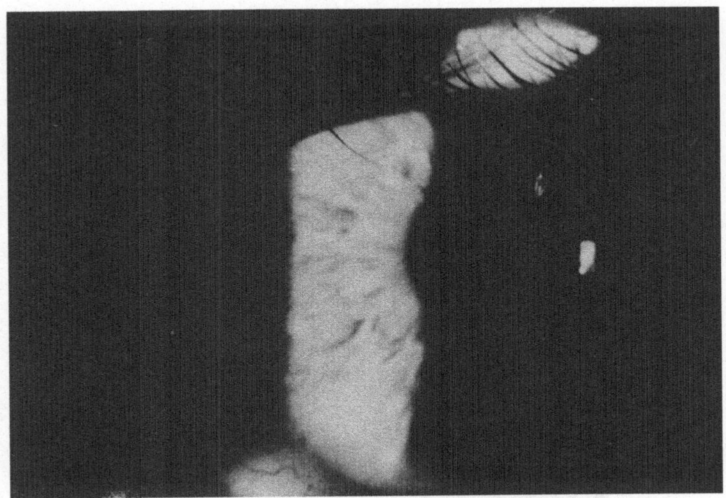

Abb. 19. Keratitis punctata superficialis als Ausdruck
eines Konservierungsmittelschadens

Man wird künstliche Tränen in Zukunft sicherlich nur aus der I.-v.-Ampulle nehmen können. Vor diesem Hintergrund sei aber auch an verschiedene Pufferlösungen von Purtscher [12] erinnert (Abb. 18a bis Abb. 18f), die man ohne Konservierungsstoffe in der Apotheke anfertigen lassen kann. Aber auch Purtschers [11] Hinweise, natürliche Pflanzenschleime anzuwenden, sollte man heute noch ernst nehmen, zumal wir zeigen konnten, daß auch verschiedene Polymere einen schlechten Einfluß auf den Tränenfilm nehmen können.

Die experimentellen Ergebnisse finden ihre Bestätigung auch in klinischen Krankheitsbildern: Keratitis punctata superficialis (Abb. 19), subepitheliale, nicht direkt anfärbbare Stromatrübung (Abb. 20) und ein Befund, der genauso aussieht wie eine Oberflächenanästhetikumschädigung (Abb. 21). Solche Krankheitsbilder, die auf die schädliche Wirkung der Konservierungsstoffe zurückzuführen sind, gilt es in Zukunft zu vermeiden.

Zusammenfassung

Bindehaut, Tränenflüssigkeit, Tränenfilm und Hornhautepithel bilden eine biologische Einheit. Für den Stoffwechsel der Hornhaut und für die Epithelheilung ist dies besonders wichtig. Für den Tränenfilmaufbau über der Hornhaut sind Konservierungsmittel in Augentropfen, die als künstliche Tränen verwendet werden, hinderlich. Ob sie

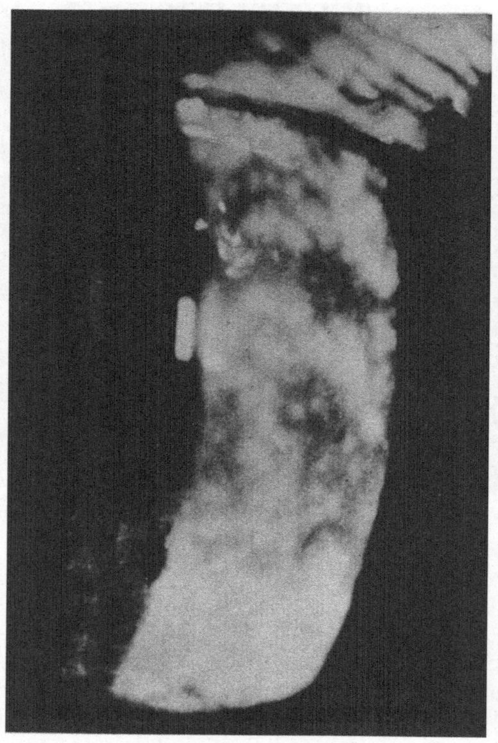

Abb. 20. Landkartenartig konfluierende subepitheliale Stromatrübung als Ausdruck eines Konservierungsmittelschadens [nach Conrads, H.: Hornhautlaesionen beim Tragen von Kontaktlinsen. Augenarzt 7, 349—351 (1973)]

darüber hinaus noch die schleimbildenden Zellen der Bindehaut schädigen, kann man vermuten. Hornhautdefekte werden über den Tränenfilm, die Tränen und die Bindehautgefäße mit Nährstoffen versorgt. Defekte der Hornhaut heilen dadurch ab. Bei Verwendung von Augentropfen, die Konservierungsstoffe enthalten, lassen sich

Abheilungsverzögerungen experimentell nachweisen. Auch Polymere, die nicht optimal hergestellt wurden, führen zu Abheilungsverzögerungen. Leider sind solche Polymere häufig den künstlichen Tränen beigemischt.

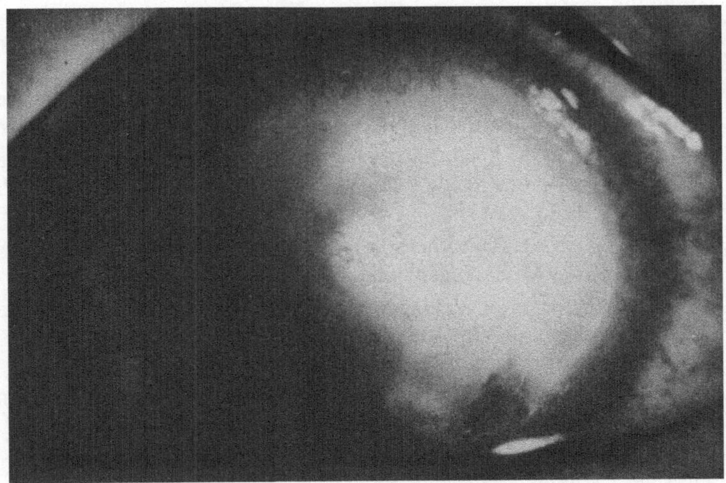

Abb. 21. Leucoma corneae nach Gebrauch von konservierungsmittelhaltigen Augentropfen bei einem durch Herpes vorgeschädigten Auge

Literatur

1. Brewitt, H., Kunze, G.: Zum Einfluß von Benzalkoniumchlorid auf die Wundheilung der Hornhaut — eine rasterelektronenmikroskopische Untersuchung. Contactologia *3*, 183—190 (1981).

2. Dausch, D., Werry, H.: Experimentelle Untersuchungen der Wundheilung der Hornhaut unter lokaler Gabe von Antibiotika. In: Wundheilung des Auges und ihre Komplikationen (Naumann, G. O. H., Gloor, B., Hrsg.). München: Bergmann. 1980.

3. Ehrich, W., Kolbegger, K.: Einfluß von Kontaktlinsen-Benetzungsflüssigkeiten auf die Hornhautregeneration. Ber. Dtsch. Ophthalmol. Ges. 71, 225—228 (1971).

4. Ehrich, W.: Abheilungsverzögerungen des Hornhautepithels durch Silikonöl. Albrecht v. Graefes Arch. klin. Ophthal. *191*, 109—120 (1974).

5. Ehrich, W., Reidel, H., Kolbegger, K.: Orientierende Experimente mit Pflegemitteln für harte Kontaktlinsen. In: Die Kontaktlinse als Refraktionshilfe und Therapeutikum (Hollwich, F., Kemmetmüller, H., Hrsg.). Stuttgart: Enke. 1975.

6. Ehrich, W., Könsgen, R.: Abheilungsverzögerung des Hornhautepithels durch Lösungen für weiche Kontaktlinsen. Albrecht v. Graefes Arch. klin. Ophthal. *194*, 133—142 (1975).

7. Ehrich, W.: Abheilungsverzögerung von Hornhautepithelläsionen durch Augentropfen (und Augensalben). In: Wundheilung des Auges und ihre Komplikationen (Naumann, G. O. H., Gloor, B., Hrsg.). München: Bergmann. 1980.

8. Guyet-Rousset, P., Ouazana, L.: Die Bindehautbiopsie bei Kontaktlinsenanpassung. Contactologia *2*, 24—29 (1980).

9. Küchle, H. J.: Zur Wirkung der Oberflächenanästhetika auf die Regeneration der Hornhaut. Klin. Mbl. Augenheilk. *126*, 313—320 (1955).

10. Küchle, H. J.: Zur Beeinflußbarkeit der Regeneration des Hornhautepithels. In: Keratoplastik Symposion (Günther, G., Hrsg.). Halle (Saale): Marhold. 1957.

11. Purtscher, E.: Zur Phytotherapie chronischer Reizzustände im Bindehautsack. Klin. Mbl. Augenheilk. *125*, 715—719 (1954).

12. Purtscher, E., zit. von Velhagen, K., Hauschild, F.: Pharmakologie in der Ophthalmologie. In: Der Augenarzt, Bd. I (Velhagen, K., Hrsg.), S. 504. Stuttgart: Thieme. 1958.

13. Reim, M.: Die Bedeutung des Limbus für die Ernährung der Kornea. In: Arbeitskreis Kontaktlinsen, Bd. VII (Freigang, M., Hrsg.). Düsseldorf: Berufsverband der Augenärzte Deutschlands. 1980.

14. Turß, R., Schebitz, H.: Die Bedeutung des Kammerwassers und der Randschlingengefäße für die Ernährung der Hornhaut. Ber. Dtsch. Ophthal. Ges. *71*, 87—91 (1971).

15. Ullerich, K., Durchschlag, G.: Experimentelle Untersuchungen über den Einfluß der Medikamente auf die Epithelregeneration der Hornhaut. Klin. Mbl. Augenheilk. *122*, 705—778 (1953).

Anschrift des Verfassers: Prof. Dr. W. Ehrich, Augenklinik, Universität des Saarlandes, D-6650 Homburg/Saar, Bundesrepublik Deutschland.